唐山玉清观道学文化丛书

董沛文◎主编
席春生◎编著

唐山玉清观道学文化丛书

中国传统道家养生文化经典

千峰养生集萃 （上册）

董沛文◎主编

席春生◎编著

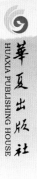
华夏出版社

HUAXIA PUBLISHING HOUSE

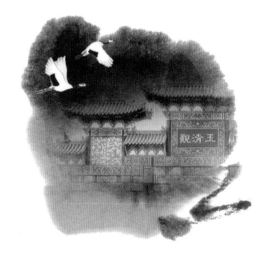

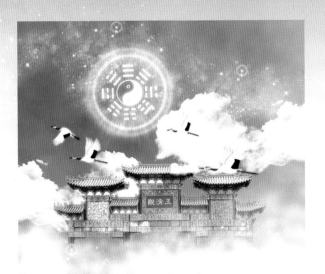

河北唐山玉清觀

玉清观记

　　玉清古观，处冀东之域，倚燕山之脉，傍滦水之畔，望渤海之滨，立石城（唐山市开平区，古称石城）垣内，聚亿万年之钟秀，享千百年之香火。山水环抱，京津毗邻，鸢翔凤集，人杰地灵。黄帝问道而登空同，轩辕学仙而礼广成，鼎湖跨龙以飞升，仙宗道脉，由之滥觞。昔古孤竹国君，嗣子伯夷叔齐，立次子为储君。国君殁，齐让伯夷，夷不受而遁，齐不立亦逃。闻西伯善养老，相偕欲适周。当值盛夏，路过石城之地，腹饥口渴，踌躇间，突现一淙清泉，汩汩而流，急掬泉水，捧之尽饮，入口温如玉，至腹洌沁腑，饥渴顿消。昆仲绕泉徘徊，流连忘返，决意结庐而居，烧茅修炼以求仙。其玉浆清泉，即后世之玉清古井也。数年后，往西岐，复隐首阳山中，不食周粟，杳失所踪。燕君昭王，遣使求不死药，入海登蓬莱方丈，卜地石城合药以炼丹，其丹炉遗迹尚存井隅也。秦皇寻神山，觅仙药，游碣石，尝饮玉清之水，顿改容颜，身轻而转体健。张陵演教，天师布道，桓灵帝间，有观筑于古井之旁。葛洪炼丹，鲍姑侍鼎，寻仙访道，安炉立于灵泉之侧。唐王东征，屯兵大城，山赐唐姓，筑立石城，二百余丈。有随军道士，长于望气，见紫霞缥缈如飞鸢，仙气凝聚似丹鼎，遂离军隐居，潜修仙道，升举而去。刘操仕燕主，居相位，正阳垒卵以度化，易号海蟾子而学仙，为演清净无为之宗，以道全形之旨。复遇吕祖纯阳于原野，饮玉清之神水，授以金液还丹之秘，遁迹修真，得成仙道。丘祖长春真人，会元世祖于雪山，赐号神仙，颁虎符玺书，掌天下道教。越二载，驻鹤燕京，大阐玄风，道侣云集，化道十方，建宫立观，设坛作醮。丘祖座下，有一弟子，结庐于石城，立宫于井侧，见水清泠，故题观名曰澄清，祀三清之真容，布道德之宝章，香火鼎盛，终日不绝。几经兵火，焚毁殆尽。明永乐间，召仙真三丰张真人于金阙，犹龙不见，惟隐迹名山，藏身大川，隐显游戏于人间。一日携弟子游

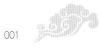

蓟北，途经石城，睹残垣败瓦，黯然神伤，咐弟子云："此地古炼丹之处也，尝有观，名澄清，惜毁于兵祸。留汝此地，慕修宫观，异日将兴。玉清之境，始气化成，元始天尊所居之仙宫。此有井亦曰玉清，乃古仙遗迹，以之为观名可也。斯井水清如玉，可传淮南王之术于乡里，授做豆腐，济养百姓，以解温饱，亦可彰我仙家飞丹砂而点灵汞之玄妙也。以火炼金而丹成，今岁丙申，正其值，玉清当兴，因缘所定。越五百余年，火燥土焦，木以犯土，当有浩劫，观迹随毁。金木交并，九返还丹，观必重兴，香火复盛也。"真人语毕，飘然而去。弟子遵真人之命，修道观，兴香火，并用古井之水，盐卤以点豆汁，其术不日而风行四乡。以玉清神水所点之豆腐，质地柔嫩，晶莹如玉，味道鲜美，烹调得味，有远胜燕窝之美誉。光绪初，开平建矿，近代工业之始兴，人口增多，商贾云集，成京东之重镇。玉清观，历数百年之风雨，几经增葺，规模宏大，坐北朝南，处石城西门外，火神关帝二庙侍立左右。岁临丙辰，乙未之月，地动山摇，突发地震，房屋摧倒，楼宇化为平地，玉清观亦随之毁塌。多难而兴邦，艰苦而奋志。唐山儿女，意坚志强，抗震自救，恢复建设，经廿余年之拼搏，重塑辉煌于冀东，再兴繁荣于滨海。玉清古观，亦得之以复建也。董道长崇文，号文道子，讳沛文，皈依全真，嗣教龙门。董道长乃著名实业家，河北省政协委员。清秀浑朴，端庄大方，谈吐间声和语慢，儒雅温和，亲切近人，无烟火气息，真道家风范。幼读诗书，博阅经籍，早年隶职企业，后弃职经商。历经多年之艰辛，饱尝恒沙之磨砺，奋志不懈，果业斐然。荏苒光阴，感人生如梦。芸芸众生，名利绊身，几失真我；追名逐利，沦丧道德，世风愈下；人心不古，禀赋天和，损耗殆尽。甲申冬月，睹道观之残垣，望断壁之朽木，不忍坐视，乃盟愿发心，斥以巨资，再塑三清真容，复兴玉清古观，上接轩辕遗教，绵老圣之心传；下振道门宗风，扬钟吕之秘旨。洵属不愿独善己身，达而兼善天下者也。国运隆，有祥瑞。吉士出，观必兴。玉清之塌毁复建，斯应仙真之谶语乎？复建之玉清观，由政府拨地廿余亩，座落于开平老城遗址北门外，坐北朝南。正南牌楼，雄伟壮丽，气势非凡。牌楼之上，手书玉清观三大字，字劲苍道，金光闪灿。由南往北，大殿三重，依次为灵官殿、文昌殿、玉皇殿。再之往后，乃高达三层之三清殿。配殿分列左右，香炉鼎立案前。各殿建筑，风格迥异，却又有异曲同工之妙。主殿气势宏伟，雕梁画栋，斗拱飞檐。配殿小巧玲珑，精工细做，结构严谨。每重殿内，绘有壁画，均乃道教典故，及山水人物，供游人香客之观赏，劝善以净化人心，使之人人奉善，不为恶习之所染。纵观整个道观，红墙黄瓦，苍松翠柏，具浓厚道教古韵之风貌，与开平古艺街遥相呼应，珠联璧合，古文化之气息犹若天成。观内奇花异草，绿树成荫，鸟语花香，缤纷争艳。游人云涌，香客不断，祥烟缭绕，紫气鸢飞。道教独具之仙乐，道众诵经之天韵，不时幽然入耳，仿佛置身于仙境之中。玉清古观，重焕仙容，琳琅殿阁，日臻完善，谋公益之慈善，造大众之福祉，弘文化之传统，扬道教之祖风，殊为唐山福地洞天之胜境，河北仙府宫观之翘楚。诚邀国内之羽士道子，喜迎海外之仙客高真，会四洲之宾朋游人，接五湖之善信男女，驾临驻鹤，共庆国昌，同祈太平，是幸甚哉。

道历四千七百六年岁在己丑

唐山玉清观道学文化丛书

名誉主编：

　　任法融　中国道教协会咨议委员会主席

学术顾问：

　　李光富　中国道教协会会长

　　黄信阳　中国道教协会副会长、北京市道教协会会长

　　牟钟鉴　中央民族大学教授、博士生导师

　　胡孚琛　中国社会科学院教授、博士生导师

主　编：

　　董沛文（董崇文、文道子）

执行主编：

　　席春生（妙春子）

编　委（排名不分先后）：

董沛文	赵明远	杨　琦	李　民	张　硕
马中良	谢路军	杨金山	蒋洪城	郑德华
郑淑红	郑淑梅	陈全林	董文佐	孙　哲
果兆辉	滕树军	周全彬	盛克琦	马　波
吴　晟	冯新宇	郑　丹	王燕喜	龚　威
雷向阳	任建华			

总目录

上　册

中　册

下 册

千峰养生集萃

序一

任法融

董君沛文，余之旧知，修太上之大道，传龙门之法脉，以道士身，扶玄元教。悟大道之理，兴实业以济世；契圣祖之心，用慈俭而化人。投数千万巨资，复兴玉清名观；历五六载苦功，重塑仙真金身。昔日捐资于学府，助学者编辑圣典；今则统众于京都，携道友点校仙经。经书流通，可辅正道之传承；道术修炼，能健国民之身心。

道依教传，法随文化，经能载道，书可救世。道法经书，玄门之珍宝；历祖仙真，太上之法裔。余注《道德》，讲《参同》，解《阴符》，冀弘道于斯世；栖楼观，住白云，理道协，愿兴教于十方。文字之功不可没，经书之教不可废，道院之根不可除，祖师之业不可亡。今董君发愿，出版圣祖仙真之经书，建立养生修真之道院，乃振兴玄宗之作为，实双修功德之正道。山人闻之，随喜赞叹！

是书系总名曰：《唐山玉清观道学文化丛书》。言道学则道教在其中矣，论文化则经法在其中矣。三百年来，道门未能大兴；一甲子际，经书不见普印。虽曰气运，亦关人谋。人能弘道，众志成城。方今之世，政通人和，宗教复兴，信仰自由，正我道门光大之时也。董君应缘而出，邀学界之名流，统道门之同修，整理仙经，出版道书，化道教于日常，传正法于当世，使道流有道书可读，冀信众有道法可习。功益斯民，德泽后昆。

仙学丹道，摄生要术，最宜普世而利民者也。今以吕洞宾、张三丰仙书为发端，继则编陈图南、李道纯、陆潜虚、李涵虚、傅金铨、闵小艮诸仙全集。是则道门罕印之书，名山深藏之典，如能精编精校，广传广化，则太上之道脉能扶，仙真之正法可续。道济天下，德化苍生，斯功巨矣。

唐山玉清观，古仙葛洪访道之处，真人三丰隐修之地。仙迹随道书以神化，大道借名观而传承。经千年风雨以护道，因国初地震而败落。董君沛文，睹道观之残垣，望断壁之朽木，不忍坐视，乃发心重建玉清道观，再塑三清真容。今则观成而道化，复思经教而民敦。劝善化人，移风易俗，敦伦尽诚，此道教之所当为也；养生强身，修真还丹，羽化飞升，此道士之所当修也。劝善当藉经教，修真须知法诀。道观容道流而弘化，道书载道法而育仙。则知胜地非常，经书宝贵，仙诀难得，因缘殊胜。

　　书将成，董君索序于余，乐而述之，与共勉焉。

岁在戊子年古历八月十五日于京华白云观

（作者系中国道教协会咨议委员会主席）

序二

康志锋

　　道教既是一种宗教也是一种文化，中华民族传统文化以道学文化为根基。博大精深的道教文化不仅是中华民族传统文化的重要组成部分，也是祖国传统文化的宝贵遗产。道教文化内涵十分丰富，"人法地、地法天、天法道、道法自然"言简意赅，是道教对宇宙万物对立统一规律的高度总结概括。道教中的诸如道法自然、尊道贵德、清静无为、返璞归真等理念，为许多思想家、政治家、文学家、教育家乃至普通百姓所尊崇。古往今来无数人都从道教文化、从《道德经》汲取过智慧和营养。

　　中华民族创造了灿烂瑰丽的中华文化，作为土生土长的道教在长期发展的过程中积累了众多的经论典籍，对于哲学、文学、艺术、医学、化学、天文、地理等方面都产生过重要影响。《道德经》可谓道教文化的奠基和代表之作，《道德经》在中华文化史上产生的重大而深远的影响是不可估量的。

　　道教的宗旨是修仙成道、济世利人。道学文化的菁华在于其性命学说，也即道教养生。作为祖国传统文化根柢的道教，挖掘利用其积极因素，为人生服务，为社会服务是道教义不容辞的责任。

　　董沛文道长自皈依道教以来，信仰虔诚，道风纯正，学识丰富，一直热衷弘扬中华优秀传统文化，长期致力于道家典籍的保护整理工作，且学以致用，尤其对道教养生情有独钟，无论是经商还是修观都乐此不疲，精神实在可嘉！近年有缘与董道长相识，深感其对道教事业热忱，近知他再次斥资策划编纂《唐山玉清观道学文化丛书》，颇为感慨，略叙管见，是为序！

（作者系原河北省民族宗教事务厅正厅级调研员）

序三

董沛文

中华民族历史源远流长，文化丰富璀璨，中国是世界文明古国之一。华夏文明据传说肇始于轩辕黄帝，教导民众播五谷、创文字、制衣冠、作历律、定算数、立音律、造舟车、创医学，开创了中华民族的古代文明之河。黄帝战蚩尤，平叛乱，立为天子，居五帝之首。访天师岐伯，问疗病之方，作《内经》，用以解除人民的疾病痛苦。登空同山，拜广成子问道学仙，佐五谷而养民人，用以强健黎民的体魄，延长民众的寿命，道统仙学由此而滥觞，道教也由此而初具雏形。

民族的根基在于传统，一个民族之所以成为独立的民族，关键在于他的传统，它是民族的旗帜，是区别于其他民族的显著标识。没有自己独特传统的民族，不能保持自己民族传统的民族，已经不是一个独立的民族，更不会有独立的民族精神和民族个性。华夏民族的传统，就是五千年的历史，就是民族一脉相承的国学文化。弘扬国学，弘扬传统文化，就是发扬爱国主义精神，是民族精神的皈依，民族精神得以独立，才能将中华民族腾飞于世界民族之上！

从文化角度看，儒道两家无疑是中华民族传统文化的重要来源：道家创立于史官，以《老子》为代表，崇阴尚柔，提倡静、柔、谦、弱、下、和之六德。道学文化，实际是继承了母系氏族文化传统，拥有几十万年的实践和发展经验，是成熟的"传统文化"，是华夏民族的"老传统"，是我们民族文化的原始基因。儒家创立于孔子，曾问礼于老子，以《诗》、《书》、《礼》、《易》为代表，贵阳贱阴，推行仁、义、礼、智、信之五常。儒学文化，是继承了夏商周三代的父系氏族文化传统，仅仅拥有四五千年的实践经验，是渐进成熟的"传统文化"，是华夏民族的"新传统"，是我们民族文化原始基因的外延和发展。战国时期的"百家争鸣"，不过都是在祖述道家，我们从向以《老子》为代表的道家文化中发掘智慧！

鲁迅先生（1881—1936）在《致许寿裳》的信函中说："中国根柢全在道教……以此读史，有多种问题可以迎刃而解。"在《而已集·小杂感》中诠释此义云："人往往憎和尚，憎尼姑，憎耶教徒，而不憎道士，懂得此理者，懂得中国的大半。"研究中国科学技术史的著名学者、英国皇家科学院院士李约瑟博士（1900—1995）也曾强调："中国如果没有道家思想，就会像是一棵某些深根已经烂掉了的大树。"这些论断，可以说"一语中的"，显然道教和道家是解开全部中国历史之谜的钥匙。

东汉时期张道陵以道家之学为基础，吸纳原始巫觋之术创立"五斗米道"，和以《太平经》为经典的"太平道"，都是早期的道教。从此，道学与道教合流，道学与道教并行不悖，不明道学不足以识道教，不知道教不足以悉道学。

道学和道教不是普通民众眼中的消极、陈腐、浮妄的封建迷信学说，更不是教人离群寡居、消极厌世、不近人情、行径怪异的乖僻邪说，而是非常积极的文化，解决人们日常生活中方方面面的所想、所需和所求，所涉及的范围非常广泛，上到朝政辅国，下到衣食住行，是非常注重实践的实用文化，堪称经天纬地之学。道家之学，有帝王御政之术，有辅国经世之略，有强兵战胜之策，有经商治业之谋，有冶炼烧制之方，有却病延年之药，有服食驻颜之饵，有导引强身之技，有御敌抗辱之功，有夫妇床第之戏，有预知未来之占，有趋吉避凶之法，有长生不老之丹，有修心养性之道，有飞升轻举之秘，有祭祀先人之礼，有超度亡魂之仪，有祈祷太平之醮，有怡情冶性之乐，可见道学、道教覆盖面之广，凡是人们之所想，必有与之相应的技术和方法。因此道学、道教，是以人为本之学，是人性化之教，是人生不可缺少、不可不学、不可不明的文化和信仰。道教经典《度人经》中说："仙道贵生，无量度人"，充分体现了道学和道教贵生度人的特点。仙学养生大师、前道教协会会长陈撄宁（1880—1969）就曾指出"仙家惟生的宗旨"，并且说："神仙之术，首贵长生。惟讲现实，极与科学相接近。有科学思想科学知识之人，学仙最易入门。"

古代道家道教圣贤真人，无不利用自己的道学智慧建功立业，标名青史，垂德后世，为道家学子立行的典范。黄帝为天子，"且战且学仙"，登空同问道广成，鼎湖跨龙升举。太公吕望辅佐武王，立周天子八百年基业。老子为柱下史，走流沙而化道西域。范蠡献妙计帮助越王勾践复国，三年灭吴，后封金挂印，乘舟泛五湖而去，遵循了道家"功成名遂身退，天之道"的教诲。后定居于陶，自称陶朱公，经商积资巨万，后散给黎民，曾"十九年之中三致千金"，真是"天生我材必有用，千金散尽还复来"。陶弘景归隐山林，心存魏阙，梁武帝"每有吉凶征讨大事，无不前以咨询，月中常有数信，时人谓为山中宰相"。吕祖曾中进士，刘海蟾为燕相，重阳应武举，三丰做县宰。诸葛亮、徐茂功、刘伯温等，更是人们耳熟能详的道家人物。

道教中的仙人、真人的境界更是让人魂牵梦绕，遐想向往。《庄子·大宗师》中说："何谓真人？古之真人，不逆寡，不雄成，不谟士。若然者，登高不栗，入水不濡，入火不热，是之能登假于道者也若此。""古之真人，不知悦生，不知恶死，其出不欣，其入不拒；翛然而往，翛然而来而已矣。不忘其所始，不求其所终；受而喜之，忘而复之，是之谓不以心捐道，不以人助天。是之谓真人。""其好之也一，其弗好之也一。其一也一，其不一也一。其一与天为徒，其不一与人为徒。天与人不相胜也，是之谓真人。"这就要求真人能看破世俗的成败得失，能看破生死以及人生旅途上的生命价值，在行为状态上与道合真。能够树立天人合一的宇宙观和生态观，不掠夺大自然，不戕天役物，要与自然界万物和睦共处。真人在生活态度和精神面貌上更要保持一股中和之气。《汉书·艺文志》叙神仙云："神仙者，所以保性命之真而游求于其外者也。聊以荡意平心，同死生之域而无怵惕于胸中。"

《黄帝内经·素问·上古天真论》中说："黄帝曰：余闻上古有真人者，提挈天地，把握阴阳，呼吸精气，独立守神，肌肉若一，故能寿敝天地，无有终时，此其道生。中古之时，有至人者，淳德全道，和于阴阳，调于四时，去世离俗，积精全神，游行天地之间，视听八达之外，此盖益其寿命而强者也，亦归于真人。其次有圣人者，处天地之和，从八风之理，适嗜欲于世俗之间，无恚嗔之心，行不欲离于世，举不欲观于俗，外不劳形于事，内无思想之患，以恬愉为务，以自得为功，形体不敝，精神不散，亦可以百数。其次有贤人者，法则天地，象似日月，辩列星辰，逆从阴阳，分别四时，将从上古合同于道，亦可使益寿而有极时。"揭示了仙人、真人是"此其道生"，是可以通过修炼达到的，不仅仅是神话小说中编造的美丽故事。南宋陈泥丸在《翠虚篇·丹基归一论》中说："一阴一阳之谓道，道即金丹也，金丹即是也。古仙上灵，诏人炼七返九还金液大丹者，是乃入道之捷径耳。"白玉蟾《紫清指玄集·鹤林问道篇》中也说："夫金丹者，金则性之义，丹者心之义，其体谓之大道，其用谓之大丹，丹即道也，道即丹也。"因此道教内丹学就是通向仙人、真人境界的阶梯，人们只要修炼成大丹，便成了驻世逍遥快乐的仙真。

道教内丹学是参天地、同日月、契造化的金丹大道，又是返自然、还本我、修性命的天人合一之学，源远流长，肇始于伏羲、神农、黄帝上古时期，与道学同源，乃中华民族传统文化的瑰宝。老子、庄子集其成，阴长生、魏伯阳、葛洪、魏华存奠其基，钟离权、吕洞宾、陈抟、刘海蟾将内丹学理论体系发展成熟，大开法门传道，从此内丹流派纷呈。北宋以来，直至明清，丹道流派大多都上溯钟、吕，宣称是钟吕门下，由之又分为南、北、中、东、西五大流派。南宗创始于浙江天台张紫阳（984—1082），名伯端，有《悟真篇》、《金丹四百字》、《青华秘文》等；北宗创立于陕西咸阳王重阳（1112—1170），传全真七子，尤以长春真人丘处机创立的龙门派，广开教门，至今传承不衰。

中派肇始于元朝李道纯，其本是南宗白玉蟾门人王金蟾的门人，入元后加入全真道，因其调和南北两派之学于一炉，被丹家尊为中派。东派创立于扬州陆潜虚（1520—1606），名西星，著《方壶外史》、《三藏真铨》等。西派创立于清道咸年间李涵虚（1806—1856），著有《道窍谈》、《三车秘旨》等。

世间芸芸众生求财、求禄、求寿、求平安者，如过江之鲫。然其中最难求者就是"寿"，千古一帝秦始皇，权倾天下，富有四海，却求"寿"无门，望"寿"而叹。而道教之内丹仙学文化中服食、服药、辟谷、导引、胎息诸术，恰是养生长寿、长视久生之妙术。内丹学，陈撄宁会长早年称之为"仙学"，"盖神仙者，乃精神与物质混合团结锻炼而成者"，更是道教修炼养生文化中的核心精华，不明内丹则难明道学，不懂道学则难识道教。丹道之学，以法、侣、财、地为修仙炼丹的四大条件。法，就是丹道法诀，是内丹修炼的具体操作功程，其理法存于丹经道书，其关键秘密处则在于口诀，必须由师父口传才能掌握丹诀次第和火候细微。侣，就是修真的道侣丹友，结伴共修大道，同参玄机，互相扶助，过大关防危虑险之时更是不能缺少；阴阳丹诀中的金鼎、火鼎、水鼎，也属于侣的范畴。财，就是修道用的资财，一是访师之用，有"法财互施"之说；二是备制炉鼎器皿之资；三是在日常生活中的支出。地，就是适宜从事修炼的洞天福地。从事修炼，首先必须要培养积功累德，以增福培慧，所谓"道高降龙虎，德重鬼神钦"，更有"有道无德，道中之贼"之说。做"一个高尚的人，一个纯粹的人，一个有道德的人"，才是一个完整的"全人"，才有资格修炼丹道，仙经谓："欲修仙道，先尽人道；人道不修，仙道远矣。"所以内丹学不是普通的信仰，是真知践履之学，不仅仅是养生全形、延年长寿之学，更是"一套凝炼常意识，净化潜意识，开发元意识的心理程序"。丹道具有净化人之心灵，塑造人之道德，化解心中之恶，走向至美之善。内丹学可以树立正确的人生观、价值观、道德观，培塑人们的道德情操，必然会在构建"和谐社会"中发挥它积极的作用。

在从事道教仙学丹道养生修炼的过程中，访师求诀自不可少，但是真师难遇，真诀难得。陈撄宁会长早年耗费五六年的时间寻师访道，结果"都是空跑"，自思"这样的寻访，白费光阴，还不如自己看书研究，因此遂下决心阅览《道藏》。历经数年苦读，参悟《道藏》中所密载的丹诀道法，终成为一代仙学巨子、养生大师，新中国成立后参与筹备道教协会，曾被选举为会长，教内有"当代太上老君"之美誉。丹道法诀尝隐藏于丹经道书之中，博阅丹经，广参道典，不失为没有条件访师者的首选。近年虽然有《道藏》、《藏外道书》、《道藏辑要》、《道藏精华》、《道书集成》等大型丛书影印刊行，然而仅一部《道藏》就五千四百余卷，浩如烟海，普通读者焉有时间逐卷研读？另外，这些丛书都是影印出版，竖版繁体，不利于阅读，同时价格昂贵，普通读者购买颇为吃力。

余自幼就非常爱好传统文化，对于古籍经典苦读孜孜不倦，常通宵达旦，乐之不疲。及长进入工作岗位，每以微薄薪金购书渴读。因缘所致，弃职经商，尝将所学到的道家玄妙思想用于为人处事之中，事半功倍。庚辰年皈依道教，承嗣全真龙门派二十六代薪传。从此深研道家文化，遍游洞天福地，寻仙访道，拜师学艺，研习养生术，体悟道教之奥妙精深。甲申冬月，斥资复建唐山玉清观，再塑三清真容。古时玉清观，在开平古建筑中，是规模较大的一座庙宇。坐落在开平西城门外，火神庙与关帝庙之间。坐北朝南，始建于汉代；初毁于宋；复建于明；后毁于唐山大地震。再建的玉清观，坐落在开平老城遗址北门外，坐北朝南，由政府拨地二十余亩，总体建筑面积约九万六千平方米。完成建筑后的玉清观与开平古艺文化街遥相呼应，形成浓厚的古文化氛围。丙戌年，唐山道众发起筹建唐山市道教协会，余被推选为道协负责人。

宫观虽立不可无文化，道士虽众不可无道统。文以载道，书以救世。且玉清古观，乃古仙合药炼丹之地，三丰隐居修炼之所，与丹道仙学早已结下千古之殊缘。故邀请专家学者为顾问，携手道门同修为编纂，将浩如烟海的道书古籍加以整理校订，首以吕祖、三丰之仙书为发轫，继理陈抟、李道纯、陆潜虚、李涵虚、傅金铨、闵一得诸仙书道籍，编纂为《唐山玉清观道学文化丛书》。丹经道书，几经传抄翻刻，鲁鱼亥豕之处颇多，影响阅读，也不利于道教文化的传播。本次点校整理，务求善本，必致精良，努力使《唐山玉清观道学文化丛书》成为名山深藏之宝典、道流渴读之仙籍，予愿足矣。

岁在戊子识于唐山玉清观

（作者系全国政协委员、河北省政协常委、原中国道教协会副会长、

原河北省道教协会会长、河北省道学院院长）

《千峰养生集萃》总序

在人类文明发展的历史上，曾经出现过诸多高度辉煌的古文明，公认的有古埃及文明、美索不达米亚文明、古印度文明、中国文明（即华夏文明）、爱琴文明、玛雅文明等。相关研究学者经过长期调研考证认为，至少在三千多年前，上述地区均存在过发达程度相近的文明（如法国著名汉学家戴斯博 [Catherine Despeux] 女士认为，上述文明虽然诞生于不同地域，展现出不同面貌，但从历史遗迹、文献记载等方面深入研究后，发现它们都曾有过类似中华文化中"道"的哲学阐述）。然而，时至今日，除了华夏文明外，上述提到的其他古文明，都已先后湮没在历史的长河之中。即便尚有人种留存，但属于他们的古代文明却早已在战乱频仍、宗教纷争、自然灾害、社会动荡等各类因素的不断侵蚀下消亡。而中华祖先在人类漫长发展过程中创立的东方特有的华夏文明，虽然历尽磨难存活至今，但仍然面临传承体系逐步断灭、典籍资料大量流失等问题。怎样才能让华夏文明重新焕发出原有的光彩，再次照亮人类前进的路途，这是我们这一代人肩上担负的重任。

道家文化，作为华夏文明的根柢，以"道"立身体现在华夏文明的方方面面。远古时期，中国的先哲伏羲氏仰观天文，俯察地理，近取诸身，远取诸物，从自然河图、洛书中体悟到了一切事物变化的本质规律，创造性地勾画出太极阴阳互变互制的先天八卦，以演"天人合一，道法自然"的"道"之哲理，确立了"道"大无不包、细无不入、天人合一、阴阳变化的理论基础。三千多年前殷商时期的周文王，进一步阐述发挥、完善了伏羲氏的先天八卦，创编出了代表一切客观变化规律与后天返先天、先天变后天的后天八卦，与先天八卦互为作用，奠定了华夏文明最根本的基础理论，为数千年华夏文明之滥觞。

老子《道德经》曰："吾不知其名，强字之道"，又曰，"玄之又玄，众妙之门"。这种以"道"为核心的理论思想，影响和促进了我国数千年来思想文化、政治经济、文学艺术、军事科技、医学养生、武术健身、民俗文化等各个领域的蓬勃发展。而完整承载着华夏文明主体的，是在不同时期被称之为羲黄文化（伏羲与黄帝）、岐黄文化（岐伯与黄帝）、黄老之学（黄帝与老子）、老庄之学（老子与庄子）、道学等的中国道家文化。

道家文化由思想理论和实修实证两大体系构成，并可经由多种途径实践，如政治经济、宗教（道教）、生产生活、科学技术、文学艺术等。道家和道教乃是处于不同层级的两类形式，二者既有联系又有区别：道家和道教形成有先后，二者文化渊源相同，且皆以"道"作为理论根基，道家是道教的哲学支柱和实修验证基础，道教是道家的宗教形式（可对照相参的是佛学与佛教共生而相联，但也是有学有教的双重文化体系）。

组成道家文化的两大体系——思想理论体系与实修实证体系，前者形成了中国古代哲学思想的早期雏形，成为中国古代各类思想流派中特有的道家文化基因；后者则作为道家文化独树一帜而世代秘传的核心系统，发展成为中国独有的丹道养生体系。这两大体系互相依存，密不可分，是一个完整的有机整体，更是互证真伪的重要检验标准——实修之士必然精通理论体系，理论体系也必然能经受实际修行的验证，道家的经典理论都是在经过哲学原理和人体实修的双重验证之后诞生的。

道家实修实证体系的主流和核心，被不同时代称之为"性命双修金仙大道"、"性命双修金丹大道"、"性命双修内丹养生学"，或简称"内丹术"，近代中国著名道家学者陈撄宁则称之为"中国仙学"。中国的道家先哲们，始终是实修实证体系的主流，其相关的技术手段也始终占据着绝对的领先地位。道家的这一特有体系，同时也影响了以孔子、孟子为首的儒家文化的先期发展（儒家的代表著作《大学》、《中庸》中有大量的论述），以及以达摩为祖的中国佛教禅宗的发展。

道学，是综合了哲学、社会、自然、生命等多领域的大学问，可以穷理，可以经世，可以摄生，可以修道。古人认为，"道"是世间至尊，故称此道为"上上之学，圣人之道"。先秦以前，更是被奉为"帝王之术"，被极少数上层精英所掌握；先秦以后，由于道家文化博大精深的文化内涵，吸引了各界精英人士的参与实践，使其理论不断丰富，方法不断完善，形成了自己特有的理论实践体系，对中国古代社会的整个历史进程产生了不同程度的影响。

道家经典，常从"修身"与"治国"两个角度讲道明理，可以说修身、治国是道家思想最本初的两大用途。在道家治国思想的驱动下，中国历史曾迎来数度辉煌。如"文景之治"和"贞观之治"，都是统治者崇尚道家黄老之学的治国典范（道家思想在促进中国社会发展演进的同时，也影响了周边国家的文化发展，先秦哲学思想独步东亚，而这个时期的各个思想流派又或多或少都与更早期的道家思想存在继承、借鉴、相参的关系）。另一方面，中国古老的心身医学和形形色色的养生术，皆是以道家之学为根基的，历朝历代都有不少养生家前赴后继地从事修道的实践，道家养生学的科学成果也是举世共识的。

在社会实践的其他领域，道家人物从自身修炼的体会，结合对客观事物变化规律的探索，积极参与社会事务，在各个历史阶段发挥了重要作用——特别是面临重大历史转折时期，道家人物更如泰山北斗一般作为中流砥柱竞相登场，如黄帝、老子、庄子、鬼谷子、张良、诸葛亮、魏伯阳、陶弘景、李白、邵康节、张伯端、张三丰、孙思邈、华佗、扁鹊、张仲景、李时珍等，数不胜数。

同时，道家文化的奉行者们，还撰写出了大量的理论专著及文学作品。在民间流传的故事传奇中，也体现了道家的思想文化（如八仙传说、刘海戏金蟾等）。世界公认的中国三大经典——《黄帝内经》《易经》《道德经》，都是早期从不同角度精辟阐述道家思想的专著；先秦著作《山海经》，以或隐或显的方式记录了道家理论和实修方面的很多内容；中国四大名著中，《西游记》《红楼梦》《三国演义》三书都与道家有关，尤其是《西游记》，无论从结构还是细节上都是道家文化的精彩呈现……

令人遗憾的是，自汉武帝"独尊儒术"以来，随着黄老之学政治功能的逐渐萎缩，抱道之士捭合天下的恢宏气度和强者的积极进取精神被阉割，修道者被世人视为避世养生的弱者，道家之学逐渐被曲解成消极的隐士哲学。时至今日，这种曲解已给道家文化带来面临绝迹的危险，道家文化与典籍中的思想精华还远远未被广泛认识。

与许多宗教的来世观念不同，重人贵生是道家文化体系的重要特点，这也是道家养生学得以存在、发展的基本前提。英国著名学者李约瑟博士

（Joseph Terence Montgomery Needham，1900 — 1995）在研究中国科技发展史后评价说："道家思想从一开始就有长生不死的概念，而世界上其他国家没有这方面的例子，这种不死思想对科学具有难以估计的重要性。"在道家养生观看来，要想做到长生不老，肉体成仙，直至获得身心的大解脱，首先应当从爱护、保养自己的躯体和生命入手，并为此从理论上作了充分的阐述，提出了重命养身、乐生恶死的主张，即所谓"人之超然万物之上，最为天下贵也"。

《老子西升经》云："我命在我，不属天地。我不视不听不知，神不出身，与道同久。吾与天地分一气而治，自守根本也。"张伯端则认为："药逢气类方成象，道在希夷合自然，一粒灵丹吞入腹，始知我命不由天。"……这些论述都反映了道家养生学一个鲜明的思想特征，即充分发挥人的主观能动性，以主动进取的精神去探索和追求人类的健康长寿，从根本上把握自身生命和自由。

形神即是身心的关系，是养生理论中必须回答的问题，也是道家文化体系的重点之一。因此从先秦的思想家开始，即十分关注形神关系的探讨。如《管子·内业篇》中说："精也者，炁之精者也"，这里的"炁"不是普通的气，是精微之元炁。篇中还认为人的思虑智慧都是精炁作用，这正体现了修炼家们提出的中国特有的元炁论。天地之间充溢着许多精气，人可以吸收这些精气，变得健康智慧，所谓"定心在中，耳目聪明，四肢坚固，可以为精舍"。

其他类似的论述还有很多，如东汉桓谭在《新论·祛蔽》中说："精神居形体，尤火之然烛矣。""气索而死，如火烛之俱尽矣。"东汉王充进一步论证形神的关系，他说："人之所以生者，精气也，死而精气灭。能得精气者，血脉也，人死血脉竭，竭而精气灭。"《太平经》中论述说："凡事人神者，皆受之于天气，天气者受之于元炁，神者乘炁而行，故人有炁则有神，有神因有炁，神去则炁绝，炁绝则神去，故无神亦死，无炁亦然"等——这是从元炁论出发，说明精神和形体是统一的整体，故人有炁即有神，炁绝则神亡。

因此，人们要想获得健康长寿，就必须注意形神的统一修炼——这一华夏祖先发明、流传至今的养生思想与当今联合国科教文组织定义的"精神与肉体全面健康"的人类健康标准不谋而合，在本质上与现代的一些体育锻炼方法及指导思想则有着根本区别。

在所有这些关于形神一统的体系中，流行最久远、影响最持久、专著最丰富的，当属被世人称为"神仙长生不老术"、"性命双修金仙大道"的道家实修方法和养生理论，故《性命圭旨》中说："包羲上圣，画八卦，以示人，使万世之下知有养生之道。"

秉承着天人合一、阴阳变化的自然之道，前人发展衍生出各种实修实证方法：发现特有的形体动作对生命和健康有着不同影响，进而形成了导引养生；发现特定的呼吸方式可以干预人体的生理现象，进而形成了吐纳养生等。圣哲最早探索并总结了遗传、神志（起居、情志、心理）、营养（饮食）、环境及生命本源——生殖之精炁对生命和健康的五大影响，综合导引、吐纳、服食、辟谷、静养、产药、调药、采取、调合、提炼、封固等诸多养生方法形成和确立了以性命双修为核心的独特内炼修持体系（这里讲的"性"是指人的思维神经系统，"命"是指人的生殖之精炁），并将此体系细分为不同层次，不断提升修习水平，以求达到或超越人类生命极限，甚至超凡入圣、实现生命永恒的目标。

佛教自东汉传入中国，经过魏、晋至隋唐的发展，逐渐与道家文化相互吸融，形成了中国佛教禅宗特有的修身养生文化。先秦的儒家专著中，也有大量的修道养生论述。提倡三教合一，绝非是形式上的掺合，也不局限于名词上的广泛博取和理论上的汇总圆融。他们不仅从文化互补的角度，更是从修身养性的本源上看待，以大道为宗。根据他们的理论阐述，宇宙生命的根源即是"道"，其虚无的本性即是心。因为无论神炁还是性、命，都是根之则一的。抛开外在的名相，即所谓"心即是道，道即是心"。三教合一的根本理论是心、道，这一本源是出离教相，以道为宗。王重阳《金关玉锁诀》说："三教者如鼎三足"，他交游传道，不别门户，广交儒士僧人，遇佛言佛，遇儒言儒，遇道言道。高僧录赞宁在《三教总论》中说："三教是一家之物，万乘是一家之君。"名儒晁迥也说："贯三道为一。"宋太初则谓："礼之中庸，伯阳之自然，释氏之无为，共归一家。"全真家所谓："天下无二道，圣人不两心"，是说三教宗极之旨源于仙圣佛以心所体之道，而道作为宇宙最高理则唯一无二。故仙圣佛体道证道之心无二，故曰三教同源一致。丘处机《磻溪集》说："儒释道，三教祖，由来千圣古今同。"张伯端本人一生参学了儒、道、佛三家之学，倡三家归一之说。如

《悟真篇·自序》说："释氏以了性为宗，顿悟圆通则直超彼岸，如习漏未尽，尚循生趣。老氏以了命为本，得其枢则立齐圣位，如未明本性，犹滞幻形。稽之儒典，《周易》有穷理尽性至命之辞。鲁论有毋意、必、固、我之训，此又仲尼极臻乎性命之奥也。至庄生推穷逍遥之乐，孟子善养浩然之气，皆切近之矣。"魏伯阳引《易》道作《周易参同契》，以明金丹之作用；成玄英发挥老子的思想，认为"静是长生之本，燥是死灭之原"；而李道纯认为：释曰圆觉，道曰金丹，儒曰太极。释曰"如如不动，了了常知"，释曰"行亦禅，坐亦禅，语默动静体安然"，释氏曰"〇"，此者真如也；儒家曰"〇"，此者太极也；道家曰"〇"，此者金丹也；故名异实同。《易·系》云："寂然不动，感而遂通。"丹书云："身心不动以后，复有无极真机，言太极之妙本也。是知三教所尚者静是也，故派虽分三，其源则一。"……

道家之学，从黄、老开始，就注重从人体自身的生命体验中实现自我的内在超越。汉代以后，真正继承了老、庄思想的道家学者中，尤以内丹学说的继承者——内丹家为其中坚力量。而内丹学在"道"文化中，也成为道家学者最热心追求的终极目标，其核心修炼体系内丹术则在传承发展中逐渐完善。诚如英国已故著名学者李约瑟博士所说："中国的内丹术只有到了伍（冲虚）柳（华阳），才算真正成熟与完善。"

在丹道传承及传人选择方面，道家始终认为，"道"至上至尊、不可妄传。因此，在人才选取上有着极为严格的考核标准。而作为道家文化核心和道教立教之本，又一直于教外别传的性命双修金丹大道，其传承自古以来更是秘密授受，独行于世，从不流于世俗之中。在历史上的大部分时期，一直都是以一种极为特殊的方式，秘密地在精英阶层的极少数人当中口口相传、代代相承。内丹流派自古传承，至全真道创立形成前，并无立宗成谱的记载。宋元时期的王重阳，对华夏流传数千年的"道"之传承，以"全真道"模式进行了开创式的全面改革，大开普度。全真道形成后，首由丘处机创龙门派及龙门律宗，并立宗谱传承。这一举措，明显体现出儒家宗亲的群体意识和世俗文化的特质，具有深刻的时代意义。开宗立派需要承前启后，承接宗法，衍生发展。进而，全真龙门派及后继全真千峰先天派，均立戒律择徒而授，既规范弟子行为，又明确身负承传之责，收徒拜师就是其主要的传承方式。这里需要说明的是：全真龙门派丹道，始终以

"教外别传"的秘密模式单独传承，与后来形成的全真教及自明末清初龙门派第七代祖王常月所弘扬发展的龙门派律宗，有着本质的区别。

内丹流派的道家，在一代代传承过程中，将实践体道经验、解决问题的方法和理论研究成果，用一种特殊方式记述成书，留给后学。在历史的长河中，积累了浩如烟海的理论专著和史料记载，如《周易参同契》、《钟吕传道集》、《吕祖全书》、《悟真篇》、《张三丰全集》、《性命圭旨》、《伍柳仙宗》、《性命法诀明指》等。在多数古代著述中，古人为了防伪，往往在其著作中引用晦涩难懂的专业隐语，文中还大量地充斥着通假字、冷僻字、专用字、异体字，使局外人无法窥其堂奥。因此，只有同时具备明师传授、贴身指导、经典研读、实修实证等这些要素，才能构成完整体系学习链条。

依据上古所传道规：凡丹道传承，不能没有法则，必需严格持戒。倘若没有得上一代载道高真拔职，按玄规则在天曹并未挂号记名，不属正统传授。

金丹大道，历代视之为"上上之学，圣人之道"。传承自古极为隐秘，必选上根器人。其传承模式、传承规范、传承礼仪，为防伪传也从不允列入道书、史籍。其传承必为后承者留有法证，以验其真伪。

自老子之后，中国道家实修主要分为文始派系及少阳派系：文始派系以关尹子（又号文始先生）为开派祖师，代表人物有：列子、庄子、麻衣道者、火龙真人、陈抟、张三丰等；少阳派系代表人物有：王玄甫、钟离权、吕洞宾、刘海蟾、王重阳和北宗七真、南五祖。北宗七真即：马丹阳、谭处端、刘处玄、丘处机、王处一、郝大通、孙不二；南五祖即：张伯端、石杏林、薛道光、陈楠、白玉蟾。

北宗中，以丘祖处机龙门派赵道坚所传一脉最为隆盛，自宋元以来实修成就显著，传承清晰，历代可考，理法更趋完善且著作颇丰。其中，尤以八代伍冲虚、九代柳华阳、十代了然、了空、十一代千峰老人赵避尘成就最为非凡。

全真千峰先天派（简称千峰派），作为道家文化一脉传承的代表，始创于1928年，距今已有九十多年历史。其创派祖师千峰老人所生活的年代，正值清末民初，社会极其动荡，战乱频繁，内忧外患，伪道邪教盛行，百病滋横，鸦片泛滥，民不聊生……在此危难之际，国父孙中山先生提出"强国必要强种"的号召。国术界发出"强国强种"的声音，号召人们踊跃学习国术，提升身体素质，抵御外来侵略。在此形势之下，传统丹道秘密传授的传承模式受到了严峻考验。鉴于当时复杂的社会状况，为使千古流传的金丹大道能够真正造福于国人，救万民于水深火热之中，众师决定公推千峰衍派，改革过去几千年秘室单传的传授方式，以一种全新的模式弘扬大道。因此，全真千峰先天派自开创之日起，便以与过去迥然不同的面貌出现于世人面前。千峰老人赵避尘提出"道也者，人人有份，位位可得，同登寿域"的教学传承理念，凡学者不分贫富贵贱，一视同仁。彼时从学者如云，上至军阀政要社会名流，下至黎民百姓普罗大众，人数达数千之众，如辛亥革命元勋朱子桥、杜心五，军阀黎元洪、吴佩孚、张作霖及其子张学良，国民党高级将领张治中，慈善家杨佩兰，京剧表演艺术家果湘林夫妇及其女婿程砚秋，画家齐白石、徐悲鸿，教育家蔡元培以及其他一众社会名流……从叱咤风云之辈，到寻常百姓之流，皆入一学。这种盛况，在历史上也绝无仅有。

道家丹道的修持体系，最重师承。因为事关性命生死，所以求道须拜明师。有种方能播种，知"道"方能传"道"，修行绝不可能无师自通。孔子问道于老子后叹曰："朝闻道，夕死可矣"，儒家亦主张"书不读秦汉以后，道当求三代之前"，可见道家丹道传承，首先必须考察其历史真脉。全真千峰先天派丹道功程，源自全真龙门派丹道体系，此体系脱胎于全真祖师王重阳的真传；重阳祖师受道于钟、吕二祖；钟、吕二祖之道得之于王玄甫祖师；再溯而上，则达先圣老子，直至黄帝……可见千峰道脉，源远流长，源自圣祖黄老，并非自创，实承历代先真之脉，递相授受而至今日，所谓"天下无二道，圣人无二心"，古今如此。全真道历代祖师，都极力倡导三教合一的道学理念。古人曰"教虽分三，道乃归一"；王重阳祖师曰："形貌不同，理一般。"因此，不论是道脉传承的理论论述，还是实修实证方面，千峰派丹道体系虽然承袭全真龙门派，但千峰老人当时曾拜道、佛、儒老师三十六位之多。全真龙门派开派祖师丘祖"持一法不拘一法，涉诸门不拘一门"的祖训，及三教合一的道学理念，在千峰老人这里得到充分的体现。实修方面，千峰老人当时所拜的诸位有性命真功者，俱为修炼有成的大家，其成就令世人瞩目。其中犹以全真龙门派第十代宗师、佛教禅宗临济派高僧了然、了空禅师实修成果最高。在完整继承了道家全真龙门派性命双修金丹大道的基础上，全真千峰先天派丹道功程又广泛吸纳了道家全真南无派及佛教禅宗、儒家理门等其他门派的理论思想，以及彼时西方传入的解剖知识、卫生思想等，经千峰老人及其胞兄赵魁一祖师系统整理之后，完成了自身的完善和发展。由此可见，千峰派师承清晰并历代可考，博采众家之长，理论法诀完备，实修成果显著，自成一体。

作为羲黄文化真传正脉，千峰派披露的性命天人功程次第与《周易》所载理论完全吻合，与《道德经》同样若合符契，其中对人的一生元炁消长变化理论，又是对《黄帝内经》所载理论的完美注解。而《卫生性命法诀全图》作为丹道理论的具体化和落实之处，是千峰老人所传丹道十六步功程的完整图示，它与道家秘传、由我本人带领诸弟子重新整理的《修真图》《内经图》《心法图》《火候图》等图可以相互印证，异曲同工，合辙同轨，从不同角度揭示了道家性命双修金丹大道的天人妙韵。

全真千峰先天派继承和保存了道家养生绝学，功法功程完备详细，著述理论系统完整，传承谱系历代可考，为今人和后人了解、研究道家养生文化提供了不可多得的第一手资料，堪称研究道家文化的活化石。因此，系统整理全真千峰派的相关资料，意义重大，刻不容缓。这正是我们整理出版《千峰养生集萃》丛书的初衷使然。

全真千峰先天派二代掌门弟子席妙春

岁庚子年季冬于北京尽善堂内

重修说明

原《中国传统道家养生文化经典》

2004 年，笔者主编的《中国传统道家养生文化经典》丛书，由宗教文化出版社出版发行。此书一经问世，受到了学术界及广大读者的广泛关注，虽经多次印刷，依旧无法满足市场需求。这为传播中国优秀传统文化，起到了非常积极的推动作用。

2004 年版的《中国传统道家养生文化经典》丛书，共收录了清末至民国时期养生著作八部。其中，有清末著名高道刘名瑞祖师三部丹道经典，即《道源精微歌》、《敲蹻洞章》、《瀋燈易考》；有千峰老人赵避尘及其兄赵魁一的两部著作，《性命法诀明指》和《三字法诀经注》；另外，还有清末蒋救愚所著的《修道全指》、清末李昌仁所著的《玄妙境》，以及由清代隐士养真子原著、王士端加注的《养真集》。该套丛书的出版，填补了这一时期我国传统养生文化学术整理、研究的空白，其中有些版本，自清末第一次印刷至今，百年来从未再版，足见其版本之珍贵。

此次重新修定的《中国传统道家养生文化经典》更名为《千峰养生集萃》，从内容上增补了两部重要经典：其中一部是千峰老人赵避尘的著作《卫生生理学明指》（民国二十二年（1933 年）刻本），另一部是李昌仁所著《玄妙境》的姊妹篇《玄关经》（据考证，该书有清光绪三十一年（1905 年）刻本和民国十三年（1924 年）刻本两个版本，本书收录的为光绪三十一年刻本，并以民国本参校补充）。另外，这次还参校了《道藏辑要》本，对《养真集》的内容进行了重新点校，修订了原来一些错误。

相信经过这次增补之后，本丛书的内容也更加完整。

本丛书所收录的均为清末至民国时期传统养生专著，极具时代特点和代表性。其中揭示的天人性命真理以及独具特色的道家养生法诀，对于今日的广大读者而言，同样有着不同寻常的指导意义。因此，本书的问世，不仅可以为广大读者提供极其宝贵的资料，也可以给今后学术界研究这一时期我国养生文化发展课题提供翔实的、宝贵的素材。

在茫茫的书海中，尤其是毫无线索的情况下，将传统有现实价值的养生专著，凭借一己之力，带领弟子完成搜集、点校、整理工作，绝非易事。作为黄老文化的非遗传承人，全真千峰先天派衣钵二代掌门，笔者身肩抢救中华绝学的重任，自然责无旁贷。而在这些整理工作中，雷向阳、任建华等弟子，亦付出了辛勤的汗水。

能为学术界及广大爱好者提供一套有价值的养生丛书，是笔者的历史责任使然；能为读者接受，吾愿足矣。

原版的《中国传统道家养生文化经典》，在点校过程中，由于种种原因，出现了诸多校对错误，或校对不准确之处。这次重修，我们一一做了修正。对于以前校对工作出现的失误，在此也向广大读者表示深深的歉意。

为了让读者能够有更大的理解空间，不强加给读者一己偏颇之见，尽可能把原书原貌完整地呈献给大家，这次我们只是作了点校工作，重修版本中去掉了原来的导读部分。希望大家能从这套丛书中受益，也希望先祖留下的这份珍贵遗产能够在新时代发挥出更大的作用。祝愿人人健康！

旹在公元 2020 年庚子仲冬

华夏黄老文化非遗传承人、全真千峰先天派第二代掌门妙春子席春生

于北京尽善堂内

点校说明

  《中国传统道家养生文化经典》（上、下卷）共收录晚清及"民国"以后丹经八种，皆为不可多得的经典之作。其中，上卷收录了四本书：《性命法诀明指》《三字法诀经》和《修道全指》《玄妙镜》。《性命法诀明指》及《三字法诀经》，乃晚清至"民国"时期著名内丹养生学泰斗、道家龙门派性命双修金丹大道第十一代宗师赵避尘、赵魁一所作。该书问世后，在社会上广为流传，多次再版印刷，影响甚远。另外两本书，《修道全指》为民国初年蒋植阳所著，《玄妙镜》为清末养生家李昌仁所著。《修道全指》自出版之后未见再版；而《玄妙镜》曾于1981年在台湾再版过，大陆近年出版的《藏外道书》中也收录了此书。在下卷中，也收录了四本书：首先是清末著名养生大师、全真南无派第二十代宗师刘名瑞的三部经典著作《道源精微歌》《敲蹻洞章》及《瀊熻易考》，这三部著作自光绪年间印刷出版之后，由于版本难觅，多年来难得再版，仅台湾重新印刷过前两部，另在大陆近年出版的《藏外道书》中收录，未见再有其他版本。而《养真集》为清代隐士养真子所著，此书问世后虽多有再版，但现已难得一寻，近年来出版的则有《藏外道书》中收录的两个版本（道光十五年版和宣统三年版）。这些养生经典著作，秉承明清丹经理法兼备、不设虚言、体系完整等特点，对于指导养生修炼有着非常重要的参考价值，可谓度世之筏、济人之梯。虽然这些书问世，远者距今不过百余年，近者不过几十年，但因其间社会动荡数起，今天大多数人都难得见其原貌。且这些书大都以文言或半文半白行文，原版印刷都是繁体又多无标点，这对现在的年轻读者来说无疑又设置了不少障碍。为适应当前形势，抢救和弘扬中华传统养生文化，今取原版善本，校点付梓，以供爱好者参考。具体点校工作略陈如下：

一、本次点校所用版本：《性命法诀明指》、以民国二十二年（1932年）刻板的最原始版本为底本，《三字法诀经》以民国二十二年刻板为底本，《修道全指》以民国五年（1915年）刻本为底本，《玄妙镜》以手抄传本为底本，《道源精微歌》《敲蹻洞章》以光绪十五年（1889年）印刷、著者所藏原版为底本，《瀎燸易考》以光绪十五年印刷原版为底本，而《养真集》以道光十五年（1835年）版为底本。这些底本，均由千峰老人赵避尘嫡传二代弟子席春生所珍藏，版本非常珍贵。参考版本中，《玄妙镜》以光绪三十二年（1906年）刻本为参校本，《养真集》以手抄本及宣统三年（1911年）本参校，余书以历代丹经道书参校。

二、标点和分段：原版著作中多为繁体竖排，且无标点，段落也往往一段到底。此次点校，对原著进行标点和分段，并依照今人阅读习惯，改竖排为横版。需要说明的是，对于原著中的大量引文，我们尽量找相应资料参考校对，但因资料有限，引用之处都无法一一核对，故一些引文参考上下文意分段，一切以能说明著者本意为准。

三、规范用字：古人著作用字比较复杂，同时因为技术条件所限，刊刻中又常有鱼鲁亥豕之误。而丹经道书，不同于其他书籍，关键之处一字之差将致千里之歧，其中又有许多专用字。对于现代普通读者而言，面对这些经典著作，就会感到极其艰涩难懂。因此，点校中我们分门别类，采取了不同的处理方法。第一条原则是，尽量规范用字，采用简化字，以便于读者阅读，对于无碍著者原意的异体字、通假字、生僻字，尽量化繁为简；第二条原则是，尊重道家的传统做法，保留极少数异体字及专用字。如道家传统养生理论认为，先天真气用"炁"字，后天有形之气通用"气"字；草木金石之药为外"药"，身内之药为"藥"字。如此等等，以尊重传统用法为准。为了维护著作原貌，尊重著者原意，这次点校中，除明显刊刻错误外，尽量不妄改一字。

四、为便于读者阅读，所有点校之处，均不出校记。对于原著中涉及的一些共性的、基础的字词，在附录中一并列出，并略做解释，以供读者参考。

因校者水平所限，另因参考版本太少，其中错误在所难免，敬请同道批评指教。

前　言

席春生

作为中国传统文化根柢的道家文化，是一种以性命之学为根本的天人合一的文化体系。在中华传统文化宝库中，养生文化作为其最根本的、精髓的内容，自有文明记载开始，就已深入人心，代代相传。修心养性、养生立命之说，经过诸子百家的弘扬、三教九流的传播，早已家喻户晓，妇孺皆可言之一二，其雅俗共赏，成为一种独特的中国文化现象。当今被世界公认的中国三大经典——《道德经》《易经》和《黄帝内经》，正是早期阐述修道养生的理论专著，可谓万世敬仰，人人尊崇。而以神话隐喻养生大道的《西游记》一书，作为中国四大古典小说之一，自问世以来，更是为人津津乐道。

中国传统养生学，正是以性命之学为灵魂的、囊括儒释道真谛的天人之学。中国传统养生学，可以说是一部大百科全书，在中国历史上，大凡哲学、心理学、文学、史学、军事、宗教、建筑、术数学、自然科学、民俗学、艺术、武术、中医学等诸多学科，无不与养生学理论有着千丝万缕的联系，传统养生学几乎辐射了数千年来出现的其他所有的文化现象。因为人类所有的活动，都是以人的生理为前提，以心理为依托，以自然、社会作为外延对象而产生并存在的。而中国传统养生学，正是以生理和心理（也就是传统文化中所说的命和性）作为其理论体系的核心，由此建立起一整套庞大、完整的学术体系的。

中国传统养生学，不仅理论体系恢宏，实践中也积累了非常丰富的经验。数千年来的史实说明，在每个历史时期对社会各个方面产生过重大影响的诸多历史人物，无不深受这种养生文化的影响。如黄帝、老子、孔子、庄子、孟子、屈原、鬼谷子、孙思邈、李时珍、李白、苏轼、陆游、朱熹、邵雍、欧阳修等等，在其著作中对养生文化均有精辟论述。而以身体力行的方式投入到这种养生实践中者，数千年来更是趋之若鹜，数不胜数。上至王侯将相，下至黎民百姓，无论世俗还是方外，赞誉之声至今不绝于耳。在古今中外的文化体系中，还没有哪一种文化，能够像中国传统养生文化这样经久不衰，取得如此辉煌的成就。

在中国传统养生文化宝库中，道家养生文化应该说是最具本土特色的，自三皇五帝以至于今，作为最古老的一脉，它一直深深植根在神州这一文化沃土中，可谓一方水土结就的一方文明硕果。经过几千年来无数先贤的探索、实践和发展，道家养生文化形成了思想深邃、方法独特、结构严谨的完备体系，它在探索人体和自然奥秘、生命根本问题方面达到了极为精深的境界，经过历史沉淀下来的大量强身健体、祛病延年的独特方法和理论，作为人类共同的珍贵遗产，正日益为海内外学术界和世人所关注。

中国道家养生之学，古称黄老之学，溯其源大都托名于黄帝与老子。黄帝重人贵生，老子崇尚自然，皆以道为天地之源，以性命为人生之根本。黄老同宗，医道同源。道家清静无为的养生观，至今对海内外仍有广泛影响。黄老之学，是中国历史上最早系统阐述养生理论的学说，其理论被完整保存在中医典籍《黄帝内经》和《易经》《道德经》《周易参同契》等道家经典著作之中。随着儒家形成和释家立宗，儒、释、道三家相互借鉴、吸融，最终形成了我国更加丰富的养生文化体系。在近千年的道教发展中，作为教外别传的性命双修养生文化的地位尤为突出，而丹经道书更是汗牛充栋，蔚为大观。

道家养生理论认为，我命由我不由天。与其在生病后依靠药物治疗，不如在未病之前通过锻炼培补正气，扶正自会祛邪。由此主张自我修炼，在养生的基础上卫生，而不是被动地应付疾病。道家传统养生学，方法可谓林林总总，有动功和静功，有内功和外功，还有食疗和药物辅助之法，方法不同，功用、层次和境界也各有不同。这些养生方法，正是从不同的角度切入，把握人的生命规律，协调天人，使人返璞归真，从而建立起顺应自然的人身健康机制，改善自身的生命质量，进而达到健康长寿、益寿延年的目的。其中，性命双修的养生体系，则是最具代表性和最受世人瞩目的。

所谓性命双修，通俗说来，性就是心理，而命就是生理，双修就是不能偏废其一。它是在天地人三才合一的基础上，以精气神为基础药物，通过自我调节、锻炼的形式达到健康目的养生体系。其基础理论，是逆天地生成万物之序，夺天地造化之机，以气贯通先后，浑性了命，以合大道。因为天地造化，是按照道、虚、神、气、形的顺序进行的，正如唐末五代谭峭所撰《化书》所说：“**道之委也，虚化神，神化气，气化形。**”如果顺着天地造化，人就不可避免会衰老、会生病，要想彻底解决后顾之忧，必须逆造化顺序而行。性命双修，正是基于此而建立的一套自我修炼的方法体系，按照先贤的总结和理解，大致有四手功夫，即：下手炼精化炁，转手炼炁化神，了手炼神还虚，撒手炼虚合道。系统阐述性命双修方法和理论的，就是道家的内丹修持体系。

内丹养生学，是道家养生学中流传至今、与黄老之学一脉相承的修炼体系和理论体系。内丹养生学和中医同源而异流，其理论基础都是传统的太极、阴阳、五行、八卦体系，但是其用则各有不同。中医主要是以中草药制成的丸、散、膏、丹、汤剂配合针灸、推拿、按摩以及其他多种治疗手段，达到祛病健康的目的，是病以后的“治”；而内丹养生则是以自身的元精、元炁、元神为上品药物，充分调动和利用自身的调节功能、平衡功能及再生功能，从根本上改善人的生理机制，达到强身健体、延年益寿的目的，是病以前的“防”，偶尔患病则会配合以中医方法治疗，达到健康的目的。因此，过去有句老话说：知道者必知医。现在，中医日益为世人所理解和关注，而内丹养生学则不为大多数人所熟悉和理解，未免令人骤生和璧蒙尘之叹。中医侧重于治人病、治已病；内丹养生术侧重治己病、治未病。内丹与中医，一内一中，一体一用，一圆一方，一逆一顺，内丹为根，而中医为枝干，互相参用，是为正途。

在数千年来的道脉传承中，由于地域环境和时代环境的不同，内丹养生学形成了不同的流派。记载这些养生精华的著作，自然也随着历史和时代的发展，体现出不同的特点。上古道书，多假象言理，暗藏玄机，端倪未启，意境幽深，语言晦涩难明，方法莫衷一是；自魏伯阳《周易参同契》之后，尤其是唐宋以来，历代高真在丹经中渐开显扬之风，端倪初露，云开月朗，丹法渐畅，真机顿泄。全真道一改单传为普传，玄风日盛，道果归宗；龙门派遍采众家之长，宗师辈出，道成一统。嗣后历代祖师更倡导直指真诠，明心见性，顿悟而渐修。至明朝中叶，内丹养生学在修炼方法和理论体系方面都已十分成熟，出现了许多代表性的人物。其中，明末龙门派第八代伍冲虚和嗣后的第九代柳华阳，在理论体系和修炼层次方面都取得了卓越成就，为后世所推崇。英国已故著名学者李约瑟博士在其论述《中国科学技术史》中就明确提出："中国内丹养生学只有到了伍冲虚、柳华阳，才算真正地成熟与完善。"伍柳丹法，秉承龙门派真传，以简捷明晓为特点，体系完备，方法精纯，其在明清以后内丹养生学的发展中起到了承前启后的作用，影响深远，意义非同一般。清代以后的内丹养生著作，大多秉承伍柳丹法著作特点，语言通俗，方法明晰，为广大养生爱好者大开方便之门。而近代修炼有成的方家高隐，也大多受到伍柳丹法的影响。

由于种种原因，学术界对于近代（清代中叶及民国时期）的内丹养生文献，一直没有给予足够关注，也没有进行过系统整理。有鉴于此，我们点校整理了这部《中国传统道家养生文化经典》，以供相关学科的专家学者研究、实践。其中，上册和中册共收录了清代以后八部养生经典。之所以精选这八部经典，是因为它们在这一历史时期中最具代表性，作为中流砥柱，在社会上曾产生过广泛影响。这些著作都出自正统道脉，乃诸位先祖心血凝结而成，可谓字字珠玑。并且经过近现代大量实践验证，切实有效可行，非常珍贵。但是，由于这些著作成书于清末和民国初期，书中有些内容难免带有历史的局限性，广大读者自当明辨。虽然这些著作距现在时间不过一百多年，但因其间社会动荡，嗣后又运动频仍，能够流传至今，实属不易。此次整理，我们均以我个人手中珍藏手抄传本或原刻板为底本，参以他本及有关文献进行校勘，力争把失误减小到最低，以保证本书的学术价值和文献价值。由于种种原因，对一时无法确定的字，也尽量保持原貌，以待再版修订。虽然我们已经投入了大量的精力，但限于学识和经验，其中一定会有诸多不足，我们殷切期望广大读者和专家给予指正。

壬午年孟夏于京

目 录

（上册）

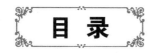

三字法诀经

卫生生理学明指

附 录

性命法诀明指

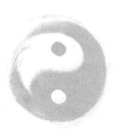

千峰老人赵避尘 著

门生玄湘子果仲莲 刻板

坤生玄素姑余素霞 印刷

门生玄举子戴文宣 参订

民國三十二年刻板

性命法訣

每本參圓

不准翻印

板存 石駙馬大街路

水河沿門十二號千峰老佛堂

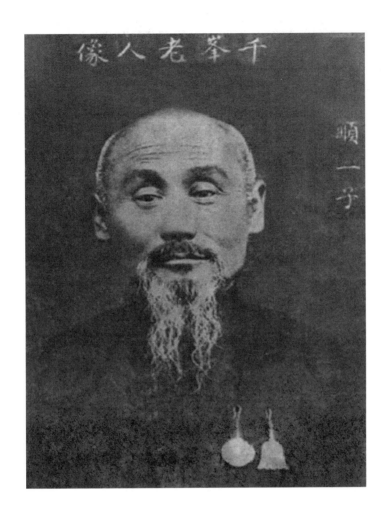

　　千峰老人赵避尘，道号顺一子，北平昌平县阳坊镇人也。自幼年好玄学，遍访明师数十年，所遇真伪师不下三十余位。个中苦味，殆已遍尝。求师之难，可谓极矣！然无昔年之苦，焉能今日出头得见道德高尚之人乎？凡求真道者，投一位师不成，非得多师互相印证，不知真伪。余投三十余师，知性命双修者，只五六位耳。无怪乎金仙大道，知之者少也。

　　今将所得于师及自己所曾经验者，尽情宣布。希望依法修炼者，证位仙班，或同登寿域，于愿足矣。

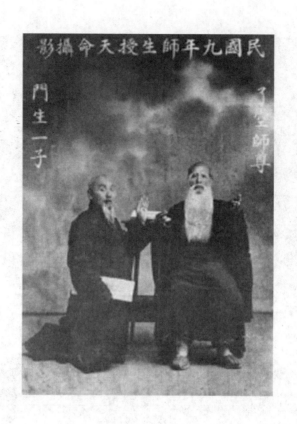

千峰老人序语

　　了空师，北京人也，在北京前门外天桥西路北仁寿寺庙内当家。嘉庆四年八月十五日，得柳华阳仙师传授性命细功，诀破周身关窍。

　　余光绪二十一年三月十三日在金山寺，得受了然、了空禅师全诀全法。后至民国九年五月，在京北平西府铺内得受了空师天命，命余普度弟子八百位，传千峰先天派。不可用文字两面话传人，白话口诀，教人明白为目的。亲赐法卷，内有戒律十条为证。昔年秦始皇、汉武帝，天子之尊，求之而不得。《易经》曰：机事不密则害成。尔度不可，道者人人有分，位位可得。大则成仙佛，小则延年寿，不可吝惜。

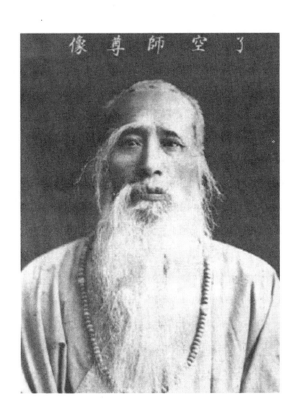

像尊師空了

了空祖师序语

　　余北京人也。因世界传伪道者众，外访弟子数年。后至光绪廿一年三月十三日，在金山寺遇赵避尘，收为外度弟子。至民国九年，受与天命，传人用白话，以彼明白为目的。

　　夫道者长生之学也。世人身体软弱，由炼性命炁，炼至强壮。性者真炁在心为离，故为火龙也；命者真炁在肾为坎，故为水虎也。法能降火龙，诀能伏水虎。龙虎二炁归一，上升于泥丸宫，下降于生死窍，人仙得也。

　　由此将精炼足，金光三现，止火。采大薬过后三关，慧光发现，神仙得也。

了空祖师小传

　　了空师尊，京北人也。在北京前门外天桥西路北仁寿寺庙内当家，嘉庆四年五月十五日，得柳华阳仙师传授性命双修细功，诀破周身关窍。余光绪二十一年三月十三日，在金山寺得受了然、了空禅师全诀全法。后至民国九年五月在京北平西府铺内，得受了空师尊天命，命余普度弟子八百位，传千峰先天派，不可用文字两面话传人，白话口诀，教人明白为目的。亲赐法卷，内有戒律十条为证。了空师尊曰："子今年六十岁，有三子一女，将家业交与儿女，外出度道作功，调补精炁神足，身体强壮，在世延年，人仙得也。有法财侣地，再过大关，炼成五眼六通神足，诸事全知，神仙得也。三年乳哺胎足可出，身外有身。九年面壁调养，现化法身，天仙得也。尔速行之，不可自误。"

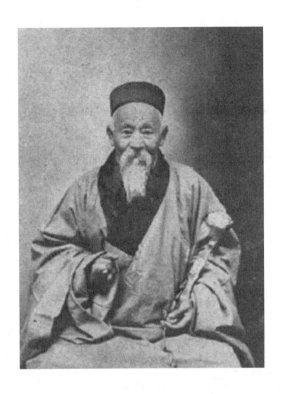

刘名瑞祖师小传

昌平县西南，千峰山桃园观，土名旮旯庵庙内，南无派刘名瑞（字琇峰，道号盼蟾子，又号敲蹻道人）在庙施送药品，医治活人无数，分文不取。有东贯市村邵明珍，身得痨病，骨瘦如柴，素有失血，命有危险。传以口诀，以药养之，月余痊愈，今年八十余岁，尚活在世。又抬头村一妇人身得乾血痨病，传以法诀，以药养之，月余痊愈。又一童女得瘦病，教他与神佛磕头，揉肚子左揉三十六回，右揉廿四回，月余痊愈。后廿六年，村民逃避庙内避乱，男女数百人，吾师叩求神佛，云遮蔽山庙，每日白云蒙山，数日不散，村民以得太平。吾师在庙救人无数，自著《敲蹻洞章》《瀊燧易考》《道源精微》等书，收弟子百余位，凡弟子名注书者，通得全诀全法。师二次下山在光绪廿七年，曰："我不久羽化了。"后遂不见。至民国十七年，亲住次渠村内，与人看病。至廿二年二月，余弟子玄一子王克宽言："刘师爷羽化了。"后至四月，余面见我师，留下相片，故刊于书。

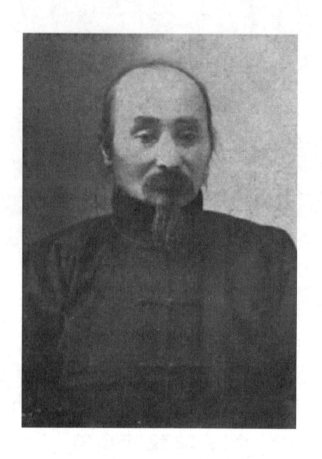

彭茂昌祖师小传

　　彭师茂昌，字辑五，道号令中，又号渡阳子，河北固安县人也。幼好玄学，求师访友，遇师于固安城门洞，悟元和尚，自言自语曰："我外衣破，我身不破，阎王不要我。"师看和尚破衣童颜，言语古怪，请至家中，拜为老师。传授口诀，住月余去云游。后师得理门领众，云游天下，至大连湾小平岛庙内普度众生，一年出游一次。民国五年春在北京前门外打磨厂，胞兄引进遂拜为师。师曰："得此弟子，我一生愿足矣。"后至民国十九年，来庙看余度弟子多少，师问余曰："尔净度人，忘度自己。"内有一徒孙问曰："师爷今年多大岁数？"回曰："六十八岁。"徒孙曰："我师七十岁，师爷六十八岁？"又回答曰："我忘了岁数，总比你师大些吧。"

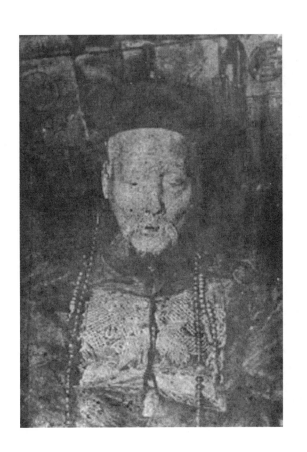

刘云普祖师小传

　　刘云普老师，天津河北堤头村人也。幼年好武术，炼成后，行侠作义，云游天下，仗义疏财，救人之急，割杀赃官劣绅。后至昌平县阳坊镇为商，修养性命，施送外科，救人无数。收武术弟子百十位，大弟子刘子耕专门商业，二弟子即避尘专门道学，三弟子刘金耀专门武术，四弟子王子真专门外科，其他通学武术。我师为商，所剩之钱全施药品，修好济人，家无余资。四十余年并无回家，弟兄妻子儿孙辈全有。九十三岁仙游，留下《性理家传》，传于后世。

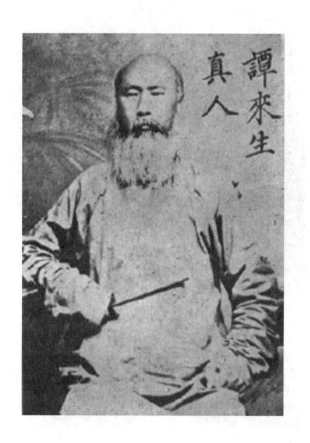

谭至明祖师小传

　　金山派二代祖师谭至明，来生真人，京东玉田县，距城廿五里王家庄人也。幼年好道，忽一日村内人曰："来一神仙传道"，盖即谢祖树嘉也。我师去求教，谢祖收为第八位弟子。是日，有崂山来了四位道长，来追谢祖，按道门律法治罪，谢祖不回。四位道长曰："凡得我门下手法者，实有祖德，千万不可泄漏于世。有不遵者准受天谴。"师后收弟子至数万人。余在文昌阁投拜谭祖为师，师曰："子之诀法火候通会，开度后学，为金山派一字辈。"有法卷为证。

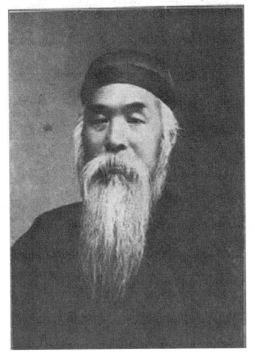

叔师亭润张

张润亭祖师小传

　　师叔张懋德号润亭，白云观戒师，著刻《天仙圣母源流泰山宝卷》，自幼乐善好施，一世所得之财，办道作善尚不敷用，前经理电灯公司主任，今在家修养性命真理，研究性命卫生真诀，遇金山派谢祖树嘉磕头，得下手真诀，故在家修养。已得舍利，鹤发童颜须长尺余，俟丹足过大关后，须发即可重黑。自言曰："留财不如留名，留名不如留身，留身不如功成化身，化身合成金身，是吾之愿也。"

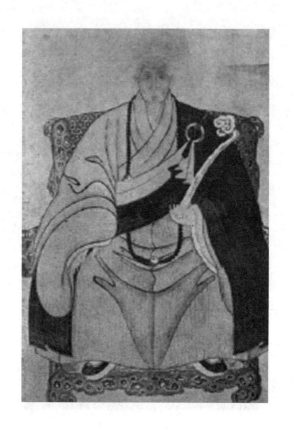

悟蟾祖师小传

　　江苏淮安关，板闸村，前朝税关署也。村内小会经堂庙内方丈悟蟾老师，外讲佛经，内实炼性命双修功法。光绪十九年，余住庙内，收税于东路口，与悟蟾师常谈性命之学。至廿年拜为门下，暗学修养真功。后至民国廿一年，有淮城玄绍子李绍卿回家省亲，余托到该庙将我师相片要一张来。由此将师塑画之相照来刊之于书，寿至百三十二岁。

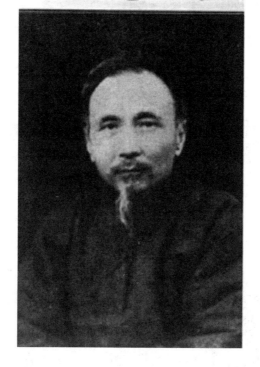

五 心 杜

杜心五祖师小传

　　师弟杜心五，名慎槐，湘之慈利人也，家世业儒，祖父修道归山。所投名师不下十余位，修道师了然、了空，武术师江湖大侠名徐矮子者，自创自然门派。我师弟事师多年，至庚子游学东瀛，卒业于农科大学。归国后，部试举人，殿试内阁中书，改分农工商部。泊乎清季，从事革新运动，多历险阻，卒能保全性命，赖有超群之武术。光复后，历任农林农商农工部员，以不苟求。迄今仍浮沉各都市，修养性命真功，大伟人屡聘不就，专喜修养性命。自言："廿年后，身外有身，明现于世界，看我三教有真传否！"

千峰老人赵避尘

果仲莲一家

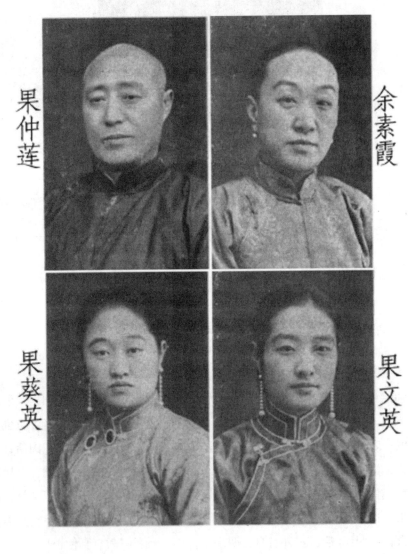

果仲莲　余素霞

果葵英　果文英

果仲莲，又名果湘林，北京人，清末著名京剧旦角表演艺术家。与著名旦角表演艺术大师梅兰芳、荀慧生、尚小云、程砚秋同是对中国京剧发展有杰出贡献的表演艺术家和教育家王瑶卿的弟子。

余素霞，北京人，出身于梨园世家，是晚清著名京剧表演艺术家、"同光十三绝"之一的余紫云的女儿，著名京剧老生余叔岩的姐姐。

果仲莲夫妇育有一子三女：子果文德，长女果葵英、次女果素英（未留照片）、三女果文英。次女果素英为著名表演艺术家程砚秋之妻。

果仲莲一家为《性命法诀明指》及《三字法诀经》的出版做出了极大贡献，果仲莲、余素霞为《性命法诀明指》出资刻板并负责印刷，果葵英、果文英为《三字法诀经》出资刻板、印刷，果文德绘制了四张解剖图。

千峰弟子席春生

牛金宝祖师

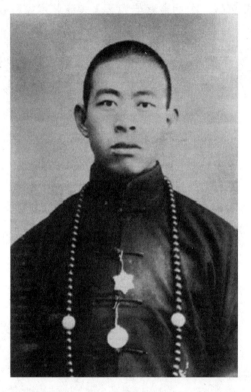

　　先师牛金宝，又名牛涤尘。河北清河县朱唐口人。少时好武术，拜本村拳师杨忠元学习大红拳。并跟表兄王其斌读五年私塾。14岁到北京学习皮毛行。

　　癸酉年（1933年）农历九月十六，由马洪太引领拜清末民初我国著名养生学泰斗、道家全真龙门派十一代祖师千峰老人赵避尘为师，学习性命双修金仙大道。由于他品德高尚，极具天赋，学习刻苦，深得老师厚爱，尽授其传。于丙子年（1936年）得授道家全真性命双修正宗全诀全法，并获千峰老人亲赐天命、法卷。师赐道号玄金子，又赐号普恩居士，为千峰先天派第一代弟子。

学成后辞师，返归故里。在本乡我师广传养生之道，方圆百里尽闻其名。庚寅年（1950年）返回北京，仍从事皮毛工作，并在极艰难的条件下，继续其养生学研究与探索。

十年浩劫期间，数千年来的许多中华民族优秀传统文化遗产遭到毁灭性破坏，大批珍贵古籍被焚毁。掌握各种中华绝学、绝技的人士受到迫害，有相当多的人士陆续离世，他痛心疾首，深感责任重大。

二十世纪八十年代，国家形势有了较大转机，他开始考虑将自己所学进行系统整理以嗣后人。

由于几千年来受严格的保守思想影响，中华传统养生绝学始终在相当小的范围内秘密流传，其中以修炼养生为主要手段的秘传技法真正传人极少。因此，为了弘扬中华养生文化绝学——性命双修金仙大道，他决定打破数千年来的陈规，将中华养生绝学公之于世，真正实现"道也者，人人有份，位位可得，同登寿域"的祖训。他将所学著成《性命双修养生延寿法》一书，广泛流传。《性命双修养生延寿法》的出版，填补了自新中国成立以来中华传统养生文化的空白，为今后学术界研究中国养生文化留下了宝贵的资料。

先师一生严于律己，宽厚待人，生活简朴，淡泊名利。有他留诗一首足见：

异乡漂流六十年，叶落归根去复返。

未争显贵光门第，独有清白对祖先。

坦荡一生如幻梦，并无遗恨在人间。

哭啼而来含笑去，撒手逍遥入九天。

千峰弟子席春生

席妙春道长

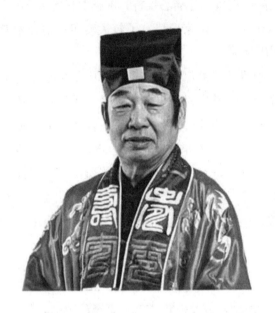

  恩师席妙春道长，俗名席春生，北京人。1972年壬子始，投师于全真千峰 先天派第一代宗师牛金宝(道号玄金子)门下，随师研习全真龙门派性命双修金丹大道。因其品格端直，刻苦好学，悉心事师，坚韧不拔，深受牛祖厚爱，终得牛祖倾囊相授。经十六载伴师左右，系统学习，潜心钻研，丁卯年腊月二十三受全真龙门律宗具足戒，获师赐道家全真性命双修金丹大道最高资格证书——全真千峰先天派全诀全法递接证书，成为全真千峰先天派第二代掌门嗣法弟子。

  牛祖羽化之后，席师作为当今世上硕果仅存的嗣法真传，不遗余力地投身于"千峰派内丹养生术"非物质文化遗产传承、典籍挖掘整理及其他相关弘扬工作中。经三十余年的不懈努力，终使几近断灭的全真千峰先天派内丹术逐渐重现辉煌。近年来，作为代表性传承人，他成功主持申报北京市海淀区"千峰派内丹养生术""道医正骨按摩"两项非物质文化遗产项目，成果得到社会广泛认可。

三十年来，席师忍辱负重，苦心孤诣，为了完成当年牛祖托付之使命，付出了常人无法想象的艰辛和努力。他带领弟子，克服众多困难，系统整理并出版了全真千峰先天派的典籍著作，成果卓然。与此同时，他又历时十七年，率弟子对中国道家历史上最具代表性的《修真图》《内经图》《火候图》《心法图》等秘传修仙图，在严肃认真调研、细致考证基础上，予以全面修订和重新彩绘，使之脱胎换骨，焕然一新，以更合理、现代人更易于理解的方式呈现，既体现了中国博大精深的文化内涵，又有鲜明的民族文化特点。

席师不仅于道学深研有素，且对中华真正意义上之传统太极拳亦有非凡造诣及独到见解。他广投明师，博采众长，勤学苦练，终成大统，同时成为传统张三丰式太极拳、传统正宗杨氏太极拳、传统正宗吴氏太极拳传人。

"老骥伏枥，志在千里。烈士暮年，壮心不已。"席师已年届古稀，犹是终日矻矻、夙夜孜孜，为光复道统、继绝存亡而殚精竭虑，诚我辈效法之楷模。

千峰三代弟子雷先阳、任先华谨识

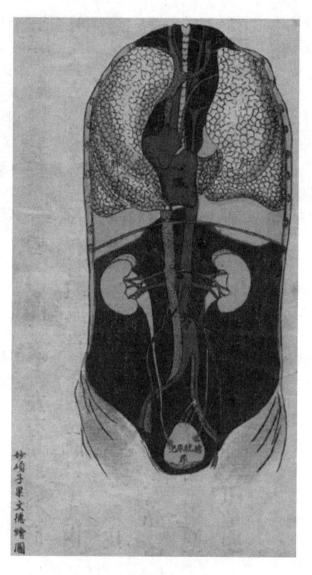

左右两肺，是换后天吸呼气者。中间是心，左右是动静二脉，中通两腰子是生尿之处，左右有输尿管，下通膀胱口上入内。尿胞满，尿出马道上中口，不走马道下精口，中间有一隔皮。此下精口为阳关，童子破身破的是此精口，故说话不宏亮，唱戏的为倒仓，因此阳关口破下漏炁。佛祖留下闭阳关，返回童身。中间动静二脉，各出一管，下通外肾睾丸宫，即是卵子，能生精。动静二脉通于周身，血发于左心耳。

妙硕子果文德

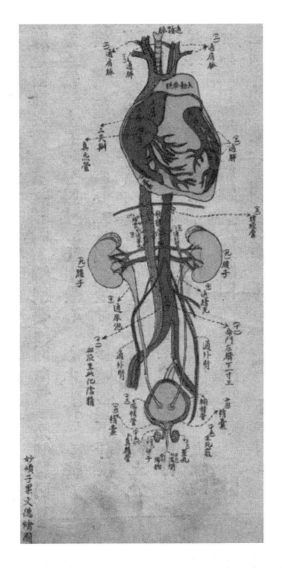

妙硕子果文德绘图

　　左边动脉是发血之管，右边静脉，解剖学曰回血管，余师尊曰是行气之管。上通肺分四枝，正中是心，心正中有一小管，曰三尖瓣，发炁逼运血出心脏，周流全身。静脉隔膜下肝根即是绛宫。动静二脉中心，各出一管下通外肾。脐下一寸三分，是命门，中有一管，入小肠中心，分四层网脂油，入外肾，外肾即是卵子，又名睾丸宫，内能作阳精，内有精虫，出输精管，上至尿胞口两边为精囊，下通阳关，即是通精之路，顺出生人，逆回生仙，就在中间颠倒颠。速求师访问，下手口诀。

妙硕子果文德

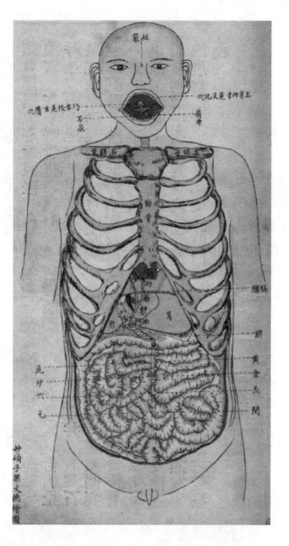

　　头面两眼中心是祖窍，内通脑炁胞，是人的真性。上颚即是天池穴，在上颚骨后，内有一小管通脑髓，中通玄膺穴，舌顶上颚是闭天池穴，开玄膺穴。舌下有两管，左为金井（编者注：上图误为"肩井"），右为石泉，是生津液之管，口内吃的饮食，入胃化为糜粥，进幽门到十二指肠，内有括约筋移动，收缩而闭，缓张而开，当食后有一共同管，即经胸管，入静脉循环周身，由口内金井石泉生出津液，润食下喉，过大小肠出肛门。小肠中间有四层网脂油，头层网油中管为黄庭，二层网油中管为金炉，三层为炁穴，四层为关元。昔我师受我时曰：炁发则成窍。实则生命之管窍也。

妙硕子果文德

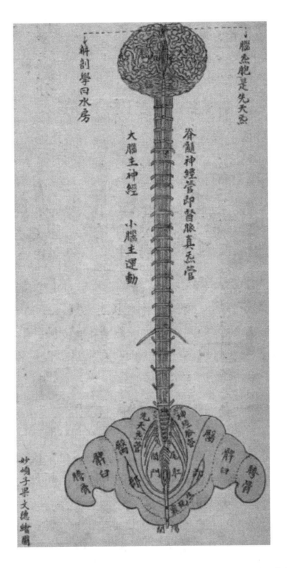

　　脑髓分大脑主神经，中间有一胞，是先天炁胞，即是真性，修者修的是此性炁，解剖学曰水房。下是小脑主运动，内有神经系管，下通延髓，即是脊髓，又名督脉管，由上至下七骨为顶骨，由顶骨下至十二骨为脊骨，由脊骨下至五节为腰骨，此中间是脊髓，即是先天真炁。二十四骨节，上是玉枕关，中是夹脊关，下是尾闾关，尾闾关下，还有三节四节尾底骨，前是肛门，即是谷道，再前寸余是生死窍，后是外肾，外肾后是阳关，其先天精炁行至生死窍，求明师指点逆回之法诀，若是不会，非是真道。

妙硕子果文德

《性命法诀》序

弟子玄朕子赵潜虚恭撰

余力学三十年，彷徨歧途，无所归宿。始也研究物质科学，进至唯物哲学。觉宇宙间一切皆实，于是幡然改计，研究唯心哲学，进至佛学。又觉宇宙间一切皆空。求纳空灵于实践，乃钻研宋明理学，复觉其或则虚伪，或则空疏，一曲之学，无当高深。又转攻汉学，于训诂、考据之中，期有所获，以补理学之偏。然其烦琐破碎，肤浅支离，徒炫博闻，无裨性命。姑舍是，其学《易》乎，虽略有解悟，但其义例烦赜，不易捉摸。且汉宋分派，莫由适从。况复刲羊载鬼，说类《齐谐》者乎。无已，乃潜心老庄之学，颇多会心。但觉其高妙玄远，如行空之天马；微变幽杳，若在渊之潜龙。夐乎邈矣，其如无阶而升何？

力学三十年，殆如航行乎断港绝潢，路路不通，安所得安身立命之学，而终身受用之哉？

民国十八年己巳，得遇赵师顺一子于北平，一言之下，顿悟平生。拜受至道，豁然通贯。乃就书市搜买道家言丹鼎之书近百种，又借友人秘本，钞录一二十种，旁采中西医书、生理书又数十种。正偏净染，杂然并陈，参伍钩稽，核比印证。虽其作法各家不同，然与夫子所授丹诀一一皆合。

且犹不敢自信，又拜师数处，勤勤博访。揆诸夫子之道，亦莫能出其囿也。

夫子之道，语其浅，则言近而旨远，简易而效著。语其深，殆如六鹢退飞，迎之不见其首；若大鹏变化，候之莫知其端。妙用一身，三宝凝定，充塞两大，六合归灵。神乎至矣，简而易焉。

吾未遇夫子，吾之所学，一一皆滞。即遇夫子，吾之所学，件件复活。非所谓一窍通灵九变复贯者耶？

夫子所著《性命法诀》一书，处处徵诸生理学，谓之物质科学，可也，有也而妙有。其言出神入化，粉碎虚空，毗卢性海，通摄有无，谓之佛学，可也，空也则灵空。

夫子之道，不离人间，不废五伦。谓之宋儒之伦理哲学，可也，入世也而即出世矣。

夫子之道，天人合发，性命浑凝，宇宙在手，造化应心，谓之周易学，无不可也，人道也亦即天心矣。

夫子之道，以养生为始，以证道为归，谓之老庄之学，则愈无不可也。然而语语天机，字字心传，实发老庄之覆，春光毕露矣。

唯夫子书中，偶或拆字说义，别附新解。如拆"道"字，如解"南无"字等，或则悖于许慎《说文》，或则戾乎天竺梵语，然不过借字凑趣，意在喻俗，勿以辞害意可耳，不得以汉学家严正之例例之也。

夫丹鼎神仙之学，儒家往往厕诸方术之列，甚或摈诸道家门墙之外，而斥为异端。彼以为丹鼎符火，起自东汉魏伯阳《参同契》，老庄书中，初无此说。殊不知老庄言其浑化之迹象，伯阳道其节次之工法。譬犹舟焉，伯阳言造船之术，老庄言驾舟之法。言各有当，固自不同耳。儒家以治汉学之法论丹学，失之皮相矣，吾甚悯焉！故特表而出之。斯为序。时民国二十二年癸酉也。

性命法诀明指
025

《性命法诀全书》序

千峰弟子玄致子扈大中

自古及今，天下之治、乱，皆由心造。心乱，则天下乱；心平，则天下治。夫心之所以治者，以道治之也。天君常泰，官、贼莫侵（孟子谓五官，黄帝谓五贼）。收回我生固有之主人翁，镇摄于家乡净土，使性可复、命可接，皆不外此最上乘法。

慨自天地未辟之际，不过混沌一炁胞，孕育阴阳，含有质点、灵点。宇宙万物，悉包罗此二点，作合其中。迨有天地，即有人、物。唯人最灵，秉天地自然之造化，亦可致中和而位育焉。

今日东、西瀛科学进化，物质文明日启，而我国精神文明，实开化于五千年之上。羲皇以来，道系如缕。圣真迭出，大道愈明。华夏形而上之学，其由来远矣。

余历年漫游南北，考究宗教，访师几遍。非涉旁门，即属皮相。间有一二道貌可钦，又各为教门所拘束，偏执己见，未能融澈一贯，良可惜也。今世修道者，皇皇然搜经典、求秘诀，而不明真机所在，真理亦昧。未立定真革命实行之决心（真革命者，先洗革自己之性命，然后革他人之生命也），仍于事无济耳。

抑知大道极简易，衢人皆能知行，但问其心之诚否。诚则立跻圣域，不诚则终身凡夫，有明证也。余自民国十七年幸从避尘师尊学道，示如指掌，犹历历可述。兹蒙以手著《卫生性命法诀全书》十六部见示，乃积数十年之经验，以白话、浅言明显理解。恐人误解，打破迷语，取儒、道、释、耶、回各教经典之精华及不轻传口授秘诀，笔述心传。阅过一遍，立即恍然得以明解，其他经典立时冰释，均可融通一贯。尤对于生理、哲理、心理、医书各种学理，皆能包罗无遗。以之证道，尤为特要。

然则此法诀实千古不传之秘，真为古今世间不可多得之书。诚开悟数千年来之迷梦，打破一切亘古不传之秘语及各假名词或不经之谈，完全改革，和盘托出，以供养生修炼成道之用。

所谓炼己筑基者，以炼为筑，以筑为炼，二者合一，明性命双修之真谛也。

其言守三田者，不守之守，三田静纯，神炁归一，得太上守中之旨，非专守执着之贻害也。

惟论功法尤详，内分四大节：下手、转手、了手、撒手，共十六部，以及先天炁、结丹爨物、周天火候、防危虑险，以至延年益寿、超升成道、粉碎虚空等等法诀，均极述尽。以极浅明之言语，显落纸上。从略细目，请观书中，自知真确。至于无极活子追其源，脱升粉碎寻其委，鼎炉风火显其用，小周大周明其序，以哲理、心理、生理、医理证其学，所谓三乘大法、三元奥秘皆可于师尊此书了然彻悟。

再论古之达摩所传，有《洗髓》《易筋》二经，然闻之著名国术家，均言《洗髓经》早已失传，只《易筋经》耳。余深思之，吾师手著《性命法诀全书》，其为功效，实有过于《洗髓经》者。以之为《洗髓经》，盖亦未尝不可。敢告究心国术、体育、卫生诸公，何可不研究也？

总之，是以此书之成，诚乃普救群生之意。昭告世人，延年益寿，仙佛有梯，得渡彼岸。将以我国正道真传，普救大千世界。谁谓精神文明之进化，不超乎东、西洋而上哉？

民国二十二年正月一日，玄致子扈大中于北平宣内西铁匠胡同二十号灵善堂谨序。

果仲莲序

夫天仙金仙大道，由古至今，秘密不传久矣。自《参同契》《道德经》发起秘奥以来，著书者接踵而起，累千万言，几至汗牛充栋。惟因所著之书，词多影射，一切法诀，均不明指，以至智者笑而不信，愚者又不及。大道不行，其以此乎？

余自民国廿一年九月初七日，幸遇千峰师尊，得授全诀全法。一言之下，余才明白炼精为下手，炼炁为转手，炼神为了手，炼虚空为撒手。才明白千经万卷道书之旨趣。

古云：得诀归来好看书。信非虚语。师尊又将《性命法诀明指》草稿出示，书内对于一切诀法，均以白话说明。由初步性功炼起，至二步命功合一，由此一步一步，往上修炼，至十六步为止，实将古之各种丹经奥旨发泄无遗。言浅理深，词简意赅，诚渡世之宝筏，修道之津梁也。

因此，余出资将书刻成木板，余妻余素霞出资刷印，以广流传，而资普度。尤有言者，凡吾学道之人，自宜访求真道，莫学假道。学真道不成，尚能身体强壮，却病延年，所谓刻鹄不成尚类鹜，如学假道，非徒无益，反有害于身体，则画虎不成反似犬矣。世之学道者，如得此书，实为三生有幸。熟读精思，而勤炼之，再加以三千功、八百行，作神仙有何难哉？

民国廿二年正月，门生果仲莲序于众善佛堂静室内。

《性命法诀明指》序

千峰弟子玄士子李子欣

天地位，万物育。自无而有曰造，自有而无曰化。生生不已，化化无穷。不生不灭，永存天地者，道而已矣。

夫道穷于无穷，始于无始，亦恶得测其根宗，究其原始，儒曰天命谓性，释曰见性成佛，道曰尽性了命。虽重无为，而确有作。每览丹经，谈理而外，尽言作用。其下手真功，不著于文。虽知青龙无欲，白虎有情，顺则生人，逆则成仙，为至妙之机，惟不得真诀，从何修起？

近今旁门惑世，异端蜂起，鱼目混珠，所在皆是。孰是真师，无从印证。甚哉！求师之难也。

然天地虽大，版土虽宽，必有继道统之人。阴阳虽妙，造化虽微，不终秘有志之士。果肯笃志勤求，自获天人感应。盖修长生久视之道，端在立德修心，多行阴骘。

神仙之道，一言以蔽之曰：炁而已矣。神仙之法，以有为之心，行无为之事而已矣。两间之发育，无非一炁冲融。人物之著形，无非一炁凝结。丹法效天地之升降，法日月之运旋。天地者，乾坤之二体。人身者，阴阳之二用。日月者，天地之二炁。二炁者，人身之日月。日月运行于天地之内，所以悠久不息，万古常新。看潮汐之进退，知金水之浮沉。测寒暑之往来，识抽添之妙用。元和内运，无不成真。

余自得诀归来，如拨云见日，豁然开朗。乃知世间法，是出世间法。药生遍地，道在眼前，最简最易。惟世人昧不知修，非习静空山，即闭息炼气，种种造作，殊为可怜。虽慧孽文人，亦谓清静是道，养心是修，即欲告以至真之理，其入主出奴之见，横据胸中甚矣。非道之难明，明道之难得其人也。

现逢末劫，玄风大启，吾师统继龙门，派衍千峰。救世慈航，普度有缘。所著《性命法诀明指》，以浅显之文，泄千古之秘。字字真诠，言言秘诀。印证仙经，若合符节。云路天梯，别无旁径。挽劫救世，其在斯乎，其在斯乎！是为序。

中华民国二十二年癸酉，北平玄士子子欣李士荣序于世善堂梦罗庵。世善堂玄士子李子欣，北平东四二条。

第一口诀安神祖窍

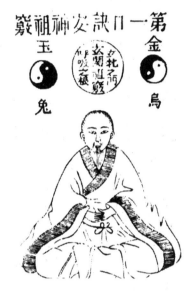

天下地上安祖窍　　日西月东聚先天
玄关之后谷神前　　正中有个空不空

涵养本源在方寸　　双林树下觅本宗
垂帘明心守祖窍　　手脚和合扣连环

乾坤合成灵祖窍　　包罗天地空不空
杳杳冥冥圆光献　　这个正位神归中

玄牝妙兮不可言　　细入微尘大包天
人若能知此妙窍　　万年不坏一金仙

我师了然、了空禅师曰：初炼性命之功，先得炼性。每于静坐之前，务要扫除一切杂念，宽放衣带，身体不受束缚，自然血脉流通无阻。及入坐时，身如槁木，心似寒灰，两目下观鼻准，不可太闭，太闭则神气昏暗，亦不可过开，过开则神光外驰，当以垂帘看鼻准，意念在两目中间齐平处为最佳，久之，慧光自然现出，此修丹起初，收拾念头之法。俟心气适和后，含眼光、凝耳韵，舌顶上颚，调鼻息，如息不调，恐有闭塞喘急之患，息调身心全忘，塞兑终日如愚，盘膝稳坐，左腿向外，右腿向内，为阳抱阴，左手大指，捏定中指，右手大指，进入左手内，捏子诀，右手在外，为阴抱阳，此名子午八卦连环诀。经云"手脚和合扣连环，四门紧闭守正中"是也。

慈善堂玄昼子吴彩臣问曰：弟子阅看丹经道书，皆言先炼这个祖窍内之光，不知有何益处，各门指为性功，名目不一，而又不肯说明，真性究由何处发生，乞师明白示知。

千峰老人答曰：吾人脑中之仁，左右有小管各一，左曰太极，右曰冲灵，上接天谷，下达涌泉，中通于心。丹经云：性者心也，发于二目，命者肾也，发于淫根。真性乃心中灵气，发于脑仁二小管。是以眼视正中，性光现出，炼之日久，即与命接，合而为一，性命和合，为观空不空。不知和合之理，无所成也。

本善堂玄正子徐秀峰问曰：恩师前传弟子静坐，须得万念皆空，方寸炼性，开目观空，可是正道，乞师明白示知。

千峰老人答曰：观空而不空，为真道；观空而空，为伪道。因不知归中，故慧光不能发现。心下肾上，中间虚空之处，内有灵炁，机发则成窍，神炁归中，灵炁上腾，而成这个○，为不空。无光之虚空，为顽空；灵光之虚空，为真空。真空不空，顽空乃空，不空即是灵光，实为神炁，由于黄庭所发者。昔我师了空曰：金机飞电，虚室生白，圆圆陀陀玄关生。有玄关者为不空，而人之生死，全赖此虚无神炁以为之主宰，炁聚神来则人活，炁散神去则人死，故曰有神无炁不能生，有炁无神不能死。心中元神为性，肾中元炁为命，神炁和合，方为正功。

修善堂玄举子戴文宣问曰：祖窍能通真人息息之根，求师详示。

千峰老人答曰：祖窍真处，举世罕知，正在天之下，地之上，日之西，月之东；正中是祖窍，前是玄关，后是谷神，中是真性，内藏真息，虽与口鼻之息相通，而常人之息以喉，由口鼻进出，不能入于祖窍以归根，真人之息，行内呼吸，四个往来，不用口鼻吸呼，则息息归根矣，欲寻真人之息，须调后天呼吸之息，以寻真息归根。其气藏于祖窍，故息调则气和，息住气不散。我师了然曰：所谓炁归元海寿无穷是也。

普善堂玄法子徐忠山问曰：祖窍果在何处，求师指明。

千峰老人答曰：二目之中心，内即是祖窍。老子曰：玄牝之门。是为守中抱一，内里有颗黍米珠，为人身天地之正中，藏元始祖炁之窍也。是知窍而不知妙，妙者性光也，就是这个〇而已，儒谓之仁，易曰无极，释谓之珠，亦曰圆明，道谓之丹，亦曰灵光，皆指先天真一之炁。知此一窍，则金丹大道之能事尽矣，所谓"得其一，万事毕"是也。是以用功之时，两眼归中守一，养于祖窍之内，勿勤勿怠，谓之安神祖窍，为炼性之所，立命之根。昔我师了然曰：不炼祖窍，则真息不住，而神化无基，聚物不全，而金丹亦不结。盖此窍，为总持之门，万法之都，无内无外，不可以有心守，不可以无心求，以有心守之，则着相，以无心求之，则落空。然则如何炼之而后可？曰：垂帘明心守祖窍，见着性光是功夫，闭口藏舌顶上颚，五行之中神炁凝。吾之念正，则天地之心亦正，吾之神清，则太极之理自明。倘能一念不起，久久澄清，虚极静笃之时，则虚室生白，金机飞电，复见天地之心，而自明矣。

乐善堂玄关子刘凤璋问曰：闭口藏舌，舌顶上颚，各门全有此法，又有将气一升，舌尖一顶，气一降，舌放下，而名此舌曰钥匙，此理可真否？

千峰老人曰：此是人道之法，使世人先明如何做人，积功累行，以求其真道，与人性命生死无干。彼以舌为莲台，气为祥云，舌顶上颚，一升气，谓之元神由顶而出，即佛坐莲台，驾云上天为离☲，气又一降，舌尖放下，谓元神回至世界为坎☵。气升舌顶，名为元神填离而成乾☰，坎遂成坤☷。此彼等取坎填离之命义也。舌顶上颚，真道有斯功，而非此种解释，即如取坎填离，乃是还精补脑之别名，因人年龄日长，知识日增，而七情六欲，处处削年减命，虽知损生危命之源，仍不肯加以限制，迨至腰偻目短，形容枯槁，讵知脑力亏耗，记忆迟则思路不张，根蒂无由滋荣，精神衰，则职责难尽。是故修道人，首先保精固肾，实则留阳锁命耳。昔吾师了空曰：上颚是天池穴，因其上通脑髓，恐其往下泄炁，用舌顶住天池穴，引真炁由玄膺穴下降丹田，生有甘露，顺归气管，过十二重楼，故舌尖倒顶上颚，真炁聚于祖窍之前，眼常观此窍，耳常逆听此窍，舌常顶此窍，运用思维念念不离此窍，行立坐卧，心心常在此窍，一转瞬间，亦不可忘却此窍，惚然心清气爽，浩然炁畅身壮，寂然无思无虑，豁然知空不空，了然悟性。真性功夫至此，自然精神朗发，智慧日生，心性灵通，忽有一点真阳，从中而发出，此为玄关现矣。故我师南无派敲蹻道人曰：玄关无定位，黄庭一路为玄关。若不舌顶天池穴，而黄庭先天真一之气泄矣。如果不知上颚部位，可至补牙馆，参观石膏上牙模型，深陷处○是也。如不顶住上颚，真炁不能下降丹田，此是真人行吸呼炁之法也。

乐善堂坤生玄润姑刘葛氏仲芳问曰：弟子正在参禅打坐之时，手脚恍惚乱动，身似向前扑倒，猛吃一惊之状，叩师指明，感受何病？

千峰老人答曰：此是意念未归中，而舌亦未顶上颚之故，即生此怪状，速将意归中，此病立消，如见一切景象，俱是幻境，只是意念归中，坏景自除。

至善堂玄诚子马元良问曰：烧香拜佛，念经受戒，念禅机话套，别父母，抛妻子，不留后嗣，可是真道否？

千峰老人答曰：全真烧香拜佛，念经受戒，仅修未来福德而已，欲求长生，不得明师指点，万无成功之理。平居暇日，阅看几种丹书，记忆许多词句，竟在人前颠倒是非，卖弄我是正道，究其实际，真实口诀，未曾前闻。而初学者，极易受其欺骗，且又深信不疑。我之身体发肤，皆受之父母，而能得孝于其亲，即所以报本也。奉养无亏，不违教训，显扬继述，慎终追远，此为孝也。谁之父母，莫不欲其子继宗嗣、接香烟、代代相传，讵料汝之知识薄弱，而竟别父母，抛妻子，未曾留后，孤意而行，在彼时胡不反躬自问：与我有何冤仇，令我断子绝孙。偶一念及，能不发愧？殆亦不思之甚也。《慧命经》曰：昔日如来佛，往山修道之时，夫人曰：你去我日后靠谁？如来回头指之曰：日后你生一子。后果生一子。又鸠罗摩，乃西天十九祖，中华国王，请至此邦说法。后对王曰：臣僧欲生子。王果与他宫女。众僧皆不悦。鸠罗摩知其情，谓国王曰：以针供众僧。众僧不敢食，鸠罗摩独食一钵，此时说法曰：食得针，娶得亲，食不得针，娶不得亲。次日其针从诸毛孔而出，后果生子。此为性命双修之真道。太上老君之子，名宗，为魏国宰相，是佛老二教主，不断绝后嗣之明证。清光绪二十一年三月十三日，余在金山寺，幸遇了然、了空禅师，致心苦求，

千峰养生集萃

传我至道，诀破周身关窍，三日夜，授余全诀。拜别之际，师曰：子年三十五岁，无有后裔，留下子孙，再用大功不迟，不可将精气受伤。精气神足，如用大功，立可成也。乃知此是性命双修金丹大道，并非绝嗣断后之道，须知太上、释迦，皆有子耳。有志修道者，宜审自己所处之境遇若何，如果境遇佳善，心内杂念有限，不致被俗务羁身，无须弃家修道。苟能内外两忘，洗心涤虑，则三年九载，可以立证金仙，何妨在市居朝。在家出家之人，或多因感受刺激，或因事势所迫，遂致逃入修行，一时心安。殊不知，恩怨各有前因，欠债仍须还债，断非一逃一修，可以了事。不如不慌不忙，将各债务，逐渐清还，世网徐徐解脱，俟父母百年之后，再觅静处修炼身心，不被事物沾染，此意不被情欲牵动，心意常定，然后在世混俗和光同尘，尤觉尽美尽善，俟家内各事料理停当，再入山修炼过大关撒手之法，未尝不可。现今世态变迁，人心难测，旁门邪说流行，若出家，如在家，迫于生活困难，假道欺人者甚众，幸勿为其所欺。

从善堂玄从子李从贤问曰：弟子初学道，不晓道之真伪，乞师明白示知。

千峰老人答曰：真伪不可不辨，真道无他，只是先天真一神炁耳。神者性也，炁者命也，即元精也，而此炁亦在元精之内。柳祖师云：守窍灵慧自然生，生出真慧，下与炁穴真命相接，即为金丹。祖师恐慧命发生之时，学者不知下手之诀，慧命顺出阳关能生人，其元精正行半路之际，得真师口诀，一下手，便使元精逆回，能作丹。非是元精不动，阳物自举，吸空气为采槃。余胞兄赵魁一云：此元精将出之时，若不下手点住生死窍，一出阳关，化为后天有形之精，而泄矣。顺出是精，逆回即元炁。学者若得真师，先问有无下手诀法，如有此诀，是否采空气，若言非采空气，能还精补我身，体如童体，马阴藏相，阳物不举，方为真道。上言采槃，无念采之，为先天小槃；有念采之，乃是幻丹，无所成功。学者不知丹槃原质，被人引诱，误入旁门，故此节直将金丹槃物、道之真假，分别说明，使学者易于识辨，庶不致认假为真耳。

守善堂玄朕子赵潜虚问曰：师传初功，弟子每日应如何炼，应如何养，乞师示知。

千峰老人答曰：凡点完祖窍，再点，阴阳和合、三花聚顶、四门紧闭、五气朝元完毕，再细细开通周身关窍。非是片言所能说明，惟有这个祖窍真实口诀，细悟各祖师所说自知。

了然禅师曰：一念不生全体献。

了空禅师曰：心中元神能放光，肾中元精能化炁。

彭茂昌仙师曰：神火注于炉中炼，四相和合归正中。

盼蟾子敲蹻老师刘名瑞曰：虚灵乃先天独存。

谭至明（道号来生）老师曰：玄关是炼性，下手是炼命。

家兄赵魁一子元真人曰：一意不生，祖窍点灯；无人无我，性藏炁穴。

余与胞兄赵魁一，自幼年在外访道，四十余年，所得真伪师，三十余位，有性命双修口诀者，俱已列前，自此而下各师祖，留下祖窍口诀，分别列左。

柳华阳曰：本性灵光，不得慧命，不能了道。

伍冲虚守阳真人曰：无相光中常自在。

伍真阳守虚真人曰：如遇至静至虚，不属思索见闻觉知。

曹还阳曰：回光返照，为和合凝集。

李虚庵曰：性者空空，发于正中。

虎皮座张真人曰：此窍非凡窍，乾坤共合成；名为神炁穴，内有坎离精。

张紫阳曰：虚心实腹义俱深，只为虚心要识心。

刘海蟾曰：中央神室本虚闲，自有先天真炁到。

吕纯阳曰：守中绝学方知奥，抱一无言始见佳。

正阳翁曰：要识金丹端的处，未生身处下工夫。

李清庵《中和集》云：两仪肇判分三极，乾以直专坤辟翕，天地中间玄牝门，其动愈出静愈入。

吕祖纯阳文集云：阴阳二物隐中微，只为愚徒自不知；实实认为男女是，真真说作坎离非。

邱祖长春曰：当时一句师边得，默默垂帘仔细看。

马祖丹阳曰：若能常守湾湾窍，神自灵明炁自充。

张三丰祖师曰：真心浩浩无穷极，无限神仙从里出。

赵避尘曰：天下地上安祖窍，日西月东聚先天。

忆余幼年时，在光绪初年，曾得便血之病，祖母带余至千峰山桃园观（又名杏儿庵，其庙距阳坊镇十里），求庙内刘名瑞老师看病。因病痊愈，认为道师，赐名赵大悟。师是南无派，行辈列第二十代。刘名瑞著有《敲蹻洞章》《道源精微》《瀋瀹易考》传留于世。此山距北平六十里，正西北方。兹将南无派根派列后。

二十代师刘真人，上名下瑞，字琇峰，号盼蟾子，又号敲蹻道人，生于道光己亥年戊戌月丙午日，顺天宛平县齐家司桑峪社灵水村人。

十九代祖师甄真人，上有下虚，字智本，号凝阳子，生于嘉庆己卯二十四年四月十三日，山东济南府宿迁县新家集人。

十八代曾祖曾真人，上必下先字静垣，号希精子，生于乾隆辛亥五十六年六月初六日，直隶河间府阜城香河屯人。

十七代高祖高真人，上成下岳，字慧机，号定元子，生于乾隆庚辰二十五年正月十五日，直隶永平府抚宁县人。

十六代老祖邢真人，上功下广，字省三，号翼蟾子，生于雍正己卯年正月初八日，北通州人。

余又于光绪九年，得受天津北门外河北堤头村刘云普老师武术、道法，后至民国七年三月初三日，在千峰山庆乐高贤馆得受闭阳关法诀，我师曰：阅尽丹经千万篇，末后一着无人言，阳关拟闭准长生，佛祖迄今皆单传。

又于光绪十九年，在江北淮安关板闸村小会经堂遇悟蟾老师传授性功观空而不空无他无我之妙法，又至光绪二十一年三月十三日，水路过瓜州金山寺，幸遇了然、了空禅师，致心苦求，诀破周身关窍，三日夜，授余全诀。临别嘱曰：子年三十五岁，无有后裔，尔留下后嗣，得受天命，当传我之法诀，续其命脉，以接度有缘之人。二师曰：余身释教，实在是龙门传留，邱祖龙门派也。

头代祖师赵抱元，上道下坚，前随师云游天下，后修白云观，邱祖亲派当家，并面授性命双修全诀全法，传留龙门四十字派，接续后裔。

二代祖师张碧芝，上德下纯，在白云观当家，得授赵抱元道戒衣钵，暗传性命双修全诀后传。

三代祖师陈冲夷，上通下微，在白云观当家，得授张碧芝道戒衣钵，大修庙工，暗传性命双修全诀后传。

四代祖师周大拙，上玄下朴，在庙当家，师陈冲夷，暗传性命双修全诀真功，自知性命由我，故将本龙门道戒衣钵传授张静定当家，自己入西蜀碧阳洞，修炼了手撒手之法，在洞收弟子张静虚，数年后，师命外出度道。

五代祖师张静虚，奉师命在外度道，因常带虎皮为座，故世人皆称虎皮座张真人，游过数省，看世人全无福德，因此未度一人，后明嘉靖皇帝知张静虚有道，皇帝强请之，张静虚看不是求性命真道之理，故辞退不去，嘉靖帝加罪，发邳州。三年后，至六安州庐江县马神庙，谨度寒儒李虚庵一人，因李是儒家，师赐法名真明，无教开，是六代真字派。

六代祖师李虚庵，安徽省六安州庐江县马神庙人也，是儒门秀士，于万历己卯年，遇师虎皮座张静虚传授性命双修全诀全法，后至壬午年，张师至李虚庵家，师助养道费银五两、六两，不足养道，后至万历丁亥年，南昌县武阳里曹还阳将李师请至家内。曹家二兄与三友，皆得性命双修真功，各友助银六两，还是不足过大关之用，曹与二友，又助银三十两而修成证果。

七代祖师曹还阳，南昌县武阳里人也。曹祖（法名常然），力大家富，于明万历丁亥年，得李虚庵师全诀全法，在家修数年后，有南昌县县令请求真道，曹祖因他是贪官不传，县令大怒辞出，后将曹祖押狱，以撒手闭气法脱离狱难，至县令走后又出世，将全诀传与伍氏弟兄，为龙门第八派。

八代祖师伍守阳、伍守虚，江西省南昌县辟邪里人也，自万历癸巳年遇师曹还阳，至壬子年，才得全诀全法，历二十年内，求真伪师数十位，卖田舍破家计，苦心苦行，而得曹师真诀。著有《天仙正理》《仙佛合宗》等书行于世。后至清乾隆年度柳华阳于禅门。

九代祖师柳华阳，洪都之乡人也，幼而好佛，因入梵宇有悟，常怀方外想，后乃投皖水之双莲寺落发出家，才知我释门无有性命双修真诀。忽发一念，于每夕二鼓五体投地，盟誓虔叩，阅及半载，幸遇龙门八代伍冲虚道师传以全诀真法，赐名太长，又遇壶云老师开通身关窍，临行师嘱曰：佛教双修，今已断灭，子当续其命脉。奉师命，度了然、豁然、会然、李思白（号琼玉），后至嘉庆四年五月，在北京前门外天桥西仁寿寺度了空（清静）全诀全法，为龙门第十代清字派，因是释教，道名多有不知者。

十代祖师了然（清禅）、了空，了然在乾隆年得授全诀，了空在嘉庆四年五月在北京仁寿寺得授全诀。后至金山寺挂单、住持，至光绪二十一年三月十三日，赵避尘由淮安关水路过金山寺，遇二位禅师得授全诀，赐名上一下子，为龙门十一派。

十一代赵避尘，上一下子，至民国九年五月，了空师赐天命，又蒙众位老师公推千峰衍派，胞兄赵魁一，为开荒师；加字，赵顺一子，为普度师；苑清姑，为帮衬师。

又光绪二十年，在淮安关清江浦，江淮四舟上遇师朱宝祥住淮关税楼后。

光绪二十四年十月二十四日，在北京三官庙内，得广四爷真理。

又于光绪三十二年，遇大连湾小平岛彭茂昌老师传授采蘂法诀、性功回光返照之法。

又于民国九年三月在北京文昌阁受谭至明老师诀法，传金山派，赐名赵一子。

又是年五月，了空师法驾至京北平西府镇盐店，赐天命，使余普度，诀破关窍，火速行道，余深知胞兄度人之艰难，故在家不出度，身受天谴，以作口保，致出人命，受狱刑，九位问官会审，余遂九日不食，因此得释。及至民国十七年，仍不出度，复受狱刑，在狱始行发愿：出狱之期，即我度道结缘之期。四月初间出狱，十七日出度北平，度弟子八百余人，传千峰先天派金仙大道，留传四十字如下：

玄妙先天道　自然性体空　悟真圆光献　慧命上昆仑

金丹乾坤大　礼义善养功　虚灵清静意　留名万古春

初度涿县慈善堂开荒师吴文焕（玄阳子），度师帮衬谢玉顺（玄升子）。

二度北平西直门外本善堂开荒师徐秀峰（玄正子），度师李显（玄逢子）帮衬。

三度北平西单牌楼乐善坤堂开荒师刘葛仲芳（玄润姑）。

四度北平平则门普善堂开荒师徐忠山（玄法子）。

五度昌平县城东南二十五里留芳卷村修善堂开荒师戴文宣（玄举子）。

六度北平北新桥至善堂开荒师马元良（玄诚子）。

七度河北省大名府南乐县城南楼家营村从善堂开荒师李从贤（玄从子）。

八度北平南横街路善堂开荒师万庆华（玄路子）。

九度北平后门外守善堂开荒师赵潜虚（玄朕子）。

十度北平香厂悟善堂开荒师李国升（玄先子），度师徐庆森（玄今子）。

十一度天津河北三马路东兴里宏善堂开荒师朱锡堂（玄宏子），度师孙骏昌（玄仁子），帮衬樊氏（玄清姑）、金氏（玄静姑）。

十二度天津德国界牛庄路门十三号乾善堂胡志忠（玄乾子）。

十三度平南长辛店街积善堂开荒师梁珍（玄拂子）。度师。

十四度丰台孙家庄一善堂孙照元（玄请子）。

十五度北平西城中沈篦子胡同宁善堂开荒师张执中（玄宁子）。

十六度季辅臣（玄信子），住河北满城县两渔村，开荒师。

此十六位开荒师，皆得全诀全法，与丹经道书，无不相符。余受诸位老师全诀，通传十六位大弟子接度。

使天下人人得有性命双修之分，有所皈依，不致再误入歧途，自此十六位以下，有得天命全诀者，逐一列后，但未得天命者，不许其传，庶免有误后学。

十七度博善堂玄道子汪维振，外度师玄谭子刘子元、玄妙子孙金昆、玄通子唐凤连、玄清子阿山。

十八度心善堂玄极子王玉琼，住平谷县后罗庄人。

十九度法善堂玄盛子许其和，住平谷县城内人。

二十度宝善堂玄法子阎月亭，理门领众。

二十一度同善堂玄德子谢德新，理门领众。

二十二度忠善堂玄摘子葛永春，天津陈家沟人。

二十三度明善堂玄功子龙占鳌。

二十四度孝善堂玄虚子李文龙，住阡儿胡同庙内。

二十五度灵善堂玄致子扈大中，住铁匠胡同。

二十六度提善堂玄宴子谢福仙，住通县马驹桥镇。

二十七度武善堂玄礼子孙锡堃、玄敬子曲礼和、玄微子杨灌楚、妙静子田洪。

二十八度瑞善堂玄瑞子郑瑞生、玄贤姑王淑贤。

二十九度正善堂玄一子王克宽，四川成都人。

三十度润善堂玄培子杨培兰，住山西文水县人。

三十一度思善堂玄睿子郝睿，住山西浑源县人。

三十二度童女众善堂玄湘子果仲莲、妙清姑果葵英、玄素姑余素霞、妙筠姑果文英。

三十三度广善堂玄浩子雷振声。

第二口诀玉鼎金炉

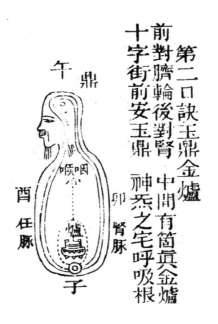

前对脐轮后对肾　中间有个真金炉
十字街前安玉鼎　神炁之宅呼吸根

　　玉鼎者，正在两耳尖上之中心、方寸玉枕之中心，是元神室也；金炉者，正在肾前脐后、两胯上之中心，此是真金炉也。此炉是真炁穴，《黄庭经》云"上有黄庭下关元，前有幽阙后命门"是也。此窍是存神养炁之所妙处，将祖炁藏在窍内，若藏非藏，若无非无，心意不可胡思乱想，呼吸之气随意出入而为正工。

　　玉鼎，正在大脑中心，内藏一胞，为先天真性所居之处，即元神室也，两边各有一管，联于眼珠，复下通心，故曰：性者心也，发于二目，又曰鼎内存性，鼎原无鼎，真炁发时，与性合一，方为玉鼎之名；又曰脐下一寸三分前七后三正中心处曰真炁穴，所指前对脐轮后对肾，上有黄庭下关元，中空之一穴，又名金炉，炉内存命，故曰：命者精也，发于淫根，炉原无炉，精生炁发则为炉。血液至此管变化为阴精，亦即生精之所也。盖人食五谷百味，先入食道，过横膈膜，至胃之贲门，始到胃中混合，胃之消化力，因胃壁感受脾之振动而成，而脾得呼吸之气，致有伸缩功能，故食物因之糜烂成粥，出幽门，到十二指肠，内有括约筋，移动收缩则闭，缓张则开，名为共同管，上有吸收津液小管，向上复分为两管，名曰经胸管，入大动脉大静脉，气血流入经脉，循环周身，周而复始，血行脉中，气行脉外，即动静二语默之际，毫无一息停留。舌根下，有两管，左为金井，右为石泉，口中津液皆由此生，吞入任脉，落于丹田，立化成阴精，此吞津液法，求师口传，否则必入食道，经大小肠出二便无所用矣。

悟善堂玄先子李国升问曰：师言吞津液法，弟子不明，乞师示知。

千峰老人答曰：得此吞法，乃是造精捷径路耳，以舌顶上颚，舌根两穴，较他时生出津液，速而且多，待至口不能容，气管正要喷出，斯时引颈而吞，必入任脉，下至真炁穴，渐化为阴精阳精，精足则气足，气足则神旺，身体焉有不强健之理。未经师传，津液吞下，先入胃中，再入左心房，方能化血出心脏，经由大动大静两脉，血液周流全身，始入任脉管，血色渐化灰白，而有粘性，俗名淫水，若容其在此，时时作怪，扰乱心君，自古至今，男女受斯害者多矣。此管若发胀，妇女易失贞节，男子荒淫纵欲，置生死于度外者，比比皆然。

外肾一举，名为活子时到，须要无念采取。而采取法复有老年、少年、童真之别，以童真本元体，毫无亏损，如将其圆陀陀光灼灼之慧命，收归中宫，时时惺悟，刻刻觉照，护持十月，即可大槃过关，养成仙体再得出胎口诀，将道胎引出，亲为佛子，谓之顿法。余受师传后，若遇童真，非得留后再传，无使人绝其后嗣也。中年以下手法使其补足从前亏耗之精，精气神充足，慧光自现，马阴藏相，即可大槃过关，谓之渐法。如遇年迈之人，已过六十四岁者，身中真阳不生，当以添油接命法。得此真诀，淫根一萌，外肾必举，立即凝心以宰之，吸呼而吹之，顷刻之间，淫根缩回矣。或问曰：外肾久日不举，若再不肯修炼，当如之何？余应之曰：不举乃是无精之征，精不生则炁不生，真炁不存，则死期将至矣。

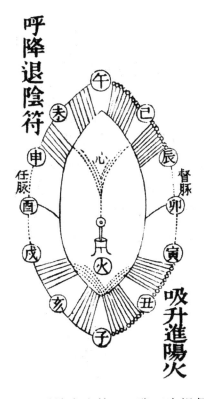

呼降退陰符

吸升進陽火

（图中文字：午 未 巳 申 辰 任脉 心 督脉 酉 卯 戌 火 寅 亥 丑 子）

宏善堂朱锡堂问曰：如法而行，阳仍不回，当以何法继之，求师示之。

千峰老人答曰：既行前法阳不缩回，另用文武火，心意注定生死窍，淫根一缩，然后吸呼气从尾闾关一提，升到顶心，一降落于丹田，急促谓之武火，微微谓之文火，务要息息归根，片时真阳必缩回。我胞兄魁一子曰：一阳才动吸呼转，收归我有养真灵。柳祖师曰：得来暂试从头看，一刻工夫果自喜。

天津宏善堂玄仁子孙骏昌问曰：丹经云，人虽八十九十之岁，得遇真师，亦能还丹，年逾六十四岁，纯阴无阳，精既不生，以数十年精气亏耗殆尽，复能补足其身如十六岁童体，必别有妙法，使精复生，叩求我师逐细启示。

千峰老人答曰：张三丰祖师云：年迈之人，真情不动，可用敲竹斗龟法唤之，及将真阳唤起，速接真炁，非口鼻呼吸气，乃人之元炁，而人之生死，实赖此祖炁存亡以为断，身内有此炁，即有精则得生，失此炁精源竭则必死，参看上列炼接先天真一之炁图，尤觉明了。既唤起后，用意向上吸气，送到炉下，九吸自子至丑，阳不缩回，再九吸自子至寅，不缩如前，一点到卯，少停下降归炉，又九吸自子至卯，少停复升至辰，不缩如前，又九吸自子至卯少停，复升至巳，下降归炉，计吸四九，合成三十六，为进阳火。若吸至此，外肾仍不缩回，急速采药接炁，以补其亏损，然后复一吸自子至卯少停，再升至午，先升不用意，后降须用意，再少停一呼用意下降到未，六降归炉，如前一吸自子至午，一呼用意下降到申，六降归炉，复如前法，一吸自子至午，一呼下降至酉，少停为沐浴，再降到戌，六降归炉，仍如前一吸自子至午，一呼至酉再至子，六降为止，如此二十四降，为退阴符。淫根催动炉内真火。盖此火善化五谷百味之精，变为阴精，身体恃此以强壮，精神因之而倍增，延寿保命，意中之事。常秉此副精神，安能有不享天年之理。师祖柳华阳曰：且此一情字，自汉明帝到今注者纷纷，苟不得慧命之法，便谓之春情，识者见之，无不笑也。此情乃是生人成佛之情，六祖坛经曰：淫性即是佛性。只此一言，泄尽万古之密机矣。又曰：有情来下种，无情果不生。无论老年中年之人，不得此情，则不能修焉。如得真情，将心中真性下降于真命之处，谓之和合凝集之法。龙牙禅师曰：人情浓厚道情微，道用人情世岂知。空有人情无道用，人情能得几多时。汝细思之可也。

博善堂玄道子问曰：师言和合凝集之法，弟子不知，叩师明而泄之。

千峰老人答曰：和者心中阴气能和肾中阳气，阴气得阳气，则有安心立命之所，合者肾中阳气，承受心中阴气，则自敛收坚固其体，凝者是凝神之法，二目和合归并一处，集者下照坤脐，肾中真命，自然集合一处，此即性命双修养神养气之法。余昔年得众位老师口诀，始知各门只是吃斋念佛、印书放生，不过哄弄世界钱财，决无真法授人，使身体日臻康强。且传道者，犹不知性命为何物，疾病丛生，自顾不暇，自误之罪固能宽，而误人之罪实不能逃。丹经道书，种类实多，率皆藏头露尾蔽母言子，惟我门师祖柳华阳著《慧命经》《金仙证论》内文明泄于世。余既得天命，不避天谴，将师所传口诀，笔之于书，愿同志者得而证之，庶免后世圣真堕入旁门歧途矣。前文言如能和合凝集已久，忽然下身融和，真阳升起，使气意自尾闾关一吸，升到头顶，一呼降到真炁穴，谓之法轮一转，为采取烹炼，永是意同吸呼转，外肾自缩回，复观炁穴，久则由炁穴升出慧光是这个〇，乃是汝身之精气神充满，自然发生者也。原此〇即太极也，父母因一念，而有我身，未有此身，先有此〇，则性命实寓其中，在母腹时双手抱耳，目并膝曲，口鼻无有呼吸，全以母之呼吸为呼吸，母之性命为性命，不吃食物，日渐生长，惟此脐带联于母腹，十月气满胎圆，直与瓜熟蒂落无异，而降生之期至矣。既落生后，身软如绵，其象属坤，脐带一剪，先天祖气立断，迫不得已，团的一声，后天之气，遂由口鼻进入，从兹两眼分开，舌亦不接任督二脉，性带气上移于心，命带气下入于肾，相距八寸四分，元神失位，识神主事，自少而壮，壮而老，老而呜呼，性命不能合一。每三十二个月，生六十四铢元炁。自一岁起，至两岁零八个月，生乎一阳，长元炁六十四铢，为地雷复卦☷☳，至五岁零四个月，生乎二阳，又长元炁六十四铢，为地泽临☷☱，至八岁，生乎三阳，又长元炁六十四铢，为地天泰☷☰，至十岁零八个月，生乎四阳，又长元炁六十四铢，为雷天大壮☱，至十三岁零四个月，生乎五阳，又长元炁六十四铢，为泽天夬☱，至十六岁，生乎六阳，又长元炁六十四铢，体变纯阳为乾卦☰。天地正气三百六十铢，连同父母祖炁二十四铢，计共三百八十四铢，正合一斤之数，夺得三百八十四铢元炁则生。及至十六岁，以识神主事，知识渐开，而火上炎，性为心役，脑内终日盘旋七情六欲，名绳利锁，机诈日深，钩心斗角，层出不穷，不知实伤天真，内劳其心，外劳其力，心力已经受伤，而其性遂有来有去，其寿暗损，关窍既开，天真已凿，无有不泄之理，而水下流，酒色博荒，复旦旦而伐之，精耗炁亏，故入生死之途，自此而后，阳炁渐消，阴炁渐长，以成人道。由十六岁起，每历九十六个月，则生一阴，至二十四岁，生乎一阴，不知葆真，耗元炁六十四铢，为天风姤☴。至三十二岁，生乎二阴，以妄为常，无所避忌，又耗元炁六十四铢，为天山遁☶。至四十岁，生乎三阴，全不修省，任意而行，又耗元炁六十四铢，为天地否☷。至四十八岁，生乎四阴，仍然恃强好胜，肾炁渐竭，发须苍白，又耗元炁六十四铢，为风地观☴。至五十六岁，生乎五阴，心迷色声之场，身堕名利之境，肝气渐衰，眼昏多忘，甚至于筋痿疲倦，仍不醒悟，又耗元炁六十四铢，为山地剥☶。至六十四岁，生乎六阴，斯时不悟真常，醉生梦死，发白气短，容槁形枯，又耗元炁六十四铢，复为坤卦☷，不能生精保身，将三百八十四铢元炁、正炁耗尽，而无常至矣。八十岁人尚多，何以不死，仰仗后天米谷之精，以培补后天之精气，或因生平操持得法，身体强弱之不同，故不能概而论之。年已老，精炁未竭，亦可享其天年，若有志修道，求明师指示丹药还元法，衣破布补，桌补木补，人之元体破，则以精补之。按照头卷守祖窍法，静极而动，真情一到，即活子时，下手采取，以精补体，即得长生。采补百日，得元炁六十四铢，一阳返回身体，乾坤自复姤而来，阴极则阳生，由坤☷变为地雷复☳，一阳生也，此即添油接命之法，光明如来佛曰：老僧会接无根树，能续无油海底灯。加功进步，一意前追，又采补百日，又添元炁六十四铢，由复变为地泽临☱，二阳生也，身体健壮，百病全消。再如前积极进功百日，又添元炁六十四铢，由临变为地天泰☰，三阳生也，三阳开泰，万窍同春，功夫至此，步履轻快，目明耳聪。仍继续进功百日，又补元炁六十四铢，由泰变为雷天大壮☰，四阳生也，此时身体，如巨富之家，无处不有金玉，肌肤光润，发白返黑。再如前进功百日，又补元炁六十四铢，由大壮变为泽天夬☱，五阳生也，精神百倍，齿落重生。愈加精勤，再进百日之功，又增元炁六十四铢，由夬变为乾☰，此六阳生也，夺得天地日月精华，周身如同童子纯阳之元体，似这个〇，复成为太极。真阳之炁，与真性和而为一，才生出此慧光〇，亦即鼎中真性，炉中真命之光也，学者当细悟之。

涿县玄华子吴月坡问曰：师言上性下命，和合归一，才见慧光，今有炼一二年，不见此光，弟子蒙昧，不知何故，乞师启示。

千峰老人答曰：炼一二年之久，不见慧光，可谓此人平日用工，毫无精勤之处，而又不肯积德，工勤德厚者，百日内外，丹苗足可发现。仍有其人，每经用功，念虑丛生，一切邪魔幻境，全入心头，而熟境难忘，历历如在目前，无他，德薄之过耳。炼道之人，亟应广修己德，多行好事，犹恐躬之不逮。丹经云：放下屠刀，立地成佛，由于心变善念，嗣后每兴一念，务要善心发动，悔过自新，以笃行其志，久则心定性灵，真慧光现矣。苟不肯立德，反生邪淫之念，便行采战法，误认炼丹无上秘术，徒自损身丧德，安能久住于世，且天上绝无漏身之仙佛，亦无无德之圣真，祖上既无余荫享受，而己身复不自求造福，纵有诀法，而欲修证，岂可得乎？

天津牛庄路乾善堂玄乾子胡志忠问曰：各丹经云：男女行采战之法，乾身可以长生，能成佛祖，弟子想坤身内竟是后天有形脏血，如何有长生宝物，若果身内有此宝物，天下坤生，尽成仙也，讵肯使男子盗去？行采战，实男子愚甚，未必能采去，自先受损，似此暗昧，不啻饮鸩止渴，终不醒悟，变本加厉，恐性命有不保之虞，跪请恩师赐教。

千峰老人答曰：从古至今，莫有好色之神仙，志士岂可不细究查哉。智人不仅识其真伪，立能辨其邪正，终日去妄存诚，参悟大道，诵阅丹经，复行访求明师，以印证秘密真诀。愚夫则不然，最喜旁门小术，既不讲求丹书，又不明辨真伪，而专信方士愚弄，指炉鼎在女身，片面之谈，初学浅见，盲从瞎炼，受害实深，欲明真道诀法，确与各丹经所载诀法无讹，始认为真，实汝身内自有阴阳，合而为一，非假外求者也。是故师祖柳华阳曰：智者得师而明，愚者被师而误，皆因不悟群书简易之妙，而竟失于正理矣。丹经又曰：生我之门死我户，几个醒来几个悟。半夜铁汉自思量，长生不死由人做。此言世人，每因好色亡身，多不醒悟，观此可知御女养生之说，信非真理，如有人焉，信而好之，徒自损身丧德，误却自己性命而已。

积善堂玄拂子梁珍问曰：师言二步，有童真、中年、老年之分别炼法，此三口诀，生得真精，应以何法能知何为真精邪精，乞师明白示知。

千峰老人答曰：首步功夫，用真意守窍，静极慧光自然发现，久之真阳自举，乃是无念自举，当以心空无我，洗心涤虑，凝神入炁穴，是为火入水中，肾水得神火之炁，化为真炁，急速下手采取真精。若不知静中无念阳生采取，想起邪淫之念，必变为后天邪精，不可采取。速起口鼻吸呼气，将阳提回，此是采自己空气，不可下手采取真阳之精，学者于此，当自留意，今之后，凡同志修道者，及我门诸弟子，若用有念采，绝不能结得金丹，非师之过也，尔其慎之。

余胞兄魁一子曰：五谷化精性命分，上要八两下半斤。

谭至明老师曰：头正中是性，丹田中是命。

刘云普老师曰：真性生出于乾中，真命产发在坤位。

刘名瑞敲蹻老师曰：五谷之气化卫荣，性命全由气血生。

彭茂昌老师曰：顶者曰鼎炼真性，田者曰炉生真命。

了空禅师曰：督升任降成鼎炉，煅炼五谷化精炁。

了然禅师曰：火逼金行颠倒转，化谷结丹养性命。

柳华阳师祖曰：和合凝集转法轮 吸呼熏炼性命存。

伍冲虚祖师云：烹炼铅汞于鼎炉，炼精炼神根本地。

曹还阳祖师云：返观凝神入炁穴，炼精百日黄芽生。

李虚庵祖师云：尔知身中本有者，乾坤鼎炉在正中。

虎皮张静虚祖师云：先取白金为鼎炉，炼炁化神是性功。

主敬道人云：未发之前心是性，已发之后性是心；心性源头参不透，空从往迹费搜寻。

白玉蟾真人云：性之根，命之蒂，同出异名分两类；合归一处结成丹，还为元始先天炁。

顺一子曰：有人若问玄关地，八万四千正中生；出离目前空中定，知者便是道中人。

第三口诀开通八脉

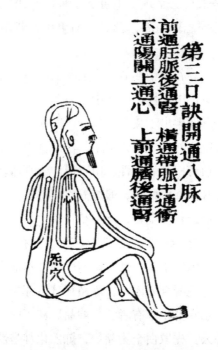

第三口訣開通八脉
前通任脉後通腎　横通帶脉中通衝
下通陽關上通心　上前通臍後通腎

前通任脉后通肾　　横通带脉中通冲
下通阳关上通心　　上前通脐后通肾

一吸由生死窍后督脉上顶，与任脉接连；二呼由前任脉降至生死窍；三吸由生死窍上带脉分开双至后腰眼，双上两背尖定住；四呼由两背尖双走两肘外为阳腧，走中指至两手心定住；五吸由两手心阴腧脉双回至两胸前定住；六呼由两胸前双降至带脉归一处，回生死窍；七吸由生死窍上升至心下一寸二分定住，为冲脉，不可过心；八呼由心下降至生死窍，双走两腿外，为阳跷，至涌泉穴定住；九吸由涌泉穴回两腿内，为阴跷，双上至真炁穴，十呼由真炁穴降至生死窍定住。

初学之人，乍一参禅打坐，腰腿不能运动，四肢百脉，易于壅塞，气血不通，何处血脉不畅流，忽感麻木痛苦，此诀专为血液流通，而手脚麻木，立即消失。然八脉有通精八脉，有通气八脉。先论通精八脉：吾人身中八脉之总根为生死窍，后通尾闾，上夹脊到玉枕，进脑髓入泥丸宫，为督脉。自大脑中心之延髓管，下行一管，名曰玄膺穴，穴内有一小岔，通上颚骨，真炁易由此漏，下对气嗓管，名曰十二重楼，过肺脏动脉管，下通右心血房，至隔膜下肝根之管，名为绛宫，在心下一寸二分，周围有碎脂油环绕，下至炁穴，再下至睾丸宫，回至生死窍，为任脉。又谓督脉在脊外，而任脉止于上下唇者，此是俗医之妄论，安知仙家所言任督之理，金丹神炁之玄妙。余曾亲自行过千有余次，以为证验。又在医院，以解剖方法，用爱克斯光镜，亲自考证之，决非欺人之语，完全毕真，且与各生理卫生书籍，无不符合。横通带脉上通心，下通阳关前通脐，上后通肾中通冲，此是生精、化精、走精、炼精之八脉，此脉一结不能化精，人由此而老矣，比如灯内无油准灭，人身无精必死，速访明师指点生精、化精之法，以求却病延年。任尔持斋印书，修桥铺路，斋僧修庙，固然做些福德，试问与汝性命有何关系，不待问而自明矣。夫仙佛著书传世，分明不能误人，实有保命之口诀。

玄法子阎月亭问曰：师言生精、化精、走精、炼精，求师分别指示。

千峰老人答曰：生精之法，年迈之人，已过六十四岁者，通身属阴，不能生精，可按第二卷生精接气法炼之；化精者，由尾闾往上升，过夹脊，经玉枕，到泥丸，再降下，由玄膺过重楼，到绛宫、真炁穴，名为一周天，如此数次可矣；倘是走精，按照第十卷法诀，夜内不能遗泄；炼精第六卷进阳火退阴符法，则阳精皆化为元炁。以上四法，须当格外注意，方能融会贯通，而性命之学，思过半矣。

玄清子孙照元问曰：弟子参禅之时，腿脚麻木如前，叩求逐一赐教。

千峰老人答曰：人身通气，八脉总根在生死窍，上通泥丸，下通涌泉，真气聚散，皆以此窍为转移，血脉周流，全身贯通，和气上朝，阳长阴消，水中火发，雪里花开，天根月窟闲来往，三十六宫都是春。乃是生炁之根，百姓日用而不知者此也。男子若此管一断，咽声立显其无底气，言与女子声音无稍差异，心内不能自立，做事无准宗旨，与前清内宦相似。实吾人壮胆发威英雄之地，非仅为采絷之处，而人之胆量，尚武精神，思想准确，气色润泽，容颜返少，身体日臻强壮，无不恃此发泄功能，气血流畅，百病亦无由而生，为全身通气宝地。故每日清晨早起先行八脉之气，闭口鼻气，心意先由生死窍起，一吸由尾闾关升到头中为督脉，二呼由前任脉降至生死窍，三吸由生死窍上升至炁穴为带脉，双分开至背后双腰眼双上双膀窝定住，四呼由两膀窝双走两肘外为阳腧脉，走中指至手心定住，五吸由两手心走阴腧脉双回至胸前定住，六呼由两胸前双降至带脉，合归一处回生死窍，七吸由生死窍直升至绛宫定住为冲脉，不可过心，八呼由心下降至生死窍分开，双走两腿外，为阳跷脉，过脚趾到足心为涌泉穴定住，九吸从涌泉穴双回两腿内为阴跷脉，过生死窍上至真炁穴定住，十呼由真炁穴降至生死窍定住。此八部脉须以气血通之，以能驱逐一身百窍之阴邪，阴气不除，为结丹之障碍。以上法诀，逐日行持，果觉脉中有气蠕动，乃是畅通预兆，若不通此八脉，而邪气即不驱除，则无法采药，纵采之亦无结丹希望，阅者其勿忽焉。

玄宁子张执中问曰：师言走气八脉，弟子打坐时间聊长，两腿麻木不能持久，使用何法两腿解除麻木，乞师传之。

千峰老人答曰：初打坐时，腿脚麻木，平日不惯于久坐，静坐时间每欲延长，辄痛楚难忍，是尔腿之内外气血管，因受压力而闭塞，气血见阻不得畅流，麻木立生，斯时尔可闭口鼻，脚尖向上一扬，脚跟向下一蹬，遂吸气，心意由涌泉双上阴跷脉至炁穴，又呼气，心意由炁穴双走阳跷脉至涌泉为止，如此数回，麻木自无矣，勿使他人看出最佳。

满城县信善堂玄信子季拂尘问曰：师言真炁穴在丹田前七后三正中，据解剖各书，皆云吸呼真气由肺吸进氧气，呼出炭气，氧气助身康强，炭气极易杀人，凡人自缢溺水及受煤毒死者，此是氧气不接，炭气混行，以致毒攻百髓，唇舌瘀黑，吸呼气一无，新陈代谢之机立停，则人死矣。今言吸呼气，心意由生死窍发，不知根据何种理，乞师明白示知。

千峰老人答曰：气由口鼻出入者，均是后天吸呼气也，解剖学各书，率皆有形有像理论，语言之气赖于口鼻出入，至于生死，莫不恃此口鼻吸呼气，有之则生，无之则死，又云小孩在衣胞时肺小肝大，不能吸呼天地之气其血运行通身骨肉生长，无有吸呼气，此是有形有象真理，千百年后必有发明内里无形之吸呼真理，以其肚里自能后升前降，母呼随母呼，母吸随母吸，此小儿在母腹一呼一吸之真炁情状。昔日我胞兄魁一子曰：小孩在母腹口鼻不开，吸呼气不与母相通，因胎胞内之小孩口鼻不与母通，惟此脐带，与小孩肚脐相连，脐下一寸三分与赤血管相连，上通肝根，肝根通心下紫血管两枝相连，向下通外肾，及降生后，脐带剪断，性命从此分开，性归心发于二目，命归肾发于淫根。我师了空曰：小孩在母腹时，两眼和合归并，舌接任督二脉，先天祖炁在任督二脉后升前降，轮转周流，一身气血全通，此任脉管中心，与脐带相连，脐带又与衣胞相连，衣胞盘与母子宫内胚珠胞外丝毛粘连，子宫内膜丝毛渐变为血管，半为孕妇血管，半为胎儿血管，渗泄精液以养之，脐带通肚脐内，上通肝根，名为绛宫，再向上通心，脐带下通内肾之根，名为真炁穴，降生之后，团的一声，呱呱哭啼，而天地之正气，由口鼻入肺，未几时剪断脐带，祖炁不能自转，性命立即分开，任脉从此亦断，后天用事。性者心也，发于二目，每日两眼尽找酒色财气，向上所耗；命者肾也，夜晚向下所耗，不肯清心寡欲，复又旦旦而伐之。人之真精，尽为耗空，自己生命不保，续命乏术，空来一世，银钱百宝，换买不回，父母妻子，不能留住。《回光集》云：千年铁树开花易，一失人身再复难。趁此身在世，速访明师，求指性命双修真功，将剪断任脉接上，性命和合归一，返到父母未生前，圆圆陀陀金光献，方保性命长久住。如释教迦叶，住世七百年后，遇世尊佛传过关之法，而成二祖；如宝掌和尚，住世一千七百十二年，后遇达摩传过关之法，方得超脱。此皆得舍利，未明道胎，故住于世。且昔年大藏之教分权法、实法、无为法、有为法，而性命双修之道，即在其中矣。现今佛教用的是权法，受戒、念经、禅坐为修持，生前心想成佛作祖，死后实入地狱之门，实法无有传者。佛教亦有修真者，顿觉心地光明，豁然开悟，累劫长修，证果一时，本佛门尚有教外别传另通消息，须习性命双修之法，寻求当年佛祖有无保命之功，辨其真伪。五祖不传首座神秀，私传侍者慧能为六祖，留下《坛经》，性命双修真功载在经文，有凭有据，又《宝积经》亦有炼性命之法，其祖师密语下手断淫之法，名为慧命漏尽马阴真口诀，能断三淫，此为真法。不能断之，即是旁门，学者于此不可不细察，勿重外观，虽吐露言词，尽合丹经道书，不肯求师指点，专喜强猜，自信之心过坚，鲜不为至拙之人，如得真师口诀，疑是之病俱去，再博览群书，明了如指掌，无不通晓，尽其奥妙，故曰得诀归来好看书。千峰老人曰：余今绘图解明，愿同志者概而证之，庶可免堕入旁门外道，得病夭死。今而后，明真诀者，方知此诀是开通八脉，使身体气血循环周流，减除无限痛苦，灾病亦无由发生，学者当按后列各图炼之，定能却病延生。

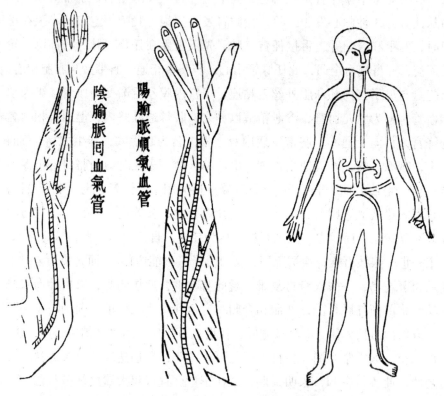

陰腧脈间血氣管

陽腧脈顺氣血管

人之灵性全在脑，小脑主运动敏捷，大脑主精神记忆，中脑主性命真朵。延髓形如两柱并立，而中相连，左右分派脑朵筋通周身，故手脚身有麻木，急用心意气通之，气血通，麻木自无矣。

管血順脈蹻陽　管血回脈蹻陰

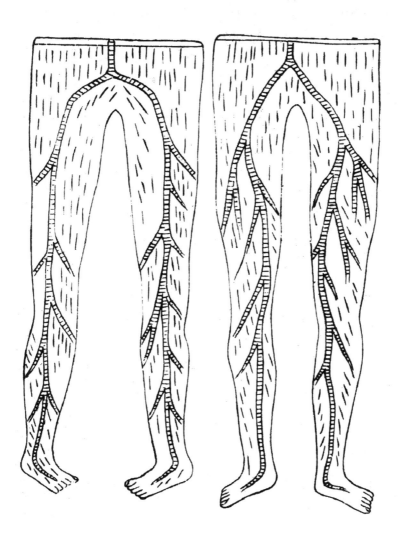

性命法诀明指

胞长兄魁一子曰：八脉开通却病无，全凭心意用功夫。

刘云普老师曰：保命立身是任督，却病延年通腧跷。

彭茂昌老师曰：任督二脉通周身，后升前降转法轮。

刘名瑞老师曰：尻督一开通属阳，法轮常转身体康。

谭至明老师曰：通精气神是任督，行气血是气血管。

了空老师曰：走精走气八脉分，阴阳腧跷仔细行。

了然老师曰：师授之后亲自用，八脉一开阳气升。

柳华阳祖师云：亲自在脉中行过，数百回方得成就。

伍冲虚祖师云：用后天之真吸呼，寻找真人吸呼处。

第四口诀采外药诀

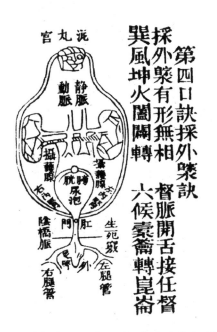

第四口诀採外藥訣

採外藥有形無相　督脈開舌接任督
巽風坤火闔闢轉　六候橐籥轉崑崙

采外药有形无相　督脉开舌接任督
巽风坤火阖辟转　六候橐籥转昆仑

　　此诀是各丹经、卫生道书云是下手之法。精顺出者是元精，能生人；逆回者是元炁，能生丹。正在中间颠倒颠，可不是采空气，炼的是真阳之精，将身补足可延年益寿，才和真卫生道理。《金仙证论》曰：人有其精则生，人身无精则死，精者即性命之根源。余自得诀亲自在任督二脉中行过数百回，今身体强壮，才知此诀是宝也。然而此图一出，假道学则无容身之地。

　　嗟呼，人身如无根之树，惟凭气息以为根株，百岁光阴，如梦相似，出息不保入息，今朝不保来朝，虚度岁时，忽已老死，百骸溃散，四大分离，神室魂迷，散坠诸趣，不知来世，又得何身，生死轮回，劫劫不息，迷不知悟，懒不知勤，而今既到宝山，切莫去时空手，至老依前病死，枉在人间一遭，各宜勉力，下决断功夫，从今以后，一意无他，眼不外视，耳不外听，节饮食，省睡眠，绝谈笑，息思虑，莫求安适，莫分美恶，如蝉饮露，体自清新，如龟吸日，寿乃延长，朝收暮炼，日采时烹，苟不如是修行，则是无有福分。是故金仙之道，莫先于炼心，七情不动，五贼不乱，六根大定，精难动摇，方可从事。五贼者，即眼、耳、鼻、舌、身，为天之五贼。天之五贼不谨于内，则内之五贼蜂起；世之五贼不除于外，则天之五贼豺生。是以眼见色，则爱起而贼精；耳听声，则欲起而摇精；鼻闻香，则贪起而耗精；口尝味，则嗜起而走精；身意遇触，则痴起而损精。五者日夜戕贼于身，其精能有几何，精去而神以随之，身于是丧矣。修行人以身为国，以精为民，精不动摇谓之民安，神气充足谓之国富，以求丹为战敌，必如此，然后可以战胜，而得先天之炁矣。

玄空子倪宝鳞问曰：何为筑基，何为炼己，乞师示知。

千峰老人答曰：在未筑基之先，元神逐境外驰，元炁散，元精败，而基坏，必用三宝合炼，精补其精，气补其气，神补其神，三者合一则基成矣，基成而人仙之果证矣。为出欲界升色界之基者以此，为十月神定之基者以此，而九十月不昏睡者有此基也，十月不饮食者有此基也，不寒暑者有此基也，神不外驰得大定者有此基也。炼气而气即定，历百千万劫，而绝无呼吸之一息。炼神而神即虚，历百千万劫，而不昏迷一睡，亦不散乱一驰。与天地同其寿量者基此，与仙圣齐其神通者基此。所谓阳神之有基，由于阳精之无漏，名曰漏尽通，金丹成矣，此为筑基之功大矣哉。

三寶圖

上元 無色界
陰盡陽純
炼神還虛
○ 無為

中元 色界
炼炁化神
有無交入
乾坤闔闢
◉ 陽盛而陰漸除

下元 慾界
炼精化炁
取坎填離
⊕ 炼此陰中陽

千峰养生集萃

身、心、意谓之三家，精、气、神谓之三宝，又谓之三元。以身、心、意为主，以精、气、神为用，三元合一而丹成。摄三归一在于虚静，虚其心则神与性合，静其身则精与情寂，意大定则三元混一。情合性，谓之金木并；精合神，谓之水火交；意大定，谓之五行全。然而精化为炁者，由身之不动也；炁化为神者，由心之不动也；神化为虚者，由意之不动也。心若不动，则东三南二同成五也；身若不动，则北一西四共之也；意若不动，则戊己还从生数五也；身、心、意俱不动，所以三家相见结婴儿。

一炁初判而列二仪，二仪定位而分五行，五行异地，而各守一方。故金得土则生，木得土则旺，水得土则止，火得土则息。惟圣人知回机之道，得还元之理，于是攒五簇四会三合二而归一也。盖身不动则精固而水朝元，心不动则气固而火朝元，真性寂则魂藏而木朝元，妄情忘则魄伏而金朝元，四大安和则意定而土朝元，此谓五气朝元皆至于顶，即三宝合一为炼己也。

妙 合 圖

神（南火氣）

魂（東木性）　　中土意　　魄情（西金）

精（北水身）

玄功子龙占鳌问曰：弟子看《慧命经》《金仙论证》，言"勒阳关调外药，调到药产神知"，又师祖李虚庵曰"忙里偷闲调外药"，又汉钟离云"勒阳关即此也"，又冲虚子曰"调到真觉则得真炁"。弟子不知勒法调法，叩求老师传我。

千峰老人答曰：太上有言，贵以贱为本，高以下为基。后天滋补，贱下之道也。贱也者，师所谓说着丑也；下也者，师所谓下而取也。又《性命圭旨》云：神仙不肯分明说，说得分明笑杀人。又丹经云：性命根，生死窍，说的丑，行的妙，惹的徒儿嘎嘎笑。夫勒阳关即是调外药，如石匠勒碑刻铭，手使钻子将碑字来回刻深，碑之石面渐渐磨下来，勒阳关与勒碑一理也。精若不调，则元炁不生，何时能采小药，补还我的亏欠之精，尔当细心悟之。及至调到药产神知，精炁要撞出之时，身微斜卧，中指点住生死窍，精来多少度，收回多少度，该精正在生死窍中分开，顺出阳关是阳精，能生人，逆回督脉是元炁，能作丹。《金仙证论》第二卷曰：精为万物之美，人身内有精则生，人身内无精则死。所以精者即是养性命之根源。世人从前不知修炼，因其精已然耗枯，必得炼补精法以补之，又名还精补脑，故汉钟离祖师云：晚年修持，先论救护命宝。光明如来佛曰：老僧会接无根树，能续无油海底灯。我胞兄魁一子曰：其精出死逆生之宝。余著此书，虽皆白话，只要留心反复推明此卷之意，有大德者，加功进步，必能达到仙佛地位；志气小者，益寿延年，诚为卫生真宝。吾再详论调槊功夫：槊究竟生否？是当采取之候否？尚不觉知，不惟槊有不生之时，若生而有迟促之异，徒采不足之炁，皆无成，不免于死，空劳岁月而已，是故必须调药。曹还阳真人云：忙里偷闲调外药，无中生有采先天。吕祖云：调到槊产神知。所谓时至神知，是知其机之可用不可用耳。若觉其炁未甚足，不可急于采取，必确知其根本之炁真足方可采取，精始化炁而补脑。然本根之炁本足，因妄欲而亏耗，故有不足，欲补之使足，所以必取此根本足处发生者，始能为补足之用。设非至清、至真、至足之药物，何以补之至足乎？设有妄念贪淫之心，则浊质微露，而后天淫媾之精，是为已老，不得真精用也，若炁不足则为嫩，不足以成丹，所以必须调也。缘人本有无淫念之欲而阳举，是阴精在内妄动所致，均是平时火候功夫不到，即巽风武火升降之法不动，故一调而阳即萎缩矣，此调之秘诀，贵在一知字，调法须按其年龄，酌其亏损程度，不能胡采乱炼，有亏损多者，有亏损少者，有先天足与不足者，有先后二天未受亏者，有先后二天大亏者，故不能一律传之耳。

玄盛子许其和问曰：师言进阳三十六，合乾爻二百一十六，退阴二十四，坤爻一百四十四，总合三百六十周天，又不是数息三百六十回，皆譬喻之辞，然则应以何法炼之而后可。

千峰老人答曰：此三百六十周天，乃是一吸一呼，前后一转为进阳退阴，鼻一吸气，心神意由尾闾关起，子、丑、寅到卯一定为沐浴，又上至午，此为循督脉之六阳时上行，名为进阳，此为进阳火。鼻一呼气，心神意由泥丸宫下降午、未、申到酉一定为沐浴，又下降至子，循任脉使元炁归根，名为退阴，此为退阴符。进阳退阴，乃是呼吸升降之消息，真精炁一动，鼻内一吸为阖，同时眼睛由下往上一看，复又由上往下一看，一呼为辟，眼睛要紧随精炁心意转一圈，如统名谓进阳火退阴符。阖吸升，辟呼降，皆一时之功法也。橐龠者，内里消息也，下手采药时，先天真炁系由橐处所发，而龠为收真炁之地，心肾相交之处，若精炁不动不为橐龠，内里坎离、巽风、进阳、退阴、炉鼎，全在精炁机动之后，而有其

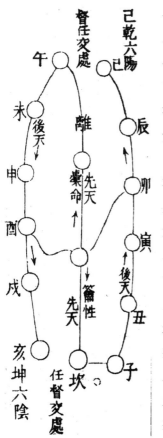

图周天坎离交姤图

（diagram labels: 督任交處、己乾六陽、己、午、辰、未、後天、卯、申、離、先天、寅、酉、蒙命、先天、後天、丑、戌、篇性、子、亥坤六陰、先天、坎、任督交處）

名，六候又有定位，若无定位不能作丹，亦由生死窍起子到卯至午为一二三曰进，再由午酉子一二三曰退，此为六候法。诀曰：采药下手，精炁如动时，用中指点住生死窍，精炁机动，鼻内一吸一呼气，为巽风，引动先天真精炁，后升前降转一回，此时手足头目，上下左右照顾接送。初学此法最难，然炼习纯熟，临机之时，不知不觉而手足头目上下左右照顾适当，亦不知从何而主持，法轮转动，自然催逼真精炁摄归炁穴，大有不期然而然之消息，有何难哉？切勿采空气！尔平日亏耗真阳之精以空气假补身体耗损之精，焉有补足之理。至于左手降龙、右手伏虎，十八罗汉坐法台，宝剑插在三江口、管使黄河水逆流，种种名词，与事实无关。速求名师指点，何为巽风，何为橐龠，何为阖辟，何为六候，何为进阳，何为退阴，何为卯酉沐浴，丹经道书所载实有之法，与各仙佛所著经书无不符合。今将最正确之小周天法诀，绘图列后，如再遇明师，预先阅看人体生理卫生及解剖学各书，教授明白，实与人生有莫大利益。

采药小周天诀歌（冲虚子语录）

静极而动兮一阳来复，
药产神知兮妙诀通灵。
微阳初生兮嫩而勿采，
药物坚实兮十五光盈。
时当急采兮莫教错过，
久而望远兮采之无成。
气驰于外兮神亦驰外，
神返于根兮气亦归根。

气日将尽兮采封候足，

子时起火兮须要分明。

如何云火兮后天呼吸，

如何用火兮呼降吸升。

用火玄妙兮如无似有，

行火鼎内兮息效真人。

火须有候兮数息出入，

名为刻漏兮用定时辰。

自子至巳兮六阳用九，

三十六息兮采取进升。

自午至亥兮六阴用六，二十四息兮退降炼烹。

卯阳沐浴兮阳火宜熄，酉阴沐浴兮阴符宜停。

不降不升兮沐浴景象，较之大周兮略有微形。

周天三百兮除卯酉数，三百六十兮连卯酉名。

再加五度兮四分之一，以象闰余兮周天一巡。

数归于静兮依然沐浴，神凝炁穴兮再候阳生。

行之既久兮精返为炁，回风宜止兮百日功灵。

六根震动兮七日口诀，大周功起兮再问迷津。

玄宴子谢福仙问曰：师言巽风橐龠、阖辟六候、进阳退阴、卯酉沐浴，全在小周天功法，今弟子虽明了，深恐后来学者，仍不免有明白不透彻之憾，拟藉弟子请问，求师明著于书，使千百年后之学人，未曾经师，先得于心，庶免为伪师所误。

千峰老人答曰：巽风即后天鼻内吸呼之气也，鼻内一吸气为进，先天真阳之炁一升，鼻内一呼气为退，先天真阳之炁一降，如此一升，由尾闾升到泥丸，如此一降，由泥丸降至生死窍，此为巽风；橐龠乃内里之消息，无精炁时渺茫难寻所在，待真炁机发动，而橐龠之消息现矣，橐在上而龠在下，相距八寸四分，上性下命之处，当吸进后天气之际，则先天炁升，所谓外气从外入而降，先天炁从内出而升谓之阖，斯时百脉俱开，下之命与上之性相合矣，是谓橐；当呼气之际，鼻吸之气呼，则先天之炁降，所谓外面之气呼而升，则内里真炁降谓之辟，百脉俱开，上之性与下之命相合矣，是谓龠。参看前问小周天图，尤为详明。二目要用子卯午酉转眼，如□此为内外阖辟，如同风箱一般，箱同而风不同，内风由子箱发出，外边眼循子卯午酉转，内里性命一阖一辟抽动真精，自然而然化为真炁，手足头目上下循环，以及呼吸，不知由何处主持，一吸一阖，一呼一辟，不假勉强，完全出于自然，又以行住起止卯酉为六候分位，子卯午酉一吸一呼一升一降为六候，自子到卯至午为一、二、三，自午到酉复至子亦为一、二、三。丹经云：前三三，后三三，收拾起，一处担。鼻内一吸气，由子卯午为升□，鼻内一呼气，午酉子为降□，子午为四正，卯酉为沐浴□，此是一吸一呼之功，亦为六候，进阳火自子至巳六时为阳，乾元用九，以四揲之，为三十六，用六成之，合阳爻二百一十六数，子、丑、寅到卯一定为卯时沐浴，由卯辰到巳为进阳火六候；又自午至亥六时为阴，坤元用六，以四揲之，为二十四，用六成之，合阴爻一百四十四数，午、未、申到酉一定为酉时沐浴，由酉戌至亥为退阴符六候，除卯酉二时不用，阳数实得一百八十，阴数实得一百二十，此为六候进阳退阴。至于卯酉沐浴，全在一升一降之法，非实有三百息，皆譬喻之辞也，昔我师了空曰：每日早晚用此功，以防夜内危险。古云：运罢河车君再睡，来朝依旧接天根。即此谓也。

玄活子郭继平问曰：弟子每日转河车，夜内还有精漏，是何病？

千峰老人答曰：按尔所言名为空转，毫无裨益，绝无欺人之口诀，实汝不细心悟耳。前问巽风、橐龠、阖辟、六候、进阳退阴、卯酉沐浴，乃是一吸一呼之功法，其诀从阳生时起，速勒阳关凝神入炁穴，如铁匠手中抽动风箱一般，风生则火焰，火焰则精化炁矣，采此生炁，升降往还谓之周天也。尔是枯坐床头，闭目后升前降转三百六十数，为空转河车，非是先天金丹大道也。因初用功者，心意不足，必生杂念，转法轮三百六十数，是以数计之，止修者思虑之念耳。现今汝之身体如此软弱，非得还精补脑不足以恢复身体强壮。盖人之聪明、长寿、康健，力强、记性好，身体高大，作功能耐劳，患病能持久，端赖脑髓充足，百病不生。凡是不知补法，又不节欲，脑髓渐亏，则有性命之忧，脑之关于人身亦大矣。自父母至儿孙，俱受完婚过早之害也。早完婚者，脑筋及体魄尚未养足，其害脑髓一也；富贵之家，妻有孕时，纳妾而代之，免得孕妇受伤，将来所生之子女，必脑灵而体健，亦必比人优胜，非是为育多数儿女之用，若不肯节欲，其害脑髓二也；妻妾之外，又养外宅，其害脑髓三也；外宅仍不满足欲望，复去寻花问柳，其害脑髓四也；娼妓而外复加歌童手淫之劣行，其害脑髓五也。有此五害，日夜所耗一空，百病趁虚而入，身体疲倦，饮食少进，口胃不开，津液不能化为阴精，虚火因之上升，钻研邪私，夜以继日，漫不经心，毫无检点，则精愈亏而身愈弱，将欲保身立命，服些后天滋补药品，岂可得乎？孟子曰：焉能动志。而欲火发动，受此戕贼，由于自己心意不定所致，竟将有用之身，置于无常之地，其不甚可惜哉！

玄致子扈大中问曰：然人若脑髓枯竭，将以何法补之？

千峰老人答曰：除用此卷采药之法，别无良策。吾今先将脑髓各部作用说明，逐细解释补法。脑髓可分三个紧要部分：一曰大脑，二小脑，三曰脑蒂。大脑在头盖骨之下，小脑在大脑后部之下，脑蒂在脑脊连接中间。

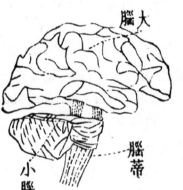

此三者，各部作用不同，且其功用亦不同，今更分别论之，绘图于后。

考吾人之思想及知觉，实寄于大脑之内，若大脑受伤，科学家将受伤之人，即行考验，而得知病之所在或将他种动物大脑毁伤，后经过种种研究，而知其虽不死亡，然其种种知觉已失，呈憒愚之状，又考小脑之功用，与大脑迥然不同，盖小脑在节制多种运动时之筋肉，使其得宜，以成有秩序之运动……故吾人小脑若损伤者，他种动物亦然，不能随意指挥各筋肉动作，人之站立或行走，其他繁复之动作，必需多种筋肉之同时运动得宜。

（注）学者当知动物之小脑若受伤，并不觉有痛苦，吾人一切之知识在大脑，而不在小脑，因无知识，故自觉不痛苦也。考脑蒂之功用，在管辖心肺各部之不随意筋，关系极为重要，若一日脑蒂损伤，则心肺各部失其功用，转瞬之间，人即死亡。脑蒂中心上顶有一泡，乃人真性所居之地，又为灵魂灵觉，微受损伤，当时一语不发，气断身死，应于此处特别注意，即祖窍内之真性也。若大小脑受伤者，不过组织破碎，失其知觉，及随意筋之运动，较前不敏捷，断不能立致死亡。按上所说脑蒂关系人之生命有如此重要，当如何珍摄加意保养，前页言其五害，今身体软弱，急宜设法救补，先习生精生焄法，然后再习以精化焄法，准能保汝性命。凡人之脑

千峰养生集萃

髓脏腑各有其用，以互相济而养身形，又有交接传胎成孕之具，以司传其种类，又有主宰觉悟动作之司，以应外来事物，而内主性命者，脑髓是也。昔我师曰：人为万物之灵，万事皆发于心，实在大脑中之仁也，为元神之府，人之脑最大，比万类脑亦最灵。

玄金子牛金宝问曰：脑即人之灵魂否？

师答曰：脑非人之灵魂，乃是灵魂所用之机，以显其思虑行为者耳。若真灵在脑思虑修性命，通身脑炁筋全思保性命，因此延年益寿，若真灵思想奸盗邪淫之事，通身脑炁筋全思奸盗邪淫，因此不能长生。

真灵果在何处？

师答曰：真灵性在大脑中仁，发生脑炁筋，通于周身，安排如绳如线又如丝，缠绕周身筋骨皮肉四肢百骸内外脏腑，无处不到，故全体听脑部之驱使，无不如意，以此推想，眼无脑炁筋不能视，耳无脑炁筋不能听，鼻无脑炁筋不分香臭，舌无脑炁筋不知甘苦，肺之呼吸气，心之舒缩血，胃之消化食，内肾生尿，外肾生精，俱受脑炁筋所使，而关于人生实属重要。卫生家以解剖方法，精密研究脑炁筋，是何所生，及其组织。研究结果，谓由脑髓中所发。能将脑髓保持充足，则真灵炁通身无处无之，且能延年益寿。何以使其为炁，因其还精炁以补脑，渐复本来面目，故能发生脑力。脑力充足，通身皆觉融和舒畅，亏损之破身，逐渐补足，无异当年童身，神圆炁固，马阴藏相，阳光三现，然后可采大緊，服食过关，此大周天之法诀也。马阴藏相，无精漏之患也，精虫变化为舍利子，故得长生。有一等年过花甲之人，及久病精炁大亏者，真阳不举，认为舍利子已成，则误矣。

玄灵子王荣华问曰：师前言脑髓通周身脑炁筋，若脑髓一空，不用谈修道，而自己性命堪虞。请问老师还精补脑，应用巽风橐籥、阖辟六候等等功法，能补脑炁筋否？弟子一时不明，请师再细细讲明、示知。

千峰老人答曰：仙道由无念时真阳生，速下手，勒阳关，调外緊，调到緊产神知，精炁要撞出时，下手点住生死窍，精来多少度，鼻内吸呼气用六候、巽风、橐籥、阖辟收回多少度，此法完毕，立接封固呼吸气将精炁封住，再炼周天卯酉火候，将采取真精，皆使之化炁，再分派脑炁筋足用，助我脑髓充满，岂不美哉。有德有志者，仙佛可期，下士志气薄弱者，亦得却病延年，如斯而已。

第五口诀外文武火金木合并

一柱真香本自然　黄庭炉内起香烟
空中结就浮云篆　上柱本身寿万年

　　此外文武火之法是后天之火也，却病延年、日月合并之法也，引出先天之火，二火相交，能化五谷饮食之精，渣滓出净，甘露下降，吞入任脉管内化为阴精，是炼精之法。文火者二目闭，心意空，不息而虚，不存而照，勿忘勿助，此三七炼之武三文七也。

　　此外武、外文二火，昔我师语我云：外武火者是移火也，外文火者是以火也，专为提出五脏内之渣滓，化泪流出之法，又是炼四相和合、五行攒簇归根、回光返照、日月合并之法也。世界上无有得痨病之神仙，亦无吃草药之神仙。既然学道，身中有未现之病，速宜设法除去之，然后再学道，犹不为迟。圣人不治已病，能治未来病。若看世人表面观察，似乎无有何种病症发现，而内中确有未发出病根，惜其只知图一己之快乐，而不自觉耳，终日昏昏，居必精舍，饮必醇醪，征歌选舞，流连忘返。究其实，五色令人目盲，五音令人耳聋，醉饱入房，元精日耗，病苦丛生，仍不自觉，一旦病魔缠身，乞灵于树皮草根，抑已晚矣。原来病生于过饱、快乐之中不觉耳。人身中有小病，无发不觉耳，发则难医。故未发之前，用外文武火提出，病无根矣。盖人每日喜怒哀乐，皆是得病之由，喜则伤心，怒则伤肝，哀则伤魂，乐则伤魄，五脏必受病症，勿因病轻、尚未呈露于外而忽之。若发于外，则其病大矣。在未发之前，用法将五脏之病由眼提出，病由何来？人初结胎时，在母腹中，天一生水生黑睛而有瞳人通肾，地二生火而有两眦通心，天三生木而有黑珠通肝，地四生金而有白珠通肺，天五生土而有上下胞胎通脾，故五脏精华皆聚于目。而人之真灵神在脑，亦发之于目也。人之一身皆属阴，惟此两眼属阳，仰仗这点真阳，方能不被群阴所剥，必须由此入手修炼，故立此诀，将平日积累之病，使之由此提出。外武火者，是将神火注于炉中，为火中火引也，古名移火。移者移动身内病管开涨，即是移动内里真火，二火相磨相激，阳火必胜乎阴精，精融灌溉周身，而渣滓亦出净，病从何来。功课经曰：一柱真香本自然，黄庭炉内起香烟，空中结就浮云篆，上柱本身寿万年。按新法用催眠凝视球，又名丹球，如♀，每日早晚各炼一次，先行打坐，俟心气沉静，再用丹球一枝，摆在两眼正中前面，以观丹球，高矮远近，务要适宜，久之由泪管流出泪液，其味臭而咸酸，名曰渣滓，即人因悲恸哭出之泪是也。该火甫经炼毕，立即炼外文火之功，以防眼睛受伤。外文火者，合并已开涨内管，将通身气息回归原位之法也，又名以火，以者以然不动之意也。斯时二目紧闭意在正中，气降真炁穴，坐到无人无我之时，身空意空始为正功。舌顶天池穴，久之甘露必降，味甜如蜜，吞下入我十二重楼，再降至炁穴，化为阴精，由春弦入睾丸宫。用四十倍显微镜考察，皆化为小棒形，名曰精虫。出输精管，上至膀胱顶，分两边至尿道口，长约一寸五分，为内肾管，此即阳精也。津液者，乃是助身之宝，须要格外爱惜，津液常足，则肾水足，而目光灼灼，而且黑白分明。若内里有病，黑眼珠不清，白眼珠呈露红黄线。必炼至如童年眼睛，黑中有光，白似青白之色，始可言内脏无病。生理学云：人之二目，由父母初结胎时，细胞内先生二目，至十二日后，用显微镜看，内有黑睛。又解剖学云：人之泪管，在眼之上部，为平葡萄状，泪管内有排泄管十四条，此是润眼珠之泪管；又鼻腔中下口，为鼻涕泪管，下通五脏。内部有病，除非由鼻涕泪管提出，其他方法，皆不能出。每次如炼外武火需时三成，则外文火至少需七成，方保无虞。昔年我师了然、了空曰：这个移火、以火，最能强壮精神，消除五脏百病。如老人已逾周甲之年，久用此功，则精神矍铄，好似二十余岁。少年得此法诀，则精神倍增，灵性顿开，眼似电光，黑白分明，真与小孩眼睛无异。余得师传后，将外武火，原用香火，今改用丹球。外文火，闭目正观，心气下降，存神定意，耳不闻声，一心内守，调息绵绵，似有似无，直至一念不生，万虑皆空，自然心火下降，肾水上升，舌顶上腭，舌下二穴生出津液，在舌后存之，候其要喷出时再吞，咕噜一声，下降丹田，不仅味甜如蜜，而且腹响如雷，恍惚之间，心空意定，先由两腿两肘空起，杳杳冥冥，不知身在何处，迨物极必反，静极动生，忽然元炁自动，外阳勃举，此为定久真火自动，后之学者，其可不尽心而悟之？

玄具子赵书斌问曰：丹经道书皆云仙佛传药不传火，弟子叩求，将火候明传，以接后学。

千峰老人答曰：火候是一总名，火是火，候是六候也。火有十八般名称，各有次第节序，故其功用亦皆不同，非得真师，不能了然火候之真相。且药物与火候，均有次序先后，不可乱用。比如砖窑烧砖，先须将土和泥脱胚，然后入窑经火煅炼，始能成砖。未经火炼，一遇雨天，仍化为泥。故采药必经此番火候，方能结丹，否则有坏。尔看《金仙证论 风火经》云：凡云起火、引火、火逼行火、止火，皆为呼吸气之火也；凡云凝火、入火、降火、移火、以火、离火、心火，皆属神之火也；凡云运火、取火、提火、坎火、坤火、水中火、炉中火，皆先天炁之火也。凡吸呼之火，能化饮食五谷之精，而助元精；凡神火，能化元精，而助元炁；凡元炁之火，能化吸呼，而助元神；元神之火，能化神以还虚。而合道成，始终不离火之力，故此十八种火候，非得真师，不能彻底明了。

玄元子刘仲三问曰：请求老师，将十八种火候，逐一示明。

千峰老人答曰：今日详问所以，幸亏当年我师，传我甚为详细。夫起火者，使鼻内吸呼气，一起一伏。采小药，是一升一降为巽风，缘鼻内一吸气，曰进，心意由生死窍一升，鼻内一呼出之气，曰升，心意由顶降到生死窍，即是转法轮，止尔念耳。吸呼之气火，本自有形，而用之无形，若着意用之，则长邪火，似有似无，乃是二气之妙用，槃自回也。一起一伏者，又名小阖辟、无孔笛颠倒两头吹。因无念，而真阳自举，鼻内心意气，由生死窍一吸，气升到真炁穴，又一呼，气由绛宫降到真炁穴，如此数次，外阳自回，顿觉身内异常舒畅，故一起一伏，吹动真炁穴，内有一小管，名为春弦，下通外肾，名曰睾丸宫，阴精下降，至外肾，内有无数小管，合成一大管，名为输精管，上至膀胱顶，分开至膀胱口两边，长约一寸五分，名为内肾，内里精虫养足，顺出能生人，逆回能作丹，就在中间颠倒颠，原非聪明人所能自悟也，速访真师，免误前程可也。

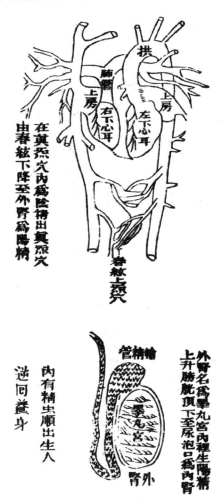

玄阳子任建勋问曰：何谓引火？

千峰老人答曰：鼻内吸呼气，一升一降，心意一上一下，微微转动法轮，以数记之，由一记十，由十记百，摄心在数，务令意念不散不乱，心息相依而同行，此是锁心猿、拴意马之法。丹经云："真意往来无间断，知而不守是真功"；"着意头头错，无为又落空"。从有心化为无心，使心内空空洞洞、虚虚灵灵，无生灭心，欲驱除妄念，先持正觉，自然无念可生，如皓月当空，洁白无滓，积习纯熟，永无梦幻之境，则心死神活。盖神不定，则性光不献；意不定，则情不死。虚极静笃，然后命根自动，因其自动，可以采小药，此之谓引火。

又问曰：吸呼一升一降，神气一上一下，前谓之封固呼吸，今又言引火，弟子实在不明，叩求指示。

千峰老人曰：子知不详，一升一降转法轮，乃是将念住于法轮之内，实止念耳。鼻内呼吸一升一降，神气亦随吸呼一升一降，淫根一缩，神气转一回，是谓之封固呼吸，采完槃后，始用封固。尔再细悟之，两种吸呼之法，是勾引内里起火之意，念动转法轮，否则意念不升耳。

涿县玄华子吴月坡问曰：何为止火？

千峰老人答曰：止火者，不行吸呼之气也。

又问：因何不行吸呼之气为止火？

答曰：是精管内肾足满，当不行吸呼之气也。正阳祖师云：丹熟不须行火候，更行火候必伤丹。冲虚真人云：有止火之景到，才能采大槃服食过关。止火景者，是金光二现之时。采槃不行吸呼，正在西南路上月华明。若等金光三现，再行止火，实乃失去之时，大丹有伤。止火在采大槃过关之前，金光二现之后，精炁神要足未足之时，采药补到十足，采时若用吸呼之气，夜内准失大丹，因吸呼之气，有振动真炁之患，故采槃不行吸呼之气为止火。

又问曰：采药不行吸呼之气，精炁如何有升降？

答曰：虽是不行鼻内吸呼之气，内里神意气，要行升降，微微一升一降，神气随真意转动法轮，才是止火采小槃之功，后之学者，速访明师，问明二至、三至、止火景到，三至后，再采大槃过关。

玄充子万致和问曰：何为火逼行火？

千峰老人答曰：此是采槃吸呼之名，为巽风，将精炁摄归炉内，是为

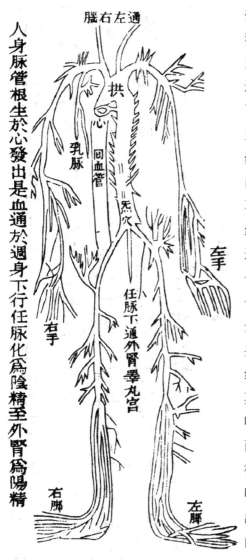

摄精吸呼。摄精呼吸，为火逼行火。精炁神之火，由子至卯，到午止住，为进阳火，由午起至酉、到子，为退阴符。此行住起止，为四正，卯酉沐浴全在内，学者细心悟之。子卯午酉转一回，进阳退阴，阖辟、橐籥、六候、采取、烹炼，全在其内，是一刻之功法，学者就在得师不得师耳。若未曾经师道破，看丹经子书，自恃聪明，进阳火三十六，退阴符二十四，后升五个三十六，合一百八十数，前降五个二十四，合一百二十数，不知阖辟、六候，全是一刻功法，此火逼行火功法大矣。无师者，全部火候无用矣。丹经云：任尔聪明过颜闵，不遇明师莫强猜。其法至简至易，此四个呼吸之火，能化五谷百味饮食之精，而助元精。还有六根振动口诀，非得耳提面命不可，竟用纸笔难以写明，非是不传，实无其字，焉能写出？此过大关口诀，无师决不能明白，只可久住人世，长生不死，如欲超凡入圣，尔速求明师证之。

玄浩子雷振升问曰：老祖《金仙证论·风火经》上尚有七种神火，叩求明白示知。及何为凝火？

千峰老人答曰：凝火者，是凝神入于炁穴也。丹经云：昔日逢师传口诀，只教凝神入炁穴。凝神者，是两眼归并一处，二目如◁▷，此为凝神，又为反观，又为日月合并，返回父母未生前。人在母腹中，两眼和合、性命合一，降生后，性命分开。凝火者，将两眼归并一处，下视炁穴，炁穴者，即命门也，正在脊骨第七节之下，脐后肾前，前七后三，两肾中间，空悬一穴，上通泥丸，下通涌泉，为先天大道之祖。故曰：此窍非凡窍，乾坤共合成，名为神炁穴，内有坎离精。中国医家曰命门，道曰炁穴，解剖学曰春弦。我师了空曰：血液至此，化为阴精，下通外肾睾丸宫。

学者要知凝神入炁穴，必须静室端坐，返观内照，知而不守，先存后忘，虚心凝神，不着色相，不落空亡，存养寂照，虚灵不昧，但觉吸呼，上下和缓，空洞畅快，仿佛二目，忽由头部，下落丹田，便觉自身无有，真炁在神室内，容纳不下。经云正法眼藏是也。

玄童子曹柄华问曰：何为入火？

千峰老人答曰：入者进也，阳火也，在第六卷中收内槃之法也。第四卷采外槃，是采槃归炉，然未经火候熔化，终有漏精之虞。比如茶水满盛一碗，若再加添，逾过容积限度，势必溢出。此阳火专能使炉内之槃，皆化为炁，较之第四卷尤为重要。前言采外槃封固毕，闭目端坐，两眼由左向右转一九，稍停向前观光，光无开关，少待片时，再闭目如前转第二个九，稍停看光，光无再开关，如此转四个九回，为入火，即进阳火也。

玄真子宁承恩问曰：何为降火？

千峰老人曰：降者退也，丹经云：进阳火三十六，退阴符二十四。退阴符开关两眼由午向左转至卯，到子至酉转六回，再闭目观正中这个○光，无开关，如此四次为降火。盖眼为阳窍，全身属阴，惟有这一点真阳，战退群阴，阳道日长，阴道日消，久之可炼通身属阳。阴气未尽则不仙，即此之谓也，亦即退阴符也。又移火者前已言之详矣，移者动而不动，即外武火。炼到远观其物，物无其物，近观其形，形无其形之时，渣滓亦出净，乃为真功；以者以然不动之意，无他无我，身空意空，忽然离开躯壳，看见本来面目，始为完功。

玄中子王源问曰：何为离火？

千峰老人答曰：心为离也，心神一动，真阳无念自举，此为离中真火，发生淫根。虽云无念，仍不是活子时动也，若在此时下手采槃名槃嫩。因其炁不足，易于涣散，故不能采取，非到真正活子时不可采之。如真阳气动发涨之时，急速采之，最为妥当。已过二候气动时名槃老，因真炁已散故也，此离火一动之后事也。

玄全子姬凤翔问曰：何为心火？

千峰老人答曰：人眼一动，心亦一动，为君火，又名心火，实为动念邪火，修者最戒。眼观色而念动，心亦随动，外阳勃举，行下手采药者，完全后天浊精，必成幻丹。吾今借物使尔明其真理：真丹比作皮球，耐于人之踢撞，幻丹如同气球，一经稍重压力，气散天空，不能恢复原状。有念则长邪火，邪火逾炽，外阳举之必勤，认为橐生，遂行采取之功，非徒无益，而易得其害，乃是身体假壮，身体逾亏，外阳逾举，如人被麻救火，自害自身，不但修道不成，反将个人寿命倾陷于危境，如阅此书，速改前非，即得挽救之法，是尔不曾明辨之过，要晓得师传皆真，尔自误也，万不可因心火一起，或念一动，而行采橐之功也。

此凝火、入火、降火、移火、以火、离火、心火。这七种火，统为神火，能化元精而助元炁。此神火者，是眼内之神力也。此眼内神力，加后天鼻内巽风之力，能化元精而助元炁。昔我师了空曰：百日内将精炼足，是炼的内肾足满，非是补尔亏欠之精。如补亏欠之精，非得以精补精，断不能使精炁补到足满，还到十六岁童年，内里元炁满足，可以马阴藏相为证。将精炁补足之法，须炼运火、取火、提火、坎火、坤火、水中火、炉中火。此七火是先天炁之火，能化外呼吸之气而助元神，元神者不神之神也。

玄通子唐凤连问曰：何为运火？

千峰老人答曰：真精炁动时，用巽风橐龠、阖辟六候、进阳退阴，运动真火，由尾闾关经夹脊关至玉枕关，此是一吸之功，三关即开，又一呼由祖窍内经绛宫至真炁穴，此是一呼之功，即是一升一降，运动真火，此为运火，非吸空气，总得真精炁发动，精要出来之时，外面有形无相，内里精炁自然上升下降，若无真师，不能用此法，即不得还精补脑之功也。

玄虚子刘玉麟问曰：何为取火？

千峰老人答曰：取者是自己取也，仙佛传橐不传火，就在此也。夫火者，真精炁也，火即是橐，橐即是火，故真火一动，必得自己取之。余于光绪二十一年未得天命时曾曰：神仙不传真火，说破分明笑杀人，动物时时有火候，无火身体不能生。又曰：半夜子时真火到，急速下手采大橐，六候调息接天根，此是火候妙中妙，你今笑我后笑你，不遇明师瞎胡闹。吾今设一比喻，使汝晓之：某处有井一座，每日取水百桶，另设一池，积至十日，可得千桶，不见其干，如一时完全放回井内，大有容纳不下，致使溢出之状，若十日内一桶不取，井水亦不见其多，倘许久日期不取该井之水，必生出一种气味，饮之易于受病。据上理由，证明流水不腐。又如屋门每日开关一次，门轴因摩擦而发生热力，故不生虫所以不朽。兹有一人假设活六十岁死，今已学道有年，亦六十岁死，何必修道？又有一人永不漏精，阅此书者，必云可享长生之福，余则不然，无漏固属极好，若不思一处置法，等于无有源头水坑，久之臭味难闻，与久日不用之井水又有何异？只知修性而不修命，乃是修行第一病。盖修性者，阳炁知其下降，下气永不觉上升，性命即不能合一，非接其命，则下气不能尽量上升，此所以必用取火之法也。

玄灵子王荣华问曰：何为提火？

千峰老人答曰：取火之后，火要发生，将真火提升后三关至泥丸，复下降经绛宫到炁穴，内用无念之真意，提升下降一周天，混然子曰：时至炁发，机动籁鸣，火从脐下发，此是当用提火，补我身亏耗之精，行持既久，耗精补足，方可谓延年益寿。

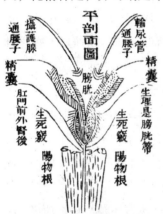

平剖面图
摄护腺
通腰子
输尿管
通腰子
精囊
膀胱
精囊 生理是膀胱蒂
肛门前外肾后
生死窍
生死窍
阳物根
阳物根

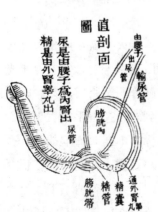

直剖面图
由腰子出尿管
输尿管
尿是由腰子为内肾出
精是由外肾睾丸出
膀胱内
尿管
膀胱蒂
精管
精囊
通外肾睾丸

玄悟子李衷白问曰：何为坎火？

千峰老人答曰：坎离者心肾也，神与炁即坎离之用，离中藏神是性，坎中藏炁是命。坎火喻真炁一动，由心下一寸二分为囊管即是肝根，真炁冲至脐下一寸三分，即是春弦为翕管，下通阳关，炁发则为囊翕，不发即为坎离，此是发生送精真炁，由肝根经过翕管至阳关，下至生死窍，为坎火。

玄致子扈大中问曰：何为坤火？

千峰老人答曰：坤者丹田也，又名曰炉，火是元炁，运用坎火，往下行以通督脉，用巽风吸呼之气，催逼元精使其成繄，即是载精上升。盖阳不得阴则不聚，必须使真炁而驭肾中之精为火，此为阴阳和合，由坤位升到乾顶。若有邪念，元精炁不入正轨，遂进尿道管内，烧得内里如同刀割，通身先冷后烧，待至见过红黄尿后，症始痊可。此动念之危险。若精炁行过生死窍，经寒关便入左右腿之两管，立成聚精之症。或问曰：男女交合，正在精炁外出之际，用真意将精炁吸回，内肾管出不能返，又不任其外泄，该坤火烧的膀胱口开张，腰子渐滴之尿不能持久就得下漏，无师指明，准死无救，先虽遗尿，渐要遗精，精后红血，血后是炁，炁无必死。此是偶得劣人几句怪诞之词，以苦为乐，及至性命已到生死关头，恍然惺悟当初之非，然已晚矣。兹将内里走精线路，详细绘图列左。

玄法子阎月亭问曰：何为水中火？

千峰老人答曰：精炁在窍内为火，出窍为水，下手采聚，使炁在窍内，曰真炁穴，又曰丹田，发真炁之室，下通内肾管曰龙宫，其精属水，水性沉重，朝朝下流，其神即火，火性轻浮，刻刻上焰。个人时时走真炁而竟不知，故有生老病死苦之患。真炁自走不知，非口鼻吸呼之气，乃是送精真炁，人之生死，全以此炁之有无以为证验，人之死去，即是断的此炁。试思人身，与生前之筋骨皮毛血五脏六腑，丝毫不差，所少者即此真炁耳。

玄宣子又问曰：师言时时刻刻走真炁，应使何法，方保真炁永不外漏。

千峰老人答曰：仅是闭阳关一法诀，准可保其不死长生，《金仙证论》曰：阳关一闭，个个长生。学者速访明师，求受真诀，修炼水火同宫，水在下火在上，火入水中，心空火不焰上，水得火煎，水不下流，此水火既济之功。久则自然化而成炁，真阳之自举，由于精炁在内发生，曰水中火发。我师曰：丹田精炁动外出曰水，逆回曰元炁，喻其名为漕溪水，又曰海水，又曰洞水逆流，又曰西江水灌太子顶，每遇水中火发，急速逆回炼之，及见六景现前，乃是舍利子已足之现象也。

玄活子郭继平问曰：何为炉中火？

千峰老人答曰：以形言之，神炁动在丹田曰炉，神炁上升于顶曰鼎，无神炁即无炉鼎之可言。故老祖冲虚子曰：鼎鼎原无鼎。又吕祖曰：真炉鼎，真橐籥。知之真者，而后用之真。炼真炉火者，须得师之下手真传，采外聚是也。今再细论，以便后学，可知下手途径。夫采外聚者，外阳举时，认清是否身中活子时到，速勒阳关调外聚，及至调到聚产神知，精炁撞出之时，身体斜卧，中指点住生死窍，赶快用巽风六候橐籥阖辟收回，采毕恐其有漏，故用封固呼吸，摄住精炁，然后再用周天沐浴火候，元精皆化为元炁，此即谓炼精化炁之渐法也。精炁补足，乃与童身无别。《翠虚篇》云：西南路上月华明，大道还从此处生。此是丹田内聚足，阳气上达丽于目，行住坐卧，眼前不离白光，久之由白光变为金光，此为金光一现。若至二现，当可止火，稍不谨慎，危险立至，则前功尽弃，此其难也。

此七火者，是先天元炁之火，能化外呼吸而助元神，元神者不神之神也。用三昧真火能化形还虚而助道成，三昧真火者，即神之金光。学者遇明师求指三昧真金光之火候口诀，才能以登大罗金仙。若谓眼内有无数之金光，便以为三昧真金光火则误也。真金光火者，金光现于身前，空中法身渐觉近我光前，以法聚光，两光相撞，遂得法身，使其入于身内，乳哺三年则凡身皆化为炁矣，斯谓阳神出现，聚则成形，散则为炁，仍与太虚同体。余得了然、了空禅师，又得彭茂昌儒师、敲蹻道师、理门金山派谭至明理师，历拜三十余位老师，惟上列五位有性命双修法诀，今我全泄漏于世，愿后之修道者，访得明师，本经所著，逐一问答无误，方为真师。休信邪师外道口头禅，本身一无所长，而好为人师。既入道后，望道心切，焉有不欲贪求真功，故不免多方呕请于师，迫不得已，遂信口胡说，吃斋念佛烧香发誓为真道，种种画蛇添足之事，与我性命毫无关系。此类盲师只顾个人衣食之计，致将真修之士，耽误一生，抚心自问，死后何以对人！

第六口诀卯酉周天阳火阴符

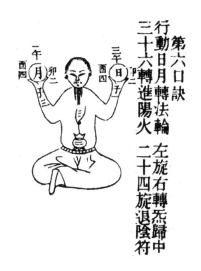

行动日月转法轮　　左旋右转丕归中
三十六转进阳火　　二十四旋退阴符

　　此法是采内药也，左旋右转，一起一伏，用目光下照，从左上照乾顶，从右下照坤脐，至中心为一度，如此三十六转是为进阳火，开关，从午、卯、子、酉转一回，如此二十四转是为退阴符。

　　前第四卷采外药，纯粹还精补脑真功。后升为进阳火又为入火三十六数；前降为退阴符，又为降火二十四数。此是一吸一呼，神丕同时行住于赤黄两道之意，神是眼睛转动，丕是送精真丕转动，同行同住谓之采外药，外药保身无病，内药保命，命者元丕也。此卷乃是卯酉周天之火，炼内药之法也，亦为内交媾，系汝已采充足之外药，彼时因风火相激，真丕上升于脑，眼睛左旋右转、一起一伏，脑气筋与神经系和合，斯时脑髓充满发涨，顿觉荣光发现。有形无相采内药，俗名炼丹是也。内药之荣光，即为玄关。又曰：口难说目前，得见是忘机。昔我师曰：阴阳转动和脑髓，发长精神玄关出。陈泥丸云：真阴真阳是真道，只在眼前何远讨。《火候歌》云：欲透玄玄须谨独，谨独功夫机在目。千峰老人曰：日月转动合阴阳，脑髓总部发荣光。只晓乾坤交媾采外药，不知卯酉周天收内药，如有车而无轮，有舟而无舵，欲望远载，岂可得乎？且药归炉，非用阳火阴符周天三百六十五度四分之一火候，不能将精药化为荣光，以为金丹之苗。满面春风，精神清爽，血液活动，呼吸舒畅，消化健旺。不然，外药任其在炉，不以火化药，盖人难得元体，皆是七宝五漏之躯，故有下漏，漏则精囊虚空，例如茶盅一枚为炉，精药为水，若不加火，水不化药而上升，反而加水，满盛茶盅，如再加水，超过最高部位，不能容纳，势必溢出无疑。故精满足迟早仍复自泄之铁证，非从师学，未易悟入，不求明师，任汝千修万炼，难免夜内走失之患，讵不大可惜哉？

　　玄金子牛金宝问曰：师言采外药毕，不学阳火阴符则精不化药，夜内失丹。弟子已炼采药多次，无有阳火阴符之功，夜内未曾走失，此何故也。

　　千峰老人答曰：善哉汝之所问，按汝初得其法，每次所补者，不过昔日精囊虚空之处，待至积累既久，精囊满足，斯时不得阳火阴符火候煅炼，比如泥土欲使成砖，须经煤火燃烧多日，变为坚固之质，不然一经潮湿，立化土泥，故阳火阴符之功用大矣。丹经云：鼎内若无真种子，如同水火煮空铛。其斯之谓也。吾今详细言之，盖眼睛部位虽分两边，其根则一，总得眼睛转动，斗柄之机斡旋，左眼属东为木性，右眼属西为金性，木性转西爱金，金性转东恋木，此为金木交并，脑药筋因感受混合，遂发涨而归一，引入延髓内泡，将采得外药，化为保命真药，收归我有，即是命归性真功，合而为一，才是性命双修之大法。专依枯坐修性，不兼顾命，殊为大错。

生化六

生初 炁泡

生化七

生化二

生化八

生化三

生化九

生化四

生化十

生化五

兹再以理喻之，假设母鸡孵雏，蛋壳为身黄为性，迨至雏鸡孵成，蛋壳弃地，倘在未成雏以前，偶遭损伤，雏鸡决难孵成。故修道者，保身如宝玉一般，深知无身不成道，有身不归真，及至功圆果满再行脱却色身，犹为不晚。今偏重其性轻视己命，以为当然能证佛果，则郊原弃尸，尽可名诸佛之遗体，是皆知其一，不知其二也。真性者乃先天真一之炁，居脑正中真炁胞内，倘此真炁，由玉枕下降至尾闾出二便，而人死矣，俗云断炁，断的此炁，非口鼻之气。试思五脏六腑四肢无不俱在，所少者仅此炁耳。卫生解剖生理书云：脑髓正中有一胞，为左右水房。惜该卫生家再未深究，胞内是水是炁？我师了然、了空授我时曰：性命双修真性是炁胞，解剖生理诸书曰：将脑体烹热，用刀解剖，见正中胞内有水，故曰水房。千峰老人曰：此水纯是烹的热气之水，人死之后，只是空胞无炁，经此一烹，热气入内，温度低减，遂化成水，此为死后解剖，决非其人在世说法。故人泄精必先有送精真炁，系由延髓上炁胞发动，经夹脊至尾底骨神经系而出，有此真性炁，精虫立即活动，无之，虽有精虫，亦无生机。该炁胞上通脑，下通尾底骨，中通各神经，为生命总炁根，名曰延髓，由脑桥中分出十二对炁管腺，分布于五官，脑桥下小脑中分布出九对炁管腺，主内吸呼、下咽、循环种种作用，又至脊髓中分布出三十二对炁管腺，穿椎骨间小孔而出炁泡，以滋润全身，故养我生命者，却为炁泡，形图列后。

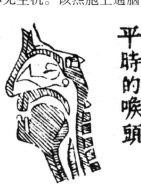

平時的喉頭

　　炁泡生时，由于饮食谷炁之精，最初发生，仅一炁泡，次第紧缢其膜，刹那之时，裂分两球，如此变化繁殖，渐成无数小球，营养全体。偶觉春心一动，便无法诀收回，顺由脊髓下尾底骨神经系泄出，焉能获寿保年，泄出者非他，乃先天祖炁也，虽未实行其事，而骨髓内之炁泡，顺出阳关逃散矣。

　　玄功子龙占鳌问曰：师言人之生命，全在大脑中心真炁泡，有之则生，无之则死，此炁是口鼻吸呼之气？请师明白示知。

　　千峰老人答曰：此炁非是口鼻之气。口鼻之

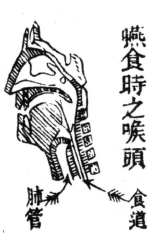

嚥食時之喉頭

肺管　　食道

气，均由肺管出入。或因急症，骤然口鼻气绝，真炁尚存，设法救治，立可苏生。若云以相当手术，吹进多量温气，而亦不能使之复活。此真炁是内里真炁，该炁不存，外面口鼻吸呼立断。汝见弥月小孩，头盖骨内真炁，一咕一咕跳动，如口鼻吸呼气闭住，内里真炁自动。成年之人，口鼻吸呼气闭住，自己内里脉动，如手腕寸口脉头部发现。昔我师云：人学长生不老，总得还精补脑。《翠虚篇》云：天有七星，地有七宝，人有七窍，权归脑。《法宝遗珠》云：识得本来真面目，始知生死在泥丸。此处即释迦摩顶受戒之处，乃是玄中之玄，天中之中处。下是玄膺穴，正对气管，声音带就是开口，看肉帘之后，两边有薄肉如帘，为口之气界，用以遮掩鼻底两孔，免物错入鼻中。该吊中之际，有七路相通，其前为口，其上为两鼻孔，鼻孔后有左右两气管，通于耳，舌根之下，前为气喉，后为食咽，共成七路。食物至此，由食管而下，直入胃脘。气喉在前，下通肺脏，吸呼作用，吸氧吐炭，养我身血液。若用撒手口诀，先天炁断立死矣，学道无成，不愿在世者，先言我某日某时某刻死，即用此撒手法自死也。昔年老比丘，死不是死，生不是生，无所用也，此是采槃无火之过也。

玄宴子谢福仙问曰：请师传我闭气撒手口诀。

千峰老人答曰：汝应学性命双修金仙大道，就是学而未成，准能延年益寿，即今时卫生生理真学，可以强壮身体，寿至二三百岁死，闭息法是死的法诀，我不敢传，日后可传一人。

又问：师言采槃无火，容易出险，恳将真火传我。

千峰老人答曰：真火者即进阳退阴也，前已言之详矣，汝再细思可矣。

玄盛子许其和问曰：弟子前用进阳火退阴符毕，头目朦胧发晕，心经乱跳，口中呕吐，以法实炼，因何故有此病，乞师示知。

千峰老人答曰：没采外槃，空炼真火，定得头晕目眩之症。必须炉内有药，方敢动用真火，使精化炁，脑力发胀，舒我筋骨，壮我脊髓，周身渐次灵敏轻快，无异昔日童年状况。我师谭来生金山派有下手法，而无火候以济其功，故积精不化，仰仗每日睡眠时，神火下降微力，难望其得长生之妙宝也。

玄空子倪宝麟问曰：弟子前入一门，据说是真道，命我念若干经，持斋不杀生，敬惜字纸，捐助钜数银钱，谓印善书放生，始能与我天榜挂名、地府抽丁，人皆有罪，多念经、多印书、多放生，方可罪孽减轻。等候几年，花钱无数，烧香多捆，传授两眉中间为玄关，可称真道否？

千峰老人答曰：不是真道是正道。教人持斋念佛、念经烧香、参禅打坐、问话头，此乃黄叶止小儿啼之法，与我性命毫无关系。捐资印书放生，就能免罪？须得交与彼辈，任其分配，才算功德无量，恐交千元，九百收归己有，为避免指责计，略事敷衍，余百元印书，鲤鱼数尾，放在河内，实为大有可观之举动。汝若质问天榜挂的何名，地府抽的何丁，彼之师早经死去，只可语塞。个人性命，尚且不保，恬不知耻，而欲与人挂名抽丁，岂不甚可羞欤？除有敬惜字纸，实敬圣贤，可以效法。尤有教人戒色断后侪辈，实是世界人类中大害，若果人皆戒色断后，世界早无人烟。即三教圣人，释迦住山时留下后，老子代代有后，孔子至今有后。奉请传道为人师者，一言之下，世界少生几许有用人材，仍不悔改，执迷不悟，即是灭国灭种之道，徒损人不利己。以吾所言，修道不戒色实在戒色，与后嗣无干。丹经云：用铅不用铅，即向铅上作，及到用铅时，用铅还是错。然既要戒色，又要留后，莫遇明师，真理难明，大智士学道，真伪自知。若是伪道，可速访真道，休误此生。

或曰：本拟入正道，但既发重誓于前，焉肯应誓于后？补救乏术，纵知其真，徒唤奈何？

千峰老人答曰：尔可焚香一股，将前发的誓愿退还，不然我身代汝担此誓愿。今再复言，《慧命经》曰：智者得真师而明，愚者被师而误。皆因不悟群书简易之妙，就是神炁而已。神炁即性命，性命即心肾，心肾即铅汞，铅汞即龙虎，龙虎即坎离，坎离即鼎炉，诸般名词，千名万喻，不出性命二字，除此之外，都是诓哄愚夫之进门法耳。如决心学道，要学延年益寿之法。余之师全在世，可作证验，即祖师柳华阳，民国十九年来北平度余弟子。最近度道者，多设乩坛，假手以神，说话照像，殊不知乃是灵鬼操纵。又如同善社略有性命真功，竟令学者捐资买功，发大誓愿，阻止再入他道，早经国家禁止，故受淘汰。彼无全诀，禁人入正道，其罪大矣。其余悟善社、慈善社、圣贤道、圣人道、天地门、太上门、混元门、东西华堂、三圣教、道德学社、先后天道、学好门、一柱香、归一道、中央道、白阳道、跪香道、五仙顶香门、意气功、罗汉门、大儒门、秘密还乡道、南海门、打七门、念经门、念咒门、拜北斗门、看月光门、看日光门、吸气门、八段锦、六字法、九字道、黄帝采战、老彭采战、三峰采战、善遇会、五台道、十佛祖、五佛祖、催眠术、灵子术、真武门、天师门、遁法术、六丁六甲门、天地会、八卦教、闭气法、纳气咽津内视存想门、忍寒食秽摩脐轮门、长坐不卧门、大同食己精为还元门、捏尾闾为闭关门、采女经为红铅门。有在理戒烟酒门，该门有五字真经，炼性命真功，凡夫不知，余将五字经逐字解释著书，使人皆知有保命真功。以上等等道门道社，内中亦有性命双修无全诀者，亦有修性的，亦有修命的，亦有心想磕头上天的，亦有心想求来世转生公伯王侯者，亦有好色想身壮成仙者，亦有与人治病念咒者，亦有持斋念佛心想我是佛者，以上各门各社，统是教人学好，少作恶事，就是不得性命全诀，然而亦是学好人。以上皆可学，但内有害人之道：教人用女子采炼者，亦有食自精为还精补脑，以至食自屎为辟谷者，亦有打七参禅绝后嗣之各道，皆不可学，有害身家，学者细心辨之。惟有儒、释、道传留一诀一法，即是神炁而已，从首至尾，并无难行之事，奈何世人一入旁门，被其誓愿定住，跳不出网罗。三教念书传经传道，未尝教人发誓，且余入过三十余门，全发大誓愿，惟我了然、了空师尊，不教人发誓愿，传毕曰子留后脉后，自有天命可绪命脉。昔年世尊不传堂弟阿难，私传迦叶为二祖，又如五祖不传首座神秀，私传侍者慧能为六祖，亦无发誓愿。自古至今，真道不教人发誓愿，假道本无真功传人，故用誓愿戒律以收人心耳。考其本心，不教人再访正道，深怕访出正道，显出彼辈漏点，揭破彼为衣食计，终久不能驻足存身。传真道者，自知性命双修口诀，自尊自贵，不敢轻传于人。佛祖愿天下人人皆得真道，度尽众生，此是仙佛之心愿。余奉劝学道者，入道之后，多阅道书，能得相当鉴别力，道之真伪迎刃而解，是道则进，非道则退。即如近来修道之士，率由感情迷信而来，大半仅属一时热潮，难以永续，一遇挫折，即归散灭，比比然也。盖人根性有利钝，修习有巧拙，故悟有迟速之殊。《书》曰：或安而行之，或力而行之，或勉强而行之，及其成功则一。天下绝无一蹴可致之事，未有不劳而获者。初觉难涩，渐脱幼稚，则佳境大来。然若依本经法诀，按次实习，登峰造极，亦并非难，而亦不可忽为太易，步步进行，不厌不倦，方可渐臻妙境耳。倘久修无效，不可中道退沮，当更精勤，勉为其难，实验亲证，不可以小效而自满，尤不可以未效而中辍。若遇明师传授口诀，考与丹书，丝毫无舛，死心修炼，勇猛精进，死而后已。周子云：天地间至尊者道，至贵者德，至难成者人，而人至难得者道德有于身。

世人不明此身虚幻，四大假合之物，寿虽曰百年，迨七十岁固亦稀矣，速如水上之沤，瞬若石中之火，一息不来，真灵已投于别壳，惟有罪孽随身。趁此身在世，务为性命拜师，非是小可等闲之举。孔子师项橐，释迦师燃灯，老子师元始，三教大圣人，无不有师。自古以来，证佛成真，莫不赖口口相传，如传下手时，有和合真种之功，如传转手时，有修炼舍利之功，如传了手时，有温养道胎之功，如撒手时，有出胎面壁等等功法。吾劝苦志修身者，未遇明师，自己看书，万不可强不知以为知，自作聪明，有误金身。吕纯阳云：万劫千生得个人，须知先世种来因，急速觉悟出迷津，莫使轮回受苦辛。千峰老人曰：怀抱全诀觅知音，日月神火转法轮，吸升呼降精化炁，阳火阴符保命根。此功虽曰有步骤，实则一贯而下，首步祖窍，由静炼性，第二炼性命和合，第三八脉却病亦壮性命，第四炼精补性，实是性命同修之法诀，第五炼性和命，五行攒簇之功，第六阳火阴符炼火化精之功。以上乃是修性炼命，性命合一成为真阳之精，真精化炁成为这个〇，即先天真一之性光也。若非阴阳和合，不能保命。只是闭目静坐，目前有光，纯是阴神之性，终是有死，修他何用？盖吾人每日饮食，由口至胃到十二指肠，内有经胸管收的食，内有真火化真炁泡，在津液内如〇，内里是食中真火化的真炁泡，此津生于舌下二泉，咽后进心下左耳，下房出之成血。心经内里有上下四房，左曰上下耳房，右曰上下耳房，左右耳房中有门左二右三，质韧而薄，一角向下有筋丝数条牵连，凸壁自能开阖，机巧天然。出而即红，血内炁泡化为血轮球，即今时佛门有血舍利子也。血轮有赤白之分，赤血球如⊛，白血球如〇，赤白血球即是血。血内轮球出左下耳房，有血脉总管，为赤血总路。血入上房，则下房缩闭，血落下房，则上房缩闭，互相舒缩，以轮递流行。用手按心，便觉肋里跃动。心右上耳房，一支向下通脏腑，我师曰此是任脉管，一支向上绕肺及两手头脑散布小支。下通任脉至脐下一寸三分，血化为阴精，内含细胞如⊕，由回血管深居肉内名曰微丝管，目力不及见，以镜显之，密结如网，增长骨肉，遍体皆然。脐下一寸三分，下通睾丸宫，为生阳精之府，延嗣之经，如前清内臣割去之后，音容顿改，胡须不生，内无英雄之气，而生育之权绝矣。查睾丸内十余层，仿似葵扇之纹，每层有精管数十，状若行蛇。管上有细丝血管，驾之精管渐行渐大复合为直管约二十余行，出睾丸又合为一总管，与血脉管回血管并行而上，附于膀胱外顶。下行至膀胱尿口，另成一精囊，约一寸五长，大如小指。由囊口入膀胱蒂内七分许，左右两精管并入溺管底口，与溺管同路不同体，中有薄皮隔之，出精走下溺走上，实一圆管。而人之生死，全赖于此，管内是走精炁要路，纵无交合，亦照常漏真炁，故有生死。戒色者则精不生，不能长生；不戒色者精不化炁，旋有旋耗，亦不能长生。任汝千千道门，阅看经书万卷，不会精化炁法诀，决难保其长生。前页谓阴精入外肾化为阳精如 ⑨，不知修炼顺出生人之理即不能与真炁合一，内里行如 ⑨ 为精虫，逆回有形不动阳精，化为无形先天真炁，七返而成这个 ○。丹经云：顺成人，逆回仙，就在中间颠倒颠。若回光返照之，将此真炁炼成舍利子如 ○，舍利子足，六根振动，可采大槃，温养真火九转满足，成为有形牟尼宝珠，内照温养九转成为道胎如这个金光，温养和合已久，空中法身与我身献金光，二光和一，现我先天有形真身，则金仙大道成矣。由有形化为无形，复由无形化为有形，此性命双修金仙大道毕矣。

玄恩子薛柄荣问曰：师言津液内炁泡，饮食之精火所化，经过七返九转种种变化，成为有形道胎，又似自己身，弟子实不明了此理，乞师示知。

千峰老人答曰：汝见春种禾苗籽粒，种在地内，殆至天地之气一合，然后禾苗发芽，历经若干时日，花开结果。此虽是地内土所生，果内无土，实为天地真阳之炁化生。此禾苗无有天上真阳炁不生，无有地内真阴气不长，真阴真阳之炁，才能结果耳。故果内有形之物，皆天地阴阳炁化生，则所食之物品，全是阴阳炁之变相，当然食物，仍可化为先天阴阳真炁。故津液内自有真炁泡，修道以此炼之可得真种，真种即似禾苗之种，要种在自己身上，用自己真阴真阳，经过火候次序，而真阴阳

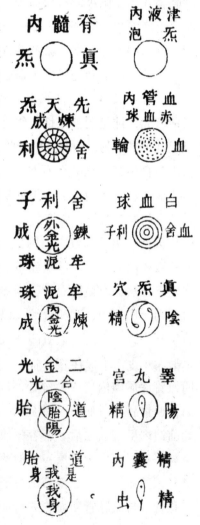

一合，即成道胎，出胎即现自己之身，与禾苗结果之正相同。打铁不离砧，讲道不离身，若以男女为阴阳，和合为修道者，乃道中之败类耳。

玄神子关治泽问曰：卯酉周天火候，只悉用法，但子午卯酉沐浴之真理不明，请师详细示知。

千峰老人答曰：子为生死窍，午为泥丸宫，卯为夹脊，酉为绛宫。此四位适当五行生死之位，且有系管以通五脏六腑，必停其息，以意薰蒸之，脏腑方得滋润，否则易生病患，是以丹经以沐浴为火候之秘机，为炼精炼炁之要法。五行于世道中，寓生死之理，即长生、沐浴、冠带、临官、帝旺、衰、病、死、墓、绝、胎、养十二位，属于子、丑、寅、卯、辰、巳、午、未、申、酉、戌、亥十二支辰。火生于寅，金生于巳，水土二者生于申，木生于亥，五行干支之阳者，即生于此四位。阳之死位，即阴支之生位，阴之死位，即阳干之生位，所以喻彼处死而此处生，死于此而即生于彼处之义。丹诀以人生死大事之机在沐浴，故引以为喻也。天地阴阳与人同，未有生而不死，死而不生者也，是以生必有死，死处则生。子、午、卯、酉为五行四正之位，子在正北，午在正南，卯在正东，酉在正西，《入药镜》所谓看四正是也。火生于寅，沐浴在卯，死在酉，水生于申，沐浴在酉，死在卯，金生于巳，沐浴在午，死在子，木生于亥，沐浴在子，死在午。是沐浴为死而不动之位，当洗心涤虑，以真炁薰蒸，使二炁不动，以阴符合其火候之机，以臻其薰蒸之效。故沐浴之用，惟在绵密寂照，使元精速于化炁而已。

第七口诀翕聚祖炁

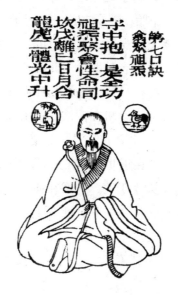

第七口诀翕聚祖炁

守中抱一是全功
祖炁聚会性命同
坎戊离己日月合
龙虎二体光中升

守中抱一是全功　祖炁聚会性命同

坎戊离己日月合　龙虎二体光中升

　　守中抱一，日月合并之功也。离己是日光，坎戊是月精，此龙虎二炁也。天地之交精，日月之交光，盘旋于祖窍之前，为混元真一之精，为大槃也。此即是精炁神聚在一处，三家相见，四相和合归一，心空意空，无他无我，祖窍之前，真炁似这个○，曰太极、曰金丹、曰元觉，三者一理，先天乾坤后天坎离岂不是四个阴阳也？

　　本书一卷至四卷为下手法，至第八卷为转手法。因要坚固命蒂，先须还精补脑，功夫逐节详明，了然于心，方可从事。纵有真正天机，不可举办，总要日期延长，始能夺得天机造化之机，而真种可得矣。上阳子曰：

求师固由我，而求槃不由我。若平素演习不纯熟，则临机茫然，无所措手，此强不知以为知之过也。若不待天机，而勤行之，反以苦为乐，非徒无益，而有大害，学者慎之。及至满面红光，此后再行采取槃物，当用周天火候煅炼，务使尽化为炁，精炁满足，而我性命和合归一。盖因每次加周天真火，则先天精炁神归一，顿觉发生这个○，仿似白日当空，在我目前。此是前六步功法，皆自身之精炁，以法煅炼而得，名曰玄关，玄关者至玄至妙之机关也，即人身中太极是也。经云：此窍正在乾之下、坤之上、震之西、兑之东、八脉九窍空悬一穴，即我身中天地之正中也。邱祖云：但著在形体上摸索皆不是，亦不可离形体而向外寻求，因其机发始成窍，机息复渺茫。《性命圭旨》云：空洞无涯是玄窍，知而不守是功夫。静极玄关出现，若有一念，便落后天，倏然不见，一无所有，如再苦求，了不可得，因著色相故也。我师了然、了空传我时曰：此玄关是前六步采的精炁神和合归祖窍一处，才现出这玄关，乃是先天真一之炁，成为这个○。我胞兄魁一子曰：精炁神足则上升，而发现真性光，即真一之慧也。余曰：常见明星或电光，皆为得玄关之预兆。玄关在虚空之中，发现于祖窍之前，为真一之炁，即我本来面目，一片虚空也。故曰：先天真一之炁，自虚无中来。但见玄关忽动远离，而后我方可翕聚此祖炁，收我腹中炁穴。真炁往来跳动，口中清香无比为证，不可一见立收，致使脑部感受激烈痛苦，自寻苦恼。虚空乃鸿蒙已判，易之乾一也，儒曰一贯，道曰守一，释曰归一，此本和合之理。一贯者以其一而贯乎其中，守一者以其一而守乎其中，归一者以其一而归乎其中，故祖炁吞入腹内，丹经谓之得一而万事毕者此也。

玄元子刘希元问曰：师言玄关即是这个○，而万法三教归一即是这个○，敢问二者理由安在，既炼之后，有何功效，及与我身中有何益处？

千峰老人答曰：此○是前六步大功，炼成这个先天祖炁，是精炁神上升之光也，现于祖窍之前，无的可说，强名曰道。不知祖窍之功，不生此祖炁；不知鼎炉道路，不生此炁；不知下手采槃，精虫不化真祖炁，不能升于脑部；不知开通八脉，而真炁不能运行；不知四相和合，真祖炁不聚；不知进阳火退阴符，真祖炁不能发光。此先天真一之祖炁，和合归并一处，强名图曰○，此为先天真性，是精炁神所聚真性光，翕聚于祖窍之前。有之则生，无之则死，因人身包炁，而炁包灵，故炁离躯则人死，炁散则灵无所凭依，成为蕈耳。又三教归一者图象这个○，正是第七步之祖炁翕聚之法，守中抱一之功夫。翕聚者见性光发散，得日月合并口诀，从前炼就精炁神之炁，则上升于祖窍之前。久之性光发散，不知所之，复次又见性光，仍与前同，洁白无滓，不得翕聚之法，任其飞散，当面错过，坐失造化真机，而使前功尽弃，未免可惜。若得金公木母和合，日月归并一处，两眼似这个◑◐，此为回光返照，照见真炁之光，盘旋于祖窍之前，自然翕聚此炁不散，愈聚光愈圆。翕聚此光圆圆陀陀时，是戊己二土、龙虎二气合并，而刀圭成矣。坎离交而天地泰，龙虎交而戊己合，戊己合为一体，则四象会合中宫，大槃生矣。《易》曰：天地氤氲，万物化生。男女媾精，化为人道。天地以阴阳交媾，而生万物，丹道以阴阳交媾，而产大槃。大槃生出，槃嫩准飞走，无法制止，得师真诀者，收归我有，化成金液大丹，送归土釜。

　　玄元子刘希元问曰：何为大槃，如何化为金液，如何送归土釜？

　　千峰老人答曰：大槃者是内外二槃，而生真一之光也。非得四象和合，日月合并，久之而甘露下降，会采槃者为金液，不会采槃者为玉液。送归土釜者，即翕聚之法诀也。汝炼之前六步合而为一，才得先天真一之性光出现，真炁发于外为光，光嫩则恍恍惚惚不定于中宫，静极则光现，由小渐大，复归于无，或自大化小，又变为三光，及见眉月者，均可认为精炁不甚充足之验。忽光要向上或向下走，眼不可随光去看，赶紧翕聚收回，归我存蓄。将心意定住，按眼之部位转，下为子，左为卯，上为午，右为酉，复落于子，如图🜨，转完将眼一闭，此时口内金液满足，心神意将转的先天真一之炁向下一送，金液随真炁，送在真炁穴，此谓之送归土釜牢封固。此后每在定静中，而前日之不见，并非用错，当再思之，必得要领。如金液送下丹田，腹响如雷，即将两眼合并，久视真炁穴，而前日已失之光复来，此为翕聚祖炁之法。张紫阳云：既驱二物归黄道，争得金丹不解生。即此意也。吕祖云：二物会时为道本，五行全处得丹名。亦此意也。我师了空曰：性命非一日炼得，速用翕聚收内藏。我胞兄魁一子曰：翕聚真炁祖窍前，旋转收归入丹田。顺一子曰：人有两个身，一为有形有象之色身，一为无形无象之法身。色身者即本身也，乃是父母遗体；法身者即前六步炼出先天真一之炁，为我之真性。玄关由无极而太极，生出此〇，是我自己真性。学者由此真性入手，养成乾元之体，则灵台露出一点真灵，形依神而形不坏，神依性而神不灭。故知此真性必能尽性以至于命，惟此圈本体虚空，永无有坏，即是我之法身。凡有形者终必有坏。各教曰教外别传之旨，所秘密者，即此先天一点真阳炁也，要知这一点真阳之炁，生于天地之前，长于万物之先，圆圆陀陀、光灼灼、净倮倮、赤洒洒、丝毫不挂、一尘不染，就是自己这个○，是我由性命双修炼出来的真性，非是枯坐空修性也。

玄朴子王安长问曰：师言此○，是否父母未生前真面目，其形相若何？

千峰老人答曰：此圈信受笃行性命双修真功，而又勤行勿怠，加紧炼习，莫有不得此慧光者。红色为血玄关，及现白光，方为正玄关。因其无首无尾，不变不更，非无非有，非圆非方，无余无欠，不减不增，无来无去，不灭不生，无内无外，不黄不赤，无将无迎，不白不青，无声无臭，似有似无，若亡若存，用之则行，卷之则藏，出入无时，莫知其乡，由古至今，独立而长存于天地之间，而为万物之中心，生生之本，化化之根，天地人物，莫不赖之以生成。能知此圈，便是认识父母未生我身之前，本来真面目矣。此圈系炼本身精气神，满足则上升，目见三星，谓之三花聚顶，再一进步，立现慧命真性光，谓之五气朝元，此光即我真性，由此阶而升之，殊堪造化。然后循序渐进，再炼真命，二物不难会合，才达性命双修目的，为最紧要第一之法诀。自古及今，不论天资聪敏过人，一举百当，决不能由自悟而得，非经真师口传心授，方能理会玄妙，未闻有人遇师，不要前六步口诀，而能成为圣、仙、佛者乎？余曰：权然后知轻重，度然后知长短，得诀然后知其中真实奥妙。修丹诚为人生之至宝也，丹经所言简易，非为寻常人言也。修丹之士，炼己筑基时期，皆要自一步至第六步亲身证验有效，稍嫌无耐久心为难。愚夫愚妇，尚能修持，可见并非真难矣。殆基成之后，增加无限快愉，而爱道之心，较倍于前，大有欲罢不能之概，决非欺人之语。使人痛苦之事明矣。人皆学而知之，无有生而知之者，不可自满，当降心相从也，即如古仙，以轩辕黄帝知慧广大通天，遇广成子尚然谈道七日夜，又与黄帝并驾齐肩之邱祖，满腹经纶，博古通今，犹须得马丹阳传授而明道。回思昔日书内，朝闻夕死，及大道一言道破之句，乃言修炼多年各功，皆能成就，专待形神俱化之妙功而已，谁曰不简易？非指我初入其门之人而言也。就按静定之功而论，每日不与识神拼命挣扎，则炁不下沉，心猿意马，无有间断，难以入定。四象不和合，则玄关不现于目前，而元神不得其位，不可谓人心死而元神活。得一步诀，而未能证其效，直与未闻者等。这件真宝，即我先天一点真炁。纯阳翁云：目前咫尺长生路，多少愚人不惺悟。刘海蟾云：眼前观者不识真，造空伏死徒冥冥。陈泥丸云：终日相随在目前。马丹阳云：只在眼前人不顾。释曰：终朝常对面，不识是何人。道教曰：道在迩而求诸远，事在易而求诸难。而竟弃明投暗，不亦惑乎。儒曰：道不远人，人之为道而远人，不可以为道。此皆玄关一物耳。以其无形无象，故能与天地人俱备，此炁是天地人之大宝物，养生保命利赖此炁之存。故张三丰祖师云：隔体神交理最详，分明下手两相当。故天得此炁能长，地得此炁能久，日月星辰得此炁能明，草木得此炁能归根复命，鹤得此炁能抱胎，狐得此炁能成仙，鱼得此炁能化龙，蚌得此炁能生珠，蚊虫得此炁能一冬不食不死，蛇得此炁能化龟，雀得此炁能化蛤，牛得此炁能生牛黄，狗得此炁能产狗宝，人得此炁能长生。修道原为能得此炁，将来超凡入圣，无不凭他扶我上三清。以其能为万物主宰，变化莫测，人之所以能长生者，因得运用此炁法诀。以此观之，畜牲反有千年寿，为何世人不求生，实愚之甚耳。

玄素子王崇秀问曰：师言目前真炁光，敢问是有为之法，是无为之法乎？

千峰老人答曰：前圣有云：无为之中无不为，有为之中有以为。譬如天空日月照临，氧气下降，地面泥土发出生气，而此无形之气名无为，春生夏长秋收冬藏，四时运行不穷，得天地之炁，而能造出有形有象之物，皆名有为。试思春生夏长，是何物生长，立知天地气生长，万物皆自泥土生出，及至破开内面，毫无泥土沾染，因得天地炁长成，不问可知。所以一切饮食物品，尽由虚空炁体变化而成，学道人亦是如此。我身未生之时，父母种下灵种，待十个月胎足，团的一声，与母之先天养炁不接，落生以后，口鼻与后天地虚空炁接，仅仗后天吸呼气养生，养至十六岁，先天真种炁足，人道以此下种可生人，由无入有；仙佛以此种逆回可成仙，由有入无。

玄极子王玉琼问曰：此种炁由何物所生，有形象否？

千峰老人答曰：此种炁，是汝每日所吃饮食。既知先天地真炁生成之物，到胃中其渣质顺肛门排泄而出，其精华化成津液，内含气泡，为有形有象，运于周身，复化为血，内中血轮又运于周身，入任脉末端处，血液渐变化而成阴精，由春弦进外肾，化为阳精，顺出生男生女，此是人种有形有象，正在顺出半路之际，再用逆回法可成仙成佛，此精种化为无形无象先天真炁，即是元炁，一性圆明，无的可说，就是这个〇。至十六岁足满，破坏留后嗣，至五六十岁，始行入手修炼，证效略迟，以其血炁既衰，慢慢先行添油接命，将以前损耗先天真炁补足，则光即到目前，终朝伴汝，而性命双修真性得矣，此本由有为而入无为之法。此七步无为真性光，实为万古不传之秘诀，各位仙佛纸笔不能解剖之真口诀，余今吐露尽矣。为一般得性光者，自己认为我已得道，下一实语，促其速惺觉悟，不得翕聚之法，得而复失，与不得光者，又有何异？故《参同契》云：可以口诀，难以书传。只此一语，足可了知。复观诸家丹书，皆属隐而不露，余不避天谴，明著于书。张紫阳云：只为丹经无口诀，教君何处结灵胎。陈上阳云：大道从来是强名，《阴符》《道德》始存经；神仙次第丹书读，口诀安能纸上明。又解《悟真》篇云：九流百家一应等术，皆可留传纸上，或可以智慧猜晓而知，惟独金丹一事，非得真师逐节指示不可。或问之曰：此三位祖师，皆云纸上无有口诀。既是不传，古人著书，莫非多事乎？余应曰：凡著书者，其功极大，其德极深，原为教人明理，使人肯信，改人性情，备人印证，足证古仙慈悲度人之心无有边际、无时或已，而思惠及后人，著书传世窥知大道端倪，遇师真伪，迎刃而解，又何敢言丹书之作，为多事乎？再进一步言之，既著丹书使人知之，为何不著口诀，使人由之？是汝不求，又焉能得？故孟子曰：求则得之，不求则不得。是求在我者也，假若不著丹经，任人沦灭苦海，断定世界无有学道之人，亦失仙佛之本心也。

　　玄勤子于富源问曰：前第四步有子卯午酉转四正之法，第六步进阳火退阴符，复有子午卯酉转四正之法，第七步亦有子卯午酉转四正之法，弟子分辨不清，乞师示下。

　　千峰老人答曰：此三种转眼之法，各有不同，有大周天炼精之法、小周天炼炁之法、周天收炁补神之法，三者皆炼精炁神之法也。大周天炼精，即采聚火候，因蘖生之时，运动日月转轮，即二目转也。假以太阳轨度言之，转运三百六十五度四分之一，故为大周天。起初精炁动时，眼由子转卯至巳，为进阳火三十六，合阳爻二百十六，又由午降酉至亥，为退阴符

性命法诀明指

089

二十四，合阴爻一百四十四，如此一升一降，为三百六十度，卯酉沐浴在内，尚少五度四分之一，分布于子卯午酉四正不动之位。天上日月无有停止之时，丹道四正则有停止之异，适足周天度数，转眼采槃巽风，神炁俱动之意也，谓之黄河水逆流、漕溪水逆流、洞庭水逆流皆此意也。各丹经曰：神者眼转也，炁者巽风也。催逼精炁转动，此炼精大周天，若无沐浴则精炁混合而不分解。小周天炼炁法即第六步功法，进阳火闭关眼转四个九回，为进阳三十六，又开关眼转四个六回，为退阴符二十四，仍以子卯午酉四正法转之，已将采回真精，再炼精化为炁，若无沐浴，精不能悉化真炁。转眼炼炁，即孟子善养浩然正炁，即此炁也。又第七步翕聚周天祖炁，补神之法，四象和合，而产大槃，以慧光凝聚谓之槃，以其妙用谓之神，将此神炁聚于祖窍之前，三家相见合为一体，先则凝神于混沌，次则寂照虚空，守中抱一，是为返本还原之妙道也。然守中抱一其光嫩，神光要走要化时，用眼转子卯午酉子，心意送归丹田即炁穴，炁归元海寿无穷，是炼祖炁助神之法也，此神者即我不神之神也。故我师了空曰：龙虎日月归并合，恍惚正中产玄珠。我胞兄魁一子曰：阴阳合并归正中，气嫩要走转日轮。《金仙证论·危险说》：此处不知正念相就相翕之法，失其交合之机。又《后危险说》：人心之翕聚，则元炁聚而不散，为孕槃之功，即为双修性命之苗也。

千峰老人曰：此第七步即《心印经》云：上槃三品，神与炁精。即由此精炁投神助神之法。故柳华阳师爷云：久炼精老则成炁，炁嫩即是精。又云精炁本不可分，精在神内则名精神，神在炁内则名神炁。总而言之，要得知日月合并为一，方是全功。周子太极图云：二五之精，妙合而凝。二者坤之六二爻☷也，五者乾之九五爻☰也，此乾坤两卦既已和合，水火既济，在第八步内有自然凝集之功法也。

玄圣子李颖问曰：师言前六步，炼的阳神足满，发现慧光，名为玄关，又为阳神，又为本来面目，名目繁多，就是这个光圈，弟子初炼性功，头一步亦有此白光圈，此是玄关真性否？

千峰老人答曰：汝炼初步，本是阴神出现，每一闭目白光现目前，此是阴神不能用。若是由头步至六步，由采补内外二槃，还精补脑炼出阳神，因不闭目，所炼阳神慧光，名为玄关，此是性命双修炼的真性，重要关键。若炼阴神，闭目为观空而空，有生有死，终为识神管辖，老死无成。若由前六步采鍪，性命双修之法，炼出阳神，为观空而不空，无生无死，为不神之神，此性光由无极而来，汝自身元精足则有，元精不足则无，此性光有之则生，无之则死，性命双修者，修此先天真一之炁光。若炼后天阴神，道曰识神，释曰阿赖耶识，此神系人降生时由口鼻而入，一点真灵识气，落于炁穴，即是识神，昼居二目，藏于泥丸，夜居胃肾，蓄于丹田。自落生之时，识神用事，方得有识有觉而呱呱，此识神乃是一生一死之灵光结成，因其有生有死，谓之观空而空。又曰阳神好静，识神好动，动则不离于情欲，静则思虑横生，梦境幻境，相继而出，全是识神用事，而无一刻真静。夫阳神者，即天地虚空真一之炁耳。丹经云：为仙为佛与为儒，三教单传一个虚。教人由虚空作功夫。所以人不知虚空内，有天地生真气，养我之性命，譬如鱼在水内，而不知为水，人在气中，而不知其为气。学者务要知先天真一之炁，由外而入内，送归丹田牢封固。人之生存，全仗先天虚无神炁主宰，炁聚神来则人活，炁散神去则人死。故曰有神无炁不能生，有炁无神不能死。若是不会采鍪，竟炼阴神者，是浊精炁也，每因在生时贪、嗔、痴造孽，至临命终时，浊气下坠，由生死窍而出，入于地府，甘受冥罚，因汝阳神灵光减少，不得圆明，愈不圆明，而炁愈少，下出生死窍，堕入畜牲之类。若炼阳光灵炁满足，清气上升，出祖窍升于天宫，即神仙也，至下者转世为人，必多富贵，或为智人，而前生之事，自己皆知。学者至七步，能将先天真一之性光翕聚，随津液送归土釜，与我真命和合归一，此是第八步蛰藏之法，才能延年益寿。

玄庆子张庆云问曰：师言无有四正沐浴，则精不分解而化炁，敢问其故。

千峰老人答曰：周天三百六十五度四分度之一真火候，日月进退往来，不外乎二至二分之界限。二至为子午，乃一寒一暑，又名子午抽添。子为冬至一阳生，法当进火，地气上升，吸气时先天炁上也；午为夏至阴初降，法当退火，天气下降，呼气时先天炁下也。二分为卯酉，乃一生一杀，又名刑德临门，卯为春分，酉为秋分，阴阳各半，昼夜平均，无寒无暑，不增不减，故行气至此，便当息火停符，亦无进退之象，方合妙用。阴阳在乎世，遂其顺逆生成，故有寒暑生杀之气；日月丽乎天，循其轨道，恒有朔望对合之象，故有盈虚消长之机。进阳火三十六，合得卦爻二百一十六，退阴符二十四，合得卦爻一百四十四，除卯沐浴三十六，乾策实得一百八十，酉沐浴二十四，坤策实一百二十，适得三百息。非实有此三百，比喻之辞也，五度四分之一，闰余之数，均分布四正沐浴内。再进一层言之，子卯午酉四正沐浴真理，沐浴者只是真炁薰蒸，不行其所有事，而行其所无事也。天上分作十二辰，人间当作炼丹程。辰、戌、丑、未，乃是四隅之土，子属水，若不沐浴遇丑土而消，则酉时所生之真炁，至卯时即失；卯木能生火，若不沐浴，遇辰土而灭，则子时所生之真炁，至午即化；午属火，若不沐浴，遇未土而熄，则卯时所生之真炁，至酉即散；酉金能生水，若不沐浴，遇戌土而亡，则午时所生真炁，至子即尽。不如是，恐滞先天炁之生机，而真气不得贯串。熄火停符，即沐浴之别名。凡炼丹者，随子时阳生而起火，则火力方全，余时不能起火，无药故也。火者元始祖炁，气若行真火炼，自然神运气化，轻清者凝泥丸，重浊者流归炁穴，循环升降，搬运真炁，绵绵不绝，而精悉化炁。精无漏而炁返，则天地之造化，日月之精华，皆被我窃夺之矣，渐脱凡胎而换为仙骨，而筑基已成矣。前汝问内外交媾者，今由此表出：外交媾者，呼吸气后上前下一升一降也；内交媾者，眼睛左旋右转一起一伏也。

第八口诀蛰藏炁穴

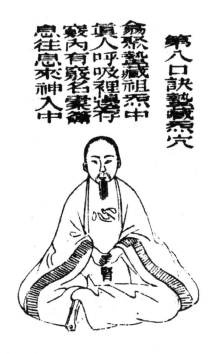

翕聚蛰藏祖炁中　真人呼吸里边存
窍内有窍名橐龠　息往息来神入中

此蛰藏之法是将祖窍前翕聚那一点阳神炁收归于炁穴之内，名为凝神入炁穴。此炁穴有内外两窍，外窍为阴阳之源、神气之宅、胎息之根、呼吸之祖，内窍者长胎住息之所、入大定之室。内呼息上不过心，下不过肾，久而久之，真息入窍，忽然大定得矣。

前第七步功法，系无情女子，得我之涕、唾、津、精、气、血、液七宝，换来真种，实由于平素惩忿遏欲、默坐澄心功纯，达到人心死而道心活时期。盖心死则性月朗明，心生则欲尘遮蔽。使修士醒悟收摄放心，归为一处，注意集中，务令清静，勿使牵挂旧虑，心不散乱，自然识神熔化，五蕴皆空，不为物诱于外，全体神炁，悉聚于内，方无涣散而不统一之虞。且身为气之宅，心是神之舍，故炁一断而我之元神因之失护，不能一朝居也。身体强健者，静定良久，真炁由内生动，俟见本来面目，即我性光也，彼时舒适异常，以神聚之，而顾命之旨，尽在于斯矣。俟色红或移动时，然后急用翕聚先天炁法诀，收归我有，然不得蛰藏炁穴之法，终属得必复失。其口诀无他，将祖窍中炼出先天阳神之炁光，已经收入腹中，立觉咕噜之响，即系已到海底之证。再以目光久视丹田，有股热力，漱漱动荡，只是用意运之于心位，及至心位，复用意运之于肾位，如此往来不已。忽落炁穴内，名曰入窍中窍，是为重入胞胎，再造乾坤之起始，实乃心肾相交真功。常人每日以眼熟睡时，得神火下降，肾水感受热力薰蒸，化气而上升，则得心肾相交，待其觉醒开目时，而神奔入于二目，心肾遂不相交矣。若七日不食，则亦不交，何也？以其先天真炁耗尽无余，莫有来源接济，而人即失生命存在能力，如同火车，无有煤水，莫由燃烧蒸汽，表针不指百二十磅汽，汽缸不能推动车轮，不啻大块笨重废铁。此乃重阳祖师责七真用凡火，放弃自身内三昧真火而不用之秘旨也。吾人每日饮食，能生血液，藉心脏循环器运行周身，无一停息，新陈代谢作用，全身无恶血。《脉诀难经》曰：人一吸脉行三寸，人一呼脉行三寸，呼吸动息，脉行六寸，一昼夜间，脉行八十一丈，为不病常人之脉理。西法谓血液之循环，约二十四秒时，全体一周，一昼夜三千六百周，每遇阻碍，或受损伤，亦能使血液运行速度低减，而其运行虽在睡眠时，决无稍停，不能以人之心意左右也。然心意亦能影响于肉体者实多，愧耻内蕴其颜赤，沉愁终夜其发白。设如修士亲身得证入定，偶因失慎身负重伤，疼痛难忍，当时行使入定之法，则前境顿失，毫无痛苦可言，甫经出定，复觉隐痛，不减于昔。故知一切境皆由心造，离心无境，离境无心。常人每在声色货利场中，终日打妄想，六根随见，随即分别，百千计较，无有休止，则心随境迁。经曰：由心生故，种种法生。又如前日之事，与过去许久之事，常在脑里盘环，不能立去其思维，事过境迁，则心又改生他种不同妄想。经曰：由法生故，种种心生。得此诀后，每遇顺逆境界，有入定力，正同快刀割丝，根根皆断，欲其不断而不可得，屡寻烦恼与快乐趣味，求其为伴，亦了不可得，以其心无挂罣也。往古各位祖师，不肯明著于书以示人，则过去修真之士，无能为力，而未来修真，又焉能使其有向隅之憾？许多宝贵光阴，徒耗于浏览群书，满目铅汞阴阳，卒莫窥其精微堂奥，空费脑汁，毫无所得，仍是大失所望，未免可惜。吾今全泄之无遗。昔我师了然、了空曰：炁穴在动静二脉之中心，分出二脉合成一管，下通小肠之中心，四层网脂油，皆连络小肠，首层名曰黄庭，二层名曰金炉，三层名曰炁穴，四层名曰关元是也。廖蟾辉云：前对脐轮后对肾，中间有个真金炉。人之血液，至此窍化为白色，名曰阴精，前已言之矣。由静脉中心分出一小管名为任脉，又名春弦，直入外肾，又名睾丸。阴精经过睾丸，即含有精虫，精虫内含之炁，名曰先天祖炁，复入膀胱下口两旁精囊。虽曰待机而动，辨其清浊，实被生死窍内三昧火促入阳关，名曰火逼金行。生人生仙，全以此时之顺逆而定，若不知修炼祖炁，皆顺行发散于外，已至晚年，身体衰弱，老而无情，方思天地有我也，而不常常有我也，父母生我也，而忽忽遗我也，是生非我常也，而遂曰天地不仁，以万物为刍狗。究其真理，非造物之忌才，实由于不求法之过耳。风烛之年，血气既衰，身体迟钝，不若少年修炼，易行易效，故曰悔之晚矣。

玄盛子庄广盛问曰：弟子愚鲁，乞师慈悯，详为指示此蛰藏炁穴之理。

千峰老人答曰：此为深根固蒂法，乃由收视返听，行持积累功纯则心虚，心虚则神凝，神凝则炁聚，欲其炁之常聚而不散，独赖每日抱元守一持久，方得静中无时不能心肾交。断非寻常人，每在睡眠后，而得心肾之交也。释教专言性而略言命，性者神也，命者炁也，炁则本不离神，而神则有时离炁。修士曾皈依佛门则愿了证无生，无生则无死，已入道门，希望不老长生，而世无不死之人，乃指我之无形性神不死，而非我之有形躯体不死。今之佛门俱从空处入手，行其无为功法，美其名曰借假修真。假者我之凡躯也，真者我之性神也，众生皆有佛性，即是佛光，当由修炼凡躯而得。例如种瓜得瓜，非下种子不得；修佛成佛，非炼元炁不得。顽空枯坐能有定力者，临命终时，得自在死。凡得真道者皆在生前，佛门率皆死后得道，离却躯体，不知更假何物而修此真，岂不自欺欺人太甚耶？况非童体，不学有为功法，充其本然之气，以补其亏，返其当初童年神气，而欲学童体之先天无为法，岂不差强人意？是与望空捕影又有何异？谈佛者谓道书千篇一律，互相雷同，佛书说法广大，种类亦多，将来临命尽时，果位亦高，抑有难者须经十世、或二十世修佛念佛，定慧均等，方能成就，达到美满目的，道功则不然。既云逃生死，复将生死大事，置之度外，任其轮回生死，岂不南辕而北辙？然谁人相信来生，能保仍作修持之人，身未成道，而无常屡至，不禁毛发为之悚然。设肯访求真师，再三恳祈示知，如何修性立命、尽性了命，仅需一世得证金仙，此所以薛道光弃佛修道之明证也。《悟真篇》曰：有为之功以了命，无为之道以了性。性命俱了，道还其虚，即佛门虚空粉碎之理也。若妄自揣测，认种种法相，为无上修炼，实与先天性命合一之真道远矣。试就汝身而论，上边口内天池穴漏真气，幸舌抵上腭，使其不泄，下边阳关泄炁，多于天池穴数倍，无有办理，虽童体仍有死之一大原因也。故破体人所亏欠元炁，必用有为之法，炼到有为之中无为，自然归根复命，命长在而载命之躯亦长在也，故曰寿命无穷。若不守真炁，复泄真精，则与未修者生死无异。盖神驰则炁散，炁散而为精，精竭而人亡矣。凡人因色而生，复因色而死。人身之生，由于父母之生死窍内，神炁交合，而始受孕，脐带未断以前，正是性命合一之时，名曰先天；人身之死，因我之性命，落于后天，分而为二，自此以往，性不见命，命不见性，复又结合异性，作不正当色欲冲动，将先天阳中之阳，全行耗枯，则此后仅恃每日饮食内所存阴中之阳，以补其缺，仍不知生命之宝，任情施为，则饮食内阴中之阳，供不应求，欲其不死，岂可得焉？是故应知躯壳生必有死。今既明不死之人，即我性神，必定重入胞胎，再造我之性命。初用翕聚以神入乎炁穴，后则炁包乎其神，忽然真意寂静，即是神凝炁聚，合而为一，落于炁穴内，则入定矣，名之曰胎。非实有胎，亦非有形有相之物，乃是气质变化，即我之神炁合一耳，非是凡胎因情爱而生。若有其人，欲想肉体成仙佛，如同磨砖为镜，而终不得镜，何也？本非镜类故也。

　　玄品子白凤岩问曰：何为三昧真火，愿乞指示妙理。

　　千峰老人答曰：心意一动，而心之神火，由囊而出，下降则肾承受之，故曰君火；命门之火，因受压力，由龠百出，永在被动地位，故曰相火。盖人恐则气下，呼吸不甚匀停。今心肾阳气皆下陷，身家无主，而周身之气，如水之就下，咸皆会集膀胱之左右，膀胱之火，亦在听命任其指挥之例，故曰民火。因其地位暗昧，难以直言，因而名之三昧真火。炁即火，火即炁，真炁发动则窍开，必由静极而动者，辨至二候，确系三昧火发，神炁同动，正是炁一动志之时，方可用意息采橐法诀，逆行志一动炁之法，则神返身中炁自回，使炁不外泄，伏虎秘旨得矣。

玄山子张寿增问曰：人心惟危，道心惟微，敢请道心与人心分别？

千峰老人答曰：人心者意气也，在五行属火，遇土而焦，遇水而耗，遇金而化，遇木而炎，处处皆蒙其害，斫丧吾身之元炁。人之所以云亡者，元炁不存故也。道心者，神气也，在五行属土，木遇土则生，水遇土则聚，金遇土则凝，火遇土则敛，由于四相已空，心为不生不灭之心，身为不生不灭之身，所以五行相生，修士必先积精累炁以成其道。试观《西游记》孙悟空上敢大闹天宫，下闹龙宫海藏，毫无忌惮，此谓心猿意马，喜动不喜静，刻刻迁移，进出无时，莫知其乡，人已作古，犹不知心，不胜浩叹，此人心也，其后被压于五行山下，唐玄奘收为门徒，始有西天取经之议，忠心耿耿，到处降妖捉怪，听命于师，此道心也。又重阳祖受钟、吕之命，东渡七真人之难渡，古今皆然，遂入地穴而居，后钟、吕至其穴，始行离地穴前往接渡。按悟空压在五行山下，乃指心虚则五炁朝元景现，元与猿同音，观其名为悟空，必先得我心之空空，然后则五炁朝元矣，到此便当实腹，必要西天取经，既见性光，急行翕聚祖炁功法也。学者修炼至此，方得修性立命之门，亦为取经起首也。重阳入地穴喻人心用事，地穴者即我之祖窍也，复由地穴出，始往宁海，喻性光由祖窍出现，方称道心用事。虽喻其事不同，而其理则一也。危者心不虚空，则性光不见，微者性光既见，着意即散。大抵心不空为人心不死，光不见为道心不活，足征古人立言人心惟危，道心惟微，实有深意存焉，依我法诀，勤行勿怠，实不难使危者安而微者著矣。

玄石子吴守诚问曰：和合凝集之法，理解与事实，尚不透彻，恐有所误，请师复行开示。

千峰老人答曰：既入后天范围，又非童真元体，将欲守性延命却期。欲化其精，尤须先守其性，久则心中阴气去和肾中阳炁，阴气得阳炁，阴凝于阳之所。凡炼气者，须先炼心，心者识神主事，乃属一团阴气，阴极阳生，方克期于养性续命。阳交于阴，阴得阳性转为命，故曰修性立命，名为和法，即汞来投铅也；心虚身静，肾中阳炁，承受心中阴气，阳交于阴，阳炁得阴气收敛坚固之体，以此有定期之命，阳得阴命转为性，不受造化陶冶，故曰命立性存，名为合法，即铅来投汞也。以守祖窍功法，将心猿意马牢拴在双林树下，得能心虚，无物不容，常凝我之神，则此凝火便入炁穴，名为凝法；而阳炁来自虚无，元关立有顿开之机，外阳勃举，速转法轮七次，如其自萎，仍守祖窍，复觉其举，则在心肾地位，目守脐轮，吸气使意在心位，呼气使意在肾位，曾用法轮无孔笛两种真意取之不得，外形不倒，再辨二候，施用采聚法诀，实为集命之法，名为集法。如置之不理，则元关内里之物，跃然而出，元炁出关化为后天有形之精，纵汝静坐有年，直与未修炼者同，良由不知性命秘旨过耳。若修士本此为标准，则集命之诀得矣，再细寻求炁归元海，精克内葆妙法，是必赖于猪八戒之嘴与钉耙器具之功能矣。

玄明子李伯明问曰：尝闻道家专注重炼命，而忽略修性，据弟子管见所及，仅此守祖窍一卷性功而已，敢问炼命之法，何其多于修性，愿闻其详，乞师示知。

千峰老人答曰：余传汝时，有条不紊，系汝脑力不佳，早经遗忘矣。盖性无命不立，而命无性不存。先天性命浑一，不假修证；后天性成命立，道在兼修。性无来去，命有修短，若不早为接命添油之法，而四大假合，终归变灭，炁尽则死，而随命丧矣。是以丹经皆云性命双修，率多巧喻外物，无从得闻。遂引起好自用之心，纵能千百改易，屡经反正试验，终归不能各正性命。夫欲理性，必先保精；欲永其命，必先淳气。倘终日顺行人道，炁盛时不知养，精耗则气惫，炁衰时不知救，气馁则神离，非天予人之死苦，实人自愿速其死耳。且精本气而生，神依气而旺，要知此精此炁此神，应先洞达道即阴阳之理。兹略举数例，如乾坤乘阴阳而太极，日月本阴阳而合明，春夏感阴阳而生长，秋冬得阴阳而收敛。人亦犹是也，身一太极也，孕阴阳之气而生，资阴阳之气而长，全阴阳之气而壮，劳阴阳之气而衰。修仙之理，不外利用其机，逆此阴阳，而得一阳来复也；返此阴阳，而得黍米一粒归也；纯其阴阳，而得万年不死之仙也；久历阴阳，而得亿兆化身之神也。人禀先天太极而生，实根于父母未生我身之前，各丹经皆云返作父母未生前，得其本来面目。静坐既久，开悟自知。初闻其言，令人百思莫解，因不知其理，而疑团在心。时刻不忘，不知不觉，注意集中，则心专一不二，不定何时，倏然有悟，如同冰释，方知此法无他，即是使我神炁不供六门外耗，又不生七情贪嗔痴，根尘漏病无上妙法也。吾人当绝嗜禁欲，以除其累，如是修心养性，一心内守，神不外驰，如是存心炼性，五蕴已空，五气朝元，如是明心见性。万不可自觉由静坐中得见自己相貌为本来面目，斤斤自夸，乃因静极生动，识神出现，非我炁机萌动，修士便当知魔来魔吾，吾便用法降魔，庶驰外之神，失而复得。魔来之害，实我阴神扰乱心君，未得此诀者，最好下座散步，魔自退。修道原为了生死，得阴阳造化之机而后逆运其机，方能夺天地正气，即是聚敛我之精气神方法，名曰盗天地之气。书曰：圣人不死，大盗不止。专言盗此天地秘机，而非强盗之谓也。一切常人不修炼精气神，终日受眼耳鼻舌身意六道轮回之苦，每日无形耗炁，嫌其不少，复加喜怒哀乐，尤为更甚，于是乎寿命有尽矣，因人不知夺造化之机，反为造化所夺，名曰天地盗人之机矣。今汝滋惑甚多，余不惮重复，详加解释，将次第关系，使汝了然究竟。本经卷一，安神祖窍，盖人身精神魂魄意皆属阴，俱听命于人心，人心静而五者皆静，人心动而五者皆动，炼己者炼此人心化为道心耳，故曰修心养性。修养我性之微妙，却不离任督道路。每日守窍设无定力，非藉炉鼎任督方所，不能收止念之效，凡能遵守窍之功，无有立时不入定者，不能入定，便是疏懒性成。人在先天八脉皆通，及落后天，先天炁断，必取本经卷三通汝周身脉络，气血流通皮肤腠理之间，病从何来？非静坐不得尽其妙。又静坐阳动之时，以四卷法诀，知月圆时真妙机，则精化气，若久坐不得一阳初动之机，必定脏腑染病，复取卷五法诀，以却内病。假如一阳来复，已经精化炁，未得卷六法诀，防危虑险不周，仍炁化精之虞，必用进阳退阴，使炁化神，以补其缺憾，乃至性光出现，则汝之筑基，始克告成。若念虑不息，心未澄清，神驰气散，如火燎原，则已成之基，复毁坏矣，故汲汲然力谋万缘悉泯，恢复原基，急求卷七法诀，以神还虚，方无神返其炁之危矣。本卷与卷七，大有密切关系，形同唇亡齿寒，修士到此得入门径矣。道资养性，本经首卷，使修者先守祖窍，即此意也，亦不背《参同契》将欲养性、延命却期之旨也，各种功效之产出，莫不出每日静坐为本，随其所见不同景象，施用适当功法，洽与医士因病下药之理暗合。自兹以往，万不可今朝守祖窍，明日转法轮，举一隅而反三可也。

玄富子刑富瑶问曰：何为金公木母交并？

千峰老人答曰：金公者日也，木母者月也。人在后天，无此真意以主宰，则日月无以合其明。日月和合，回光返照龙宫，加以回光返照，二圭合一，则真炁自然而生矣。龙宫即肾也，肾属水内藏元炁，心属火内藏元神，初则真意下降坤脐，而神火下照北海，肾水因被薰蒸，化炁上腾，以火入水中，为水火交媾，取象既济。若外日月不交光，而内水火必不交合，则先天真炁莫由而生。若顺其自然，火就燥水流湿，则火常在上，水常就下，任其交背驰驱，水不得热力，难望变炁腾空，取象未济。姑举《内经》例以证吾说：火之炎上也，如织女之纺车，工作不舍昼夜，喻人心无常，少顷就含生灭无穷，且无休止之期，一息尚存，不肯顿舍一切；水之流湿也，如牛郎之耕地，辛苦不计旦夕，喻真炁易耗，移时只生锱铢有限，更有年龄之别，一炁将尽，不知觉悟回头。然仙道本法天之象，以作炼丹规程，处处喻物精巧，莫不曲尽其妙，决非欺人之语，以误后世。若说仙道即是天道则误矣，别有妙用故也。许旌阳云：大丹若不以日月交光、乾坤合体，更假何物为之乎？此金木交并关系本卷功用甚大。

玄礼子杜仲三问曰：敢问小周天逐节功法。

千峰老人答曰：小周天又名法轮，即施用风火之功，渐使真炁徘徊于任督二脉也。初行呼吸之际，须臾不间断，则外缘顿息，而神炁自不相离，时觉丹田融暖，甚至终日和暖，复觉阳炁逆上尾闾，复经久日煅炼，而阳炁始逆上夹脊，心志有恒，不难过玉枕而直捣乾宫矣，若得三车口诀，立时即过三关。盖阳炁生而下行，神虽宰炁，只可使阳炁暂伏，无息之招摄，阳炁因无息，则炁不随任督道路而行，必出阳关，以其炁之行无呼吸迫促故也。如欲习炼，闭口卷舌，每吸气时，后天气自鼻入喉渐至丹田，同时真意从生死窍起，循脊髓之路，立达顶心；每呼气时，后天气自喉经鼻而出，同时真意从顶心起向眉间入舌后而下行于降宫炁穴至生死窍而止。周而复始，往来不穷。性命两窍皆得跳动之景，此为炁方生预兆。回视前日之功，似乎空转法轮，若不如法钩引阳炁，则真炁无由所生，纵能生之，亦必散于周身别络。有时法轮自停，忽然静定，任其自然，不可强转，则真炁自觉向上而升，美在其中。或得外阳举时，此小周天之功当止，另用无孔笛吹之，以辨其炁来真假，假即萎矣，真则丝毫不缩，再施用其他功法可也。柳华阳祖师谓：道之妙用，莫如法轮，运行之蹊，莫如道路。法轮者真炁也，道路者任督脉也，修士遵余所言，万举万当。

玄正子汪尧民问曰：何者是真种子，何者是真橐物？

千峰老人答曰：人本先天一窍生成，天覆地载之间，一气流行。逆运其机，则性贵顺，故守静观变，所以知天也；命贵逆，故守时观物，所以知地也。不知性无以得火，离火本虚也，物感实之。第一要时时空心之境，克己去私，丝毫务尽，念止固可宰炁，念动当损，则气少耗，正合为道日损之理，复行损之又损，以至于无，即是空无所空，寂无所寂，人常清静，心君泰然，炼己纯熟。虽然人未纯阳，而心纯阳，身真未返，天真已返，暂借后天，以延岁月，留得此舟，终能渡海。借假修真之理既明，起始先观有形之物，以悟无形之道。奉行日久，体验功深，每于静观自得之时，便觉培土生金要诀，但见祖炁盘旋于祖窍之前，以翕聚法诀，而真种子得矣。命贵逆，接命须繄，而繄忌老嫩，不知命无以得繄。坎水本实也，作强技巧虚之，第一要常常绝肾之欲。邪之所凑，正气必虚，平其喜怒忧思之情，自必能御阴阳风雨晦明六淫之气。素禀虽弱而善调护，夜间睡眠，得心肾相交，姑且不计为时久暂，至寅时外物必举，故曰人生于寅。若习静良久，心肾一交外阳必举，正是物举潮来时也，以此为有无真炁之凭证，如不萎缩，方认炁来之真，可作知之真然后得之亦真把握。此机一萌，丹书曰时至神知，此时者元炁欲化元精之时，是为活子时到，外物复一举，炁虽潜来，而神不觉，名曰一候得繄，其繄尚嫩，当此时际，散之乃在一身，促之即至元关，本无形质可言，当勒阳关而相感应，是为调外繄之秘机，调到神炁同动，而外物一举，正是聚火载金、火逼金行、不老不嫩之时，丹书曰繄产神知，名为二候采牟尼，如猫捕鼠一般，下则用中指尽力顶住生死窍，上则闭任开督，施用神息摄炁功法，犹江河之归海，山岳难阻其流，真繄得矣。当调繄之际，宜在一片正念，加杂邪思，必化淫精，而繄成为滓滓之繄，无所用矣，则昔日之苦工尽弃，信属可惜。若不知以神驭气之诀，定遭炁漏机息之虞。纵知采法，临炉不甚贯彻，精虽未泄，而炁早泄，外物仍举，则变成金逢望远不堪尝，名曰三候而繄老矣。参看他问，不难迎刃而解。再进一步言之，常常回光返照，时时收拾身心，真种繄物，自然化为先天真炁，一点一点上升至绛宫，用真意一定，复引其炁返回下降，一点一点降至炁穴，斯时手脚全空，身在云端，无人无我，四大皆空，忽然真火入于水内，心中不可专贪苏绵快乐佳境，如堕邪见，定有走失危险。内外体相合而用相通，实乃无上至真妙道也。

玄进子王丹林问曰：丹经言道至简至易，真繄易得，但揭破火候秘旨，令人哑然失笑。

千峰老人答曰：祖师作书传世，诚恐后来修士深入歧途邪径。最初时期，个人非得熟读佛道经书，好作遇师真伪凭证。不可取宗妄人之口，引经证典，颠倒是非，一时脑筋错乱，自己无有鉴别力，认假为真。事后加以细审考查，如果对于身心方面，延年保寿智识，丝毫不谈身体力行真功，在我者虽受欺弄亦轻微，不过此番精神与金钱，有所牺牲，尚不致久假不归正道之害也。在彼者希图为人之师，从中渔利，为得衣食计耳。我胞兄魁一子曰：得师真诀后，贯通万卷书。否则自高自大，纵有开悟理会，好似镜里观花、水中捞月，从何处着眼，又从何处下手哉。夫金丹大槩，至简至易，不外眼睛凝神观上丹田，自然入定，此为双林树下牢拴意马之秘传，又为降龙之心法。试比经商，无有资本，事业不能发展，决无成功之日，尽人皆知；欲修真道，不求元炁之本，而反求齐其末，徒耗精神而已。在筑基时，最初修炼，不论槩之真假，从权办理，先行采取，倒转河车，人不受伤？若专拉空车，认为得了真道，日久必染背酸、腹胀、眼翳之疾。然又有辨焉，外槩是后天有为命功，顺能生人，逆能作丹；内药是先天无为性功，光圆为仙，无光为凡。但恐无大荫德，自家消受不起耳。尝见一时发心愿者，不明修道之终始先后及修炼之要旨，勇猛精进热度，在沸腾点以上，意谓非入深山，道不能修，竟投丛林古刹，方且扬眉吐气。迨至皈依而后，空门清规，色身属于本庙，性命交与上天，念经尚可勉强，饭食经行之后，必定打坐，止静钵鱼三敲，声息俱无，开静钵鱼三敲，始能动转，百有余岁之人，不过如斯功课，除此之外，无所事事。乍离红尘，终日寂寞之苦，不堪忍耐，厌烦心生，退志已萌，遂自认与道无缘，私自逃禅，实未闻真道有为功法。若始终不离人情，固是世俗人情道，如脱却人情，又不是猪八戒正道。丹书曰道用人情，又曰情来，皆证无情则无道，断非世欲一切有情，乃指身中元炁一阳来复真情，催动元关消息，本属人人日用而不知之事，即是天然真火候，不被一切顺逆境界为转移，外形兴至二候，急行下手，接我任督二脉，仿似猪八戒之嘴，以运用息意六候法诀，徘徊子午卯酉，外形倒，当使封固呼吸，以防漏泄。然采取外槩内中引火、火逼行火、取火、坤火、封固呼吸，则有体质强弱老少之分，内槩却无身躯盛衰长幼之别。祖师著书，千喻万譬，名词不胜枚举。说此难行难信之言，实为甚难，是以学者无从深悉，不遇真师绝不能知，既蒙真师揭破其理，方知简而易行，原来伏虎秘机果真不笑不为妙道，修士阅到此处，降伏神炁消息，皆得之矣。神者心中元神，炁者肾中元炁，精炁本是一物，在炼精时，真炁就在元精内，因辨其动与不动，而二其名耳。大槃之用，莫过真铅真汞，即心肾中炁也，心肾未易相合，须赖真意调和，久则真意亦静而不动，即先天元神与元炁，和合归一，心肾二炁自然打成一片，则先天真一之炁上升矣。能守真一，息不往来，如在母腹之内，口鼻取纸闭封，只是大定，而天人一气之妙旨得矣。无为功法则反之，丝毫人情不用，专修心地洁净圆明，一切境界，不染不昧，终日对境无心，务使别有全性，常清常静，虽处市朝家乡之地，何异深山穷谷之居，大隐居士不计较在家在山。非是朝夕之功，立可见效，能有所得，只要始终如一，不改初志，苦行平日修炼，则庶几近焉。

玄宗子陈宝宗问曰：弟子愚蒙，丹经皆云三五合一结成形，敢问其理，乞师开示。

千峰老人答曰：此本阳变阴合，所生五行，实为五行攒凑之秘诀，试说结凡胎理由，然后容易悟解。父之阳五，母之阴五，因情爱感召，结成凡胎。易曰：二五媾精，男女化生。大地凡夫，男见女色，必生爱心，因坎中阳原是离家之物故也，女见男色则反之。中庸曰：夫妇造端。临产生时，天若不赋其灵性，定必草灭无疑，乃为三五合一结形原理。各丹书云：东三南二同成五，北一西方四共之，中央自为一五，故曰三五，头顶心为南方午火，夹脊为东方卯木，医谓会阴穴为北方子水，绛宫为西方酉金，万变不离乎中，中宫之五，即我之真意。实际去行，每于静坐时，真意先在绛宫，静后渐由绛宫经祖窍而至乾宫，意复由顶心移至夹脊，经曰：东三南二同成五。木遇火则旺，故火能去烧北海水，复移意至丹田，经曰：北一西方四共之。元关机动则火从脐下发，而此一味水中金，常经风火煅炼之工，不可执着，务要得象忘言，而丹无不结矣，求丹不由我，可半由我矣。

玄湘子果仲莲问曰：性命实在何处，按道书名词，皆相契合，今改取解剖学书，便觉茫然，不得深刻印象，愿乞师按人体解剖方式解之，俾弟子等省却一番困难。

千峰老人答曰：性者心也，非是肉团之心，乃是虚灵之炁也。肉心为运行众血之府，心体内有左右耳房，因其间有横肉隔之，故有上下耳房之号，四房大小相若，容血一两有余，上房肉薄，下房肉厚，左下耳房因其肉厚排血力大，右下耳房，有回血管。入肺血管四支，左右各二，血液流入肺部，因有吸氧呼炭功能，因肺一呼，血内炭气，逃散于外，因肺一吸，血收氧气，复变鲜红，再入左下耳房，是发血周流一身总管，为动脉总路。左上下耳房，正中有门，其门向下有筋丝数条，牵连凸壁，自有真炁开阖。血由右耳房，落于左下耳房，先天真炁一鼓，血由下耳房射入上耳房总管，周流脉络，滋养全身，天然生成机巧，富有伸缩力，血入上房则下房缩闭，血落下房则上房缩闭，互相舒缩，轮递流行。用手按左肋气眼，便觉肋里跃动，用听诊器，附耳静听，内有二声，一缓一急之音，缓者血行之声，急者先天炁之声，先天炁催动血液，故有二种不同声音。若染病者，其声变音，乱跳不匀，国医以脉会手部太渊穴，故左手寸、关、尺为心、肝、肾，右手寸、关、尺为肺、脾、命，以望气色，闻其声音，问其病因，切其脉理，三指齐下，用轻按、重按、寻按三法，辨其浮沉迟数，以定寒热虚实，一呼一吸，脉来三至为迟为寒，脉来五至以上为数为热，脉如细绵为虚，脉如粗绳为实，轻手一诊，形象彰彰为浮，重手一按，始了于心为沉，脉浮而迟为表寒，浮而数为表热，脉沉而迟为内寒，沉而数为内热，方能凭脉断症。用药复分天时地理，人之老幼，药之寒热温凉，以制伏其病。例如江南人感受实症，汤剂处方，大黄只二三分足矣；黄河南北之人，面食太硬，消化力弱，动辄过两；张家口北蒙人，因肉食不熟，非得三四两重不能济其功。此为我国医界基本实学，西医以血动声音诊病，谓我国医生专手脉，血液在管内跃动，乃心经逼发血势，百管涌应，不独手、足、颈内处有动脉，遍体皆然，心经一跳，即脉一至，并无专属某经之理。不过西医附耳静听心之二声，一缓一急，缓者其音散以长，急者其音利而速，依此二声缓急而定病，中医由寸口脉辨其浮沉迟数，以定寒热虚实之症，但此心内血动音声、手腕脉跳动，谁使其有声音？谁使其跳动？至今未闻有确切解答。实我先天炁催动力造成之耳。荣行脉中，卫行脉外，血因气动，气因血开，先天炁本生于脑气胞内，周流全身之内，而血液得养我筋骨体肤。生理家因头颅脑汁恐其流散，用锅蒸成囵的，水汽透入气胞内，然后以刀解之，热度低减，汽化为水，生理家名为左右水房。人之死后，既有水之可言，亦莫炁之可存，不过一空胞耳。下通心内左右耳房正中之炁管，故能向外排挤血液，手腕脉仅通于心之正中，乃是行先天炁管，非是血管。我国医学皆由佛祖传来，奥妙深矣。盖心上通脑气胞，下通内肾，脑气复发于二目，二目和合，再下视炁穴，心内真炁，必下降于丹田，则心中真炁，与丹田精炁自然和合归一，静久必动，二炁合一上升至绛宫，以意引之下降炁穴，当以意引之上升。或过心位，或过肾位，皆易致病，不能进修。忽然真意大定，该炁落入小洞中，则入大定矣，丹书曰意大定谓之五行全是也。

玄素姑果余素霞问曰：窍中窍在何处，乞师按解剖图示知。

千峰老人答曰：汝看小孩初生时，脐带一端与肚脐连，一端与胎盘连，胎盘后丝毛绒与母之子宫结合，炁血由子宫丝毛绒入胎盘，众血管遂集成一大脐带，自胎盘经脐带而至肚脐计长一尺三寸，炁血入脐内，清血入上管上至于心内，脐下两管，一通动脉，一通静脉，肚脐至动静二脉，长一寸三分，二脉归一之处，即是窍中窍也，又名真炁穴，在小肠内正中间有一细管，为我命门，学者要离中至阴真炁，以日月合并，便能回光返照，下降入坎中至阳之炁，和合为一，才是先天真命之炁，此为初炼真命之法，并将列位老师昔年传我时原文录后以资参考。

我胞兄魁一子曰：外日月合并之时，内坎离自然能会合，先天真一之炁才能渐渐生出，坎离颠倒用法，上亲下爱，久而大定可得，再炼向上功夫。若不知修炼真命之功，而遂灰心闭目，六门常关闭，前后则隔绝，上下亦不通，则先天真一之炁，从何而生？学者应须注意。《悟真篇》曰：未炼还丹莫入山，山中内外尽非铅；此般至宝家家有，自是时人识不全。家家有者是人人身中自有，非是家内妻子，为彼家之邪说。命功炼法，决非隐居山林、专守静定而能成功，不容分辨自明矣。

了然老师传我时曰：乾坤日月要和合，坎离戊己交媾升，若无黄婆为媒介，虽合四象不成丹。乾坤者头腹也，日月者金乌玉兔也，和合者回光返照也，坎离者心肾之体也，戊己者心肾之用，此即真意也。戊土属阳，己土属阴，其理则一，其用则二。体在中央宫，用寄坎离处，盖坎中纳戊，离中纳己，若非流戊就己，则金木水火各散，而不能成丹，交媾者得黄婆勾引也，黄婆即真意也，戊己二土归一，四象合并，无他无我之时，返本还源，只在刹那间，大槃升矣。

了空老师曰：子若不明乾坤、日月、坎离、戊己、黄婆、四象、金丹，一时记不清楚，分不明白，由七步翕聚之光，收归我腹内，用回光返照法，常常照丹田，久静而真炁必动一动，一点一点上升到绛宫，用真意一定，真炁又下降，一点一点降至丹田，久动而后静，惚然之间，真炁入我真炁穴内不动，此入大定矣，此为心肾相交，又为坎离交媾，又为四象和合，又为水火既济，即送归土釜牢封固，即是祖窍炼出真炁，送在下丹田内不动，刹那之时，即一日夜，以此不动之入定，可七日不食，由浅入深，可炼至七七四十九日不食，方为真入大定矣。

吾师彭茂昌曰：坎离颠倒之妙用法，先天真铅自出也，金丹之妙，只在真铅，真铅妙用，不出坎离二物。离为日，日乃太阳真火；坎为月，月乃太阴真水。阴阳和合，先天转作后天，后天转作先天，离中真阴复归于坤，坎中一阳复升于乾，亲上亲下，各安其位，日久奉行，后天真炁一断，先天真炁自出，此为坎离交媾、水火既济，再炼大周天可也。不明此中颠倒上下妙用之法，纵能高谈阔论，不遇真师，无济于事耳。

谭至明老师曰：采槃补亏欠之精，补足眼内白光夺人，自有日月合并，才能两眼双看自己小腹，心想内有白光，看到几十天，仿似忽由一声，小腹内真炁一动一动往上走，走至心口不动，又往下走，走至丹田，每日以法习炼，不计日期，鼻中呼吸气渐少，心内无事无想，恍惚就不知身之所在，即入大定。我虽用过，多次入定，然每天仍得吃饭。有说四十九日不食，亦须另有妙法，如果属实，尽可传人，不可妄说。谨遵师命，三叩而起立。

刘云普老师曰：取坎填离，复还乾体。乾坤颠倒而为坎离，后天坎离，坎北离南，即是先天乾坤。后天心肾内里真炁，即是先天坎离也。水火，坎离之体；金木，坎离之用。坎中纳戊，离中纳己，是为真土，即真意也。调水火而和金木，金木喻为龙虎，水火喻为铅汞，铅喻名为金公，汞喻名为姹女，真土喻名为黄婆，丹经道书，千名万喻，实是一坎一离，坎中一阳，离中一阴，能取坎中之阳，点破离中之阴，即是颠倒上下之妙也。如此结上起下，久久用之，阴阳二炁合一，入于窍中窍内，大定得矣。

南无派敲蹻老师刘名瑞盼蟾子曰：前炼性命双修，下手炼命法诀，至今才知丹经云"用铅不用铅，须向铅上作"，此是前八步功法，后八步是"及至用铅时，用铅还是错"，现在正用"须向铅上作"的口诀。前采小槃是"用铅不用铅"，今坎离交媾，水火既济，心肾交合之时，必得用"须向铅中作"，起初谓用铅，虽似用铅，实不用铅，乃从有为渐入无为。大道非师传不能明白，正见其用而不用，不用而用，颠倒颠之妙法，颠倒者是坎离颠倒也，坎者外阴而内阳，其中一阳，乃太阴之真华也，离者外阳而内阴，乃太阳之真精也，日月合和归一，原是一物，是两家合成。回光返照，以离中真火下降坎宫，坎中真水见火，先天真炁自升自降。静久而必动，动者是先天真一之炁自动也，上至绛宫，下至真炁穴。动久而复静，乃是自然之理。静者，内观其心，心无其心；外观其形，形无其形；远观其物，物无其物。三者为回光返照之法，久照而定，发现真空，无形、无象、无物、无他、无我、亦无山河大地之时，先天真炁入于窍中窍内，大定得矣，能定一七、二七，久之可能定四十九日不食，再炼大周天功法。

第九口诀法轮自转

圖踵蒂吸呼

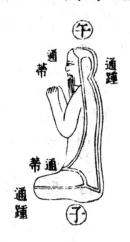

　　阖吸虽是下坤，坤腹元炁踵升上乾；辟呼虽是上乾，乾顶元炁蒂降下坤。此吸呼之气，非口鼻吸呼气，是真人吸于踵、呼于蒂之消息也。若用口鼻吸呼气，非是真道。若无真师传授，法轮不自转，非是四个吸呼往来。

　　前第八步，是蛰藏之法诀，将祖炁收入，安神祖窍内，送入下丹田，为蛰藏之法。此时二目下照丹田，心意无他无我，混沌不分，出息微微，入息绵绵，渐渐入而渐渐柔，渐渐和而渐渐定，久则窍中发动息，上不过心，下不过肾，久动而定，自然内气不出，外气返进，此是胎息还元之初，众妙归根之始也。入我窍中之窍，大定得矣。正在胎息妙凝之时，入无积聚，出无分散，恍恍惚惚，无他无我之时，入定定久，内外合一，动静俱无，璇玑停轮，日月合璧，万里阴沉春气合，九霄清彻露华凝，妙矣哉。其阴阳交感之真景象得矣。元精吐华，而乾金出矿矣，此系重开混沌，再入胞胎，开我后天胎息之气。非是著于口鼻，亦非闭气于丹田，若用口鼻吸呼气，即是旁门外道，非是性命双修金丹大道。后天吸呼气者，吸于踵，呼于蒂，以为吹嘘，逼运真炁动也。后天吸于踵，呼于蒂，是消息也。一吸踵，由后督脉上升至巳；一呼蒂，由任脉下降至亥。久久升降，此是后天吸呼。一上一下，引动先天炁穴内真气发动。自然而然，先天真炁由后督脉，一度一度上升，至泥丸宫，后天一呼蒂气，由任脉下降至生死窍；先天真炁，由泥丸宫一度一度下降生死窍，后天吸踵气，由后督脉，上升至泥丸。此是内外先天后天炁气四个往来，不用口鼻吸呼气，若用口鼻，非是真道，四个吸呼者，是先天炁升，后天气降；后天气升，先天气降。是此上彼下，彼下此上之炁气，是自然而然之功，非是用意也。这真气转动，是炼舍利子之法，是借后天之息，以为吹嘘，逼运炁穴内，俟生机发动，因此而调息。既调动炁穴内真息，而后天之息，自然至于炁穴，相兼相连同动，是此升彼降之息息。故先天后天原有兼连之消息，凡调后天之息时，二目专视先天炁穴内，好熔化原炁也。养舍利子，行住起止，是转法轮之四正。借行住起止熔化真炁，养我真命。此真炁，与后天之息转动，是无时无候无间断，自然而然真息转动，此为法轮自转，大周天也。功至此，防夜内走失元阳，一不留神，元精失去，前功罔费。学者至此，细心炼之，若有一日不用功，夜内睡魔生梦，失去元精。功勤者无梦，丹经云：至人无梦。非无梦也，无恶梦也。分为四等，一至人，二真人，三圣人，四贤人。世上色魔食魔好炼，惟有睡魔难炼。世人睡觉时，梦见好看的，自己看的见，旁人看不见；梦自己走路，实无走路；梦手拿好花，实无有花；梦遇人说话，实无其人；梦得多少银钱，实无有银钱；梦失多少钱财，实无失去钱财；梦失元精，实在失去。所以一切梦，通是假的，惟有失精是真的。若欲敌此睡魔，不作梦，用五龙盘体之法诀，将睡魔消化，其梦全无，其精自固不失，保命之真宝无忧也。将元精炼足，成为舍利子，全凭四个吸呼往来，不用口鼻吸呼气，此是真息。伍祖冲虚云：火候谁云不可传，随机默运入玄玄，达观往昔千千圣，呼吸分明了却仙。吸呼气无者，须得静定之极，不省人事，气息全无，六脉皆住，此是蛰藏，前项八步之法，是小定静。这无口鼻吸呼气，是大定静。初入定静时，小静一日，混沌无知，如气绝身死一般，中静三日，大静七日，不可认为坐化，是神炁归根复命之时，是炁养舍利子成珠之景象。正要侣伴护持，千万不可惊动入定之阳神。修士亦不可因机而动，妄自出静。更当由炁住，自然神入于大定，将见先天一炁自虚无中来。古仙云：人有生死，因有口鼻吸呼气，若无口鼻吸呼气，自无生死。无有口鼻吸呼气，便为入定，由息住而胎稳如山，用工久之，小定大定得矣。万象全凭虚无感化，昼夜凝神入于定中，而舍利子全凭虚无静定养成，若不能入定，皈于虚无，永无结舍利子之理。入定者，如同命将绝，然绝后复生是正工。如何绝后有复生？此是炼舍利子之正功。当性命入于混沌窍内，一不小心谨守，神离窍中，夜内真宝遗失。此正是：接命在此，伤命亦在此。要死心入定，凝神于窍中，而为紧要之法诀。古仙云：当初一念转动，坠入苦海，我今一念主静，渡过彼岸。生死轮回，皆在一念耳。如有身冷出凉气之时，无师传之过耳，此皆因自然之吹嘘间断，元神不守窍内，内养不到，而丹田火冷，丹光不现，故有此阴景。然而阴景之变化，非是指一而言之，变化多端，皆是丹田炁冷之故。若何为之？法诀曰：聚我三昧真火，而煅炼之，凝神入于中宫，注意于胎息处，以二目合并，为眸光射定炁穴内，武火吹嘘，存心结想一团真火烈焰腾腾，满鼎神光，照耀周身，薰蒸四大，则阴魔坏景自然消灭，而中宫之丹光复明矣。这修性炼命之真工，实则细心煅炼，若有一点粗心，丹失光无，岂不徒劳哉？亦有静坐生邪火者，是肝肾两处生出，先是两眼云蒙昏花，睹物或成二体，久视则光不收，瞳人散大，白眼珠发红，而不能使之消灭。欲防邪火夜内走失真宝，此患因多嗜饮食，内有生邪火之物，或因心想邪火之事，或因热水浴身，引动丹火，到处流光，火焰焚自身者有之，其幻景亦有多端，皆是自己不戒于火象，或觉心热，烦燥发渴，饮食不休，倘不知制伏，夜内亦是走失真宝。功夫至此，学者应注意。然而以何法灭之？若是肝肾之火，可用第五步功，可将此火灭之。若是心邪之火，饮食等等之火，可于静坐时，存心结想，面前一团黑毯，其大如拳，黑云亦可，即以真意凝聚，用第七步翕聚法，将黑光收归我有，用口意吸清凉气，送入丹田内，再一呼气，微微喷出，邪火慢慢被引出，自然消灭，心地自然清凉。其想面前黑云黑球，吸入丹田，呼出毒火，不拘次数，总以热气邪火退尽为止。从此安乐太平，神清气爽，方保无失矣。

玄宗子陈宝宗问曰：师传内外吸呼，四个往来，不用口鼻，若用口鼻吸呼气，非是真道。这吸呼气，不由口鼻出入，是由何处出入，还得四个吸呼？乞师细细解明传出。

千峰老人答曰：此后天吸呼消息，摄之丹田内真炁发动，是先天炁升，后天气降，后天气升，先天炁降，是此升彼降，彼升此降，是四个往来，非是用口鼻吸呼气。是内里后天一吸踵，一呼蒂，是后天踵蒂消息往来。两个吸呼，引动先天真炁发动，由后督脉上升泥丸宫，复由泥丸宫经任脉，下降生死窍，此是先天任督真炁升降。两个往来，先天后天，是四个往来。不用口鼻吸呼气，然而后天吸踵呼蒂，若无师传，不敢自用。若是用口鼻吸呼气，乱提乱炼，将先天真炁，提冲心窍，胞络油冲开，不能包守心窍，准得道魔。或是自歌自舞，口发狂言，题诗作赋，说妙谈玄，自言自得无上妙道，实在是识神发动心窍，神不守舍，脑筋错乱。若是稍有喜怒忧惧悲伤情形，即是摇动脑炁筋，神经错乱，哭了又笑，喜尽复悲，皆是心窍之炁，冲动元神，性乱不能修养，此皆是错用后天吸呼气之过也。工至此，要细细请问老师，这真人吸呼于踵蒂处，由何处吸，由何处呼，不用口鼻。请问明白之后，再用四个吸呼。大周天之工，是无时无候无间断也，非是不传，实在有险。我吸于踵，你看看，是由祖窍内至延髓梗下通于踵，即脚后根之管。祖窍内一吸气，心意由祖窍至延髓梗，此为消，后天真气由踵管上升至尾闾，过夹脊玉枕至泥丸宫，此为根生于踵；又呼于蒂，是由延髓望外至祖窍，下通任脉管根，即是生死窍，延髓至祖窍一呼气，心意由延髓至祖窍，此为息，后天真气，由蒂管下降至祖窍过十二重楼、绛宫、炁穴至生死窍，此为发于蒂。此是后天两个吸呼踵蒂消息，不用口鼻吸呼气。此踵蒂消息气久炼，自然先天真炁，被后天气引动，先天真炁生，后天真气降；后天真气升，先天真炁降，此是四个吸呼，不用口鼻之气，为大周天，无时无候无间断也。我师曰：吸呼分明了却仙。

玄庆子张庆云问曰：师言色魔食魔好炼，惟有睡魔难消，又言至人无梦，可用五龙盘体之法诀，其梦全消，其精自固不失，乞师示知。

千峰老人答曰：这色魔，可用巽风、橐龠、六候，将色魔化的马阴藏相，其魔自消。这食魔，是身体足壮，可食素饭素菜，戒诸香五辛，味香散炁，五辛能生淫精，谨戒五荤，即是消除食魔。惟有睡魔难炼，是以禅家有长坐不卧之法，世人睡觉时，梦见一切之事，觉时全是无有其事；梦得多少银钱，觉时无有银钱；梦失多少物件，觉时无失物件；梦失去元精，觉时真失去元精。一切做梦，通是假的，惟有遗失元精，这是真的。失去元精，伤自己性命，何不求师法诀，保自己性命？余眼见民国多少大伟人，得了多少银钱地盘，死后带不去寸土分文，全是假的，如同做梦一样，惟有生前作的善事恶事，死后可是真的，多作善事保民众，日后民众修庙塑像烧香叩头，万古千秋，为一个好人，若是净作恶事，死后受民众唾骂，遗臭万年。请看民众崇拜岳夫子，烧香叩头，转脸就骂秦桧，因岳武穆是好人，秦桧是坏人。我民国大伟人，可不戒哉？黎总统，与民众同乐，吴大帅，家无私财，一心向善，此二位，真我民国之仙佛也。世人作好事坏事，就在心耳，这做梦与人做事，就在一念。至人无梦，好善人不做恶事，然而无梦夜内走失元精，是何道理？世人不知真理，人的识神，昼寄于目，夜寐而安藏于肾，睡熟时打呼噜，震动六根，其元精自出，故而失之。戒失之法，吾人于睡时，舌顶上腭，收神下藏丹田，心空无念，闭口气由鼻孔入，下降丹田，与炁交合，水火合一，气息绵绵，神气相抱，似睡熟，非睡熟，自然之睡，其元精如何遗失？还有五龙盘体之法，诀曰：束首而寐，侧身而卧，如龙之蟠，如犬之曲，一手曲肱枕头，一手直摩脐腹，一只脚伸，一只脚缩，未睡心先睡目，致虚极，守静笃，神气自然归根，吸呼自然含育，不调息而息自调，不伏气而气自伏。照此睡法，自然无梦，保守元精不失。昔华山祖师陈希夷留形于庙内，这睡禅功，总得会宴息法功，若是混睡，浊气念虑未断，一觉睡熟，阳气尽为阴气所压，如死人一般，是因不知宴息法诀之过耳。

玄辅子卢有德问曰：这睡觉，还得用宴息禅功，不能混睡，乞师传出。

千峰老人答曰：非但是睡觉时用宴息法，每日参禅时，亦得用宴息法。其法曰：如睡时、打坐之前，宽放衣襟，呵出浊气，吸进清气，然后心平气和，静坐静睡时，耳不闻声，目无视物，闭口藏舌，舌舐上腭，心无思虑，鼻吸下降，四肢不动，凝一点元神，入于炁穴，相依相恋，如炉中火种不断，久久养之，自然神足不思睡，气满不思食，精满不思欲，其身自壮而觉轻，其心自觉明而灵，其气自觉气无而炁清，其神自觉圆通而神明，如此便入长生路，此是宴息之法诀，与胎息法诀远矣。

玄物子田万年问曰：师前图所言，法轮自转，无师传不能自转，乞师示下。

千峰老人答曰：这法轮自转，是真阳之炁，不能自出，出来不能自转，总得用后天吸呼之踵蒂气，吹动炁穴内真炁，橐龠之消息，逼逐真炁通任督，达乾坤转运。用法借后天之气，催动先天之炁，法轮自转。阖户即是吸机者，往下也，故曰为坤；辟户即是呼机者，往上也，故曰乾矣。此是后天之吸呼，两个往来，引动先天真阳之炁生出，由炁穴发动，下通尾闾督脉，阳炁由龠管一点一点上升至乾，后天吸机下降至坤；阳炁由橐管任脉一点一点下降至坤，后天呼机上升至乾。是彼上此下，此上彼下。若以口鼻一呼一吸，谓之往来不穷者，则去先天大道远矣。燃灯佛曰：常转法轮。世尊曰：常转如是妙法轮。余在民国十一年二月，年六十岁用功。这日卯时，余周身如蚁行，不知不觉，忽然丹田发热，通身苏麻，快乐难当。忽然心内莫知所知，阳物勃然而举，恍惚之中，橐管先天真炁发动。余淫根往回一缩，心中不肯舍其炁，炁被淫根勒住，合成一团，其中景象，似失似泄，而实无失泄。真阳之炁，自下往后一点一点上升。此时任督二脉自开，余速用后天阖之吸踵气，相连催运逼真炁上升，复又用先天阳炁，由前一点一点下降，后天辟之呼蒂气，相连催逼真炁下降，此为大转法轮，乃是乾坤中之主宰，即是我的真意，使先天炁、后天气转运，此上彼下，彼上此下。其内里奥妙，不可以言语形容。虽然，若不明言，后学又从何悟入？此四个吸呼，不用口鼻，就在遇师不遇师耳。大道最秘，谁敢全泄？余访道至七十三岁，今将诀法全泄，愿有志者不出数日，法诀全看明白。由古至今，秘而不泄，佛佛秘授，祖祖口传，任尔各门，千诀万法，若离此四个吸呼，舍利子无所成也。尔要知道，身中精虫，无有先天真炁助养，不能成舍利子。舍利子养足，发出慧光，未到之事，无所不知，如同无线电力一样。精虫是后天之中先天之炁所养，舍利子，是先天之中先天之炁所养。所以炼精化炁为药，炼炁化神为丹。药是治病之方，人自幼至老，莫不有病，但不自觉耳，必先采补其精化炁，将五脏六腑四肢百骸补足，身体无病，筋骨强壮，精神百倍，再炼四个吸呼往来，补助精虫化为舍利子，再使后天中之先天炁，将舍利子养足，发出先天中之先天炁，此为慧光，此炁乃是元始祖炁，先天至精、至灵、至圣之炁，有此先天炁之慧光，是不死之药也，此药不在海上，不在世界药铺，是在自己身内求之。崔公《入药镜》云：先天炁，后天炁，得之者，常似醉。学者知会用此炁，便得真长生，就在你祖上有德无德，有德者，一传便知，无德者，莫明其妙，明说明传，明学样子教他看，祖上无德，自己不做善事，还是不会。昔年我师了然、了空传我时曰：四个吸呼分先后，若用口鼻道不真；吸踵呼蒂连真炁，这个消息引转轮。又曰：后天吸呼在山根，先天真炁丹田升；二炁一合连上下，岔之毫厘不转轮。这踵之头，在后脑海，即是延髓，下通脚后根，一吸踵处至山根，即是蒂处，其后天气由脚后根上升，至尾闾关，过夹脊、玉枕至泥丸宫，此是后天一吸踵之处；这蒂之头，在山根，即是祖窍内，下通生死窍，一呼蒂处至后脑海，其后天气，由泥丸宫下降通上鹊桥、玄膺穴、十二重楼，至绛宫下降真炁穴至生死窍，此为后天一呼蒂之处。此是后天两个吸呼。我吸呼一回给尔看，是这个吸法，是这个呼法，是引动先天真炁发生，由炁穴内生出，下通尾闾关，一度一度上升至乾顶，后天气一点一点下降至生死窍；先天炁由乾顶一度一度下降坤处，后天气由生死窍进尾闾关一点一点上升至乾顶。此为先天后天吸呼，四个往来，不用口鼻。昔年你师爷，在北京仁寿寺受传时曰：凡借后天之息，以为吹嘘，逼运真炁穴内真炁发动，而后天之息，遇先天真息，相兼相连同动矣。是此上彼下，彼上此下，全在消息之机，则先天后天之息，不待辨而能自明矣。你师爷吸呼一回，我当时就会吸呼，此法总在乎祖上有德无德，又在自己心地如何，若是学人心地不好，无做过善事，净做坏事，先天真炁，上一冲心，准得道疯之病，其危险大矣。心地不正，不如不学道，实在良言也。若会前八步，是炼精补身之法，可能延年益寿，此是炼炁补精虫成舍利子之法，预备采大檠、过大关之用。

余胞兄赵魁一曰：这四个吸呼转动时，非是用心意转动，是自然而然之转动，内里先天炁升，呼蒂气一降，内里先天炁降，吸踵气一升，是此升彼降，彼升此降。非是难学之事，就在平日用功不用功耳。我在外访道，有功勤功慢之时，有不能用功之时，三年后，将舍利子养足，才过大关，是刘子华道侣侍候过的大关。若无四个吸呼往来，舍利子不能成也。

敲蹻道人刘名瑞老师曰：吸呼通乎蒂踵机，动静同乎造化引。

来生真人谭至明老师曰：吸机脑后是踵气，呼机祖窍是蒂气。

天津堤头刘云普老师曰：明明非是吸呼气，引动真炁转法轮。

小平岛彭茂昌老师曰：非是运气行上下，内里真息引转轮。

北平润亭张懋德师叔曰：吸呼真气通任督，相兼相连引炁行。

淮安小会经堂悟禅师曰：念经伤气养太和，无他无我转法轮。

龙门冲虚伍守阳祖师云：用后天之真吸呼，寻连真人吸呼处。

南昌真阳伍守虚祖师云：达观往昔千千圣，吸呼分明了却仙。

六安庐江李虚庵祖师云：只就真人吸呼处，放教姹女往来飞。

王重阳祖师云：神不离气，气不离神，吸呼往来，通乎二源。世人不解，便猜为吐浊吸清，播弄口鼻，吞吸日精月华，运行气脉，后上前下，终夜不休，以致成疾。丹经云：人人气血本流通，荣卫倾行百刻周；岂在闭门学行气，正如头上又安头。

千峰老人曰：以上各位祖师皆云后天吸呼气者，非是住于口鼻，又非是闭气，总得师传，方敢自用，无师者不能用，用则生病，非虚语也。

第十口诀收炁法诀

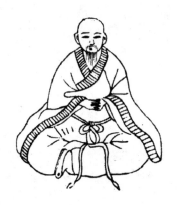

闭住龙虎关诀穴　　目守泥丸舌接督
吸提呼降气归窍　　阳升气发急回中

　　阳举气发之时，两手点住龙虎二穴定住，以舌接督脉中心，二目由左上视，以巽风真意吸提呼降，升者升泥丸宫也，降者降生死窍也，数度后其阳升即缩回也，此是收炁收精之法诀也。收炁者接炁也，收精者添油也，由此保住可长生。精要足预防夜漏真宝，左手在下，右手在上，两手中指点住龙虎二穴，舌接督脉，顶住人中，吸升呼降保精不失是闭精炁法。

　　前第九步，是精炁成舍利子之法。其舍利子要成未成之时，夜内作怪，无梦无念自己泄出，修至此慎重习炼。然而以何诀法戒之？必得用第十步口诀，可以保护夜内不失真宝。这真精足时，或是采取有念的幻精，或是眼视色欲而心动，或是耳闻淫声而念动，不论有何动，总以淫根自动为是。淫根自动者，是无念之中，淫根由根一动一动，非是自举也。此景象，是夜内要遗失真宝之兆也，如不用第十步法诀，夜内遗失真宝，甚可惜也。回想民国十九年，有一弟子玄存子汪振勋，年已七十，与我同岁，来佛堂泣曰：弟子千辛万苦修至此，今夜内遗失元阳，请问老师可有法挽回否？答曰：由初步功，再炼补至此，可以挽回，若不炼回家等死，无有别的法诀。昔日传你时曾曰：如有淫根一动一动之景，即是夜内遗失元阳之景到，睡觉前急速用第十步收炁法诀，若不炼夜内准泄漏元阳。尔不细心用功，有遗失之景到，睡觉时忘了用功，至夜内失去元阳，你怨何人？回答曰：弟子白天时，自觉淫根发动，心想今夜睡时，用第十步功夫，这一天净办家务之事，睡觉时忘却用功，至有遗失之患。余曰：尔今年七十岁，性命不顾，操劳家务，轻看佛祖法诀，至有今日。尔今来泣问，由今往后，每日早晚功勤，要平心静坐，家务之事一切不想，将二目合并归一，下视丹田，鼻内吸呼气，由内下降丹田，百日内外，丹田发热，眼发电光，耳内风声，至此可将失去元阳炼回，可用小周天采补之法。尔当细心煅炼，不可粗心，由此炼舍利子成也。这炼养舍利子，要足不足之时，内里作怪，发动淫根涨动，不定时间有此现象，临睡时平心静坐，将左手中指一回，点住之处即是龙穴，此穴是活的，内炁通心，故为龙穴，再用右手中指点住龙穴处，左中指伸开，点住右手心，为虎穴，此穴内炁通肾。此龙虎二穴，下通肾精炁管。用左手中指点住右手心，右手中指点住左手心，即是

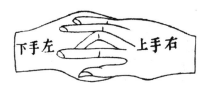

龙虎二穴。有图列后。此两手心之脉通手腕之脉，手腕之脉能通心肾，将手心点住，能闭心肾之炁不动，将炁管闭住，用神气即口鼻之气，神者眼转也，将内里真炁收闭之，如何有遗失之患也？盘腿静坐，将龙虎二穴点住，用意将淫根望回一缩，闭口，舌顶督脉弦，由鼻内望回一吸气，眼要由下左边望上一看，又鼻内往外一呼气，眼要由上右边向下一看，此为神气一吸一呼一转，如此转九回一定，稍定一刻，照前将淫根望回一缩，神气目照前再转九回，又一定，如此共转四个九回。神气转时，舌尖倒顶，内牙齿外，正中是督脉弦，接我任督二脉，转完三十六回再睡觉，精炁管闭住，如何有夜失之患？精炁由前不能泄漏，还得用小周天采补之法补之，越补越足，自有真炁由肛门泄出，即是爱出虚恭。此虚恭若是饮食内虚气，也许着寒凉，肛门内不好受，可以随便出虚恭，不必禁止；若是真炁足出虚恭，禁止不可令他出来。法诀曰：照前点住龙虎二穴，舌接督脉，肛门一缩，用神气一吸一呼，如此上下七回，虚恭内真炁，散于周身，助我身体强壮，自然虚

下手左　上手右

恭无有。若有大小二便闭不住，又离厕所远，速用手点住龙虎二穴，舌接督脉弦，用意将肛门一缩，用神气吸提呼降，将大小二便活动筋缩住，如何有大小二便。以上所说，全是怕走真炁，无有真炁，不能成舍利子，舍利子不足，如何止火之景到，止不了火，过不了大关，过不了大关，成不了漏尽通，马阴不能藏相，如何养的了牟尼珠，牟尼珠不成，道胎由何所生，成不了道胎不能出顶为天仙。请问修道者你修的是甚么，成道者成的是甚么？果是真师，必有所说。古时人修功至此，往往有走丹者，皆因诀法不明不全而心不专。古年师授法诀，看弟子品行也，也有授一二诀者，后来看弟子品行不端，不能传授。由此弟子添枝添叶，由道书看几句虚文，教人烧香叩头，老佛爷传道，借佛传假道，毁坏佛祖名誉，罪过不小，其实借佛所传的道，全是由道书上看来的。古年道书，有理不言诀，若是遇过明师，看道书全懂，因自己懂的诀法，一看道书全明白。尔会一二诀法，指佛传道，是你蒙人，是佛蒙人？要尔按心自问。

昔日我师了然、了空传我时曰：昔年我问你师爷，佛说有五等十等仙。师爷云：此非是金仙大道也，真道者是神炁而已，炼炁属阴，炼神属阳，阴阳二炁一合，故能生阳神，阳神者能现身，众人有所见也，阴神者不能现身，众人无所见也。

尔所炼这十步，是神炁聚合养舍利子也，若是将先天炁夜内遗失，如何养舍利子？淫根不动炁不失，一俟淫根自发涨动，夜内准走失精炁。尔睡眠前，用两手中指，点住龙虎二穴，就是两手心，左手中指一回弯，点住龙穴，再用右手中指接点龙穴，左手中指一伸，点住右手心，即是虎穴，舌尖倒顶嘴唇内、齿外正中督脉弦，用真意将淫根向回一缩，闭口由鼻内向回一吸气，心意由督脉望上一升，两眼由左望右一转，此是心神炁一吸之功；又一呼，两眼由上望下右边一转，真意由任脉望下一降，降到生死窍，此是心神炁一呼之功，如此转动九回一停，要转四个九回，此为闭精炁之法诀，夜内不能遗失真精炁。此你师爷所传，名曰归根，若不归根，失于造化之机，夜内故有梦寐走失之患矣。将精炁炼足，自有止火之景到，止火将丹炼熟，再过大关，此小周天功法，无所用矣。昔日白玉蟾、邱祖、曹还阳，是精足丹熟，已到止火之候，未及采絷，夜内走失真阳，此是丹足炁满，无止火之过。今淫根涨动，是丹不足、炁不满、亏欠，邪火涨动，若不收炁闭精管，准失元阳，学者细心悟之。精足丹熟淫根不涨动，如马阴藏相，不止火有漏失元阳。此二要分清楚。以上所说收精炁养舍利子之法，这精炁足，前边固住不漏，后谷道有泄真炁之管，非是出虚恭，如有泄真炁时，速照前点住龙虎二穴，舌接督脉，神炁吸呼，一升一降，如此后升前降七次，谷道真炁散于周身，养我后天之身。如有大小二便离厕所远可用转法，将括约筋缩住，等半天后，再出大小二便，可以闭的住，此法是收先天真炁归于窍内，不可伤害，若有伤害舍利子无所成也。此为真炁归根养丹熟也。

胞兄赵魁一曰：淫根涨动炁要行，用法收回养我身；古今多少修性法，除此神炁却无真。

敲蹻道师刘名端曰：拍拍满怀都是春，谨防危险养我身；闭住龙虎关窍穴，炁足舍利过大关。

小平岛彭茂昌师曰：炁动速回上昆仑，璇玑运转神气凝；昼夜无忧养舍利，种在乾家放光明。

天津堤头刘云普师曰：心无真诀怕人问，有意投师又耻羞；炁足变动而外驰，事多功少诀不真；若无明师真口诀，夜内遗失怨何人。

玄道子汪维镇问曰：师传这十步，弟子淫根涨动时，当日晚睡觉前，弟子用收闭精炁法，神气转运四个九回，至夜内还是走失元阳，是何理，乞师示知。

千峰老人答曰：尔前采的外槩，是有念的幻丹，故有走失之患。这有念的幻丹，为淫精，内里有邪火，精中炁一足，邪火发生，淫根涨动，是内里精炁活动，精中真炁邪火，一烧精囊口，括约筋一暖而开，故有夜内走失元阳之患。尔炼收闭精炁法，神气转运四个九回，夜内还有走失之患，是尔采的有念淫精，邪火力大，终久不能成舍利子，这有念淫精，内里有邪火，不能作大丹，只可保守后天身体强壮，百病不生，尔学的是采先天中先天炁，是无念之中先天精炁，能成舍利子，能过大关，谁教你采有念之淫精乎？你正理不明，根源不透之过也。

玄诚子吴守诚问曰：师传用两中指点住龙虎二穴，舌接督脉，用意望回一缩淫根，口鼻一吸一呼，神气一转运，可将精囊管口闭住。弟子想，两手心与吸呼气，不通精囊口，因何将精囊口闭住，不遗失真精？乞师明白剖解传出。

千峰老人答曰：人的两手心炁血管，由心脏发出，左手心炁穴管，是动脉，为龙脉，真炁由心中间一管发出，通人手腕脉窝，催动血液流通至左手心，为龙穴，右手心炁血管，亦是由心右耳房发生出来的，即是静脉，下通春气弦管，连接内精囊管口括约筋，故右手心为虎穴，两个中指点住龙虎二穴，是闭住心肾二脉，即是手腕寸关尺脉，将心肾二脉闭住。心者性也发于二目，命者肾也发于淫根，故用功时，将淫根内括约筋望回一缩，鼻内望回一吸气，心意望上一提气，二目由左望上一转，又鼻一呼气，心意望下一降气，二目由右望下一转，如此用功，转四个九回。尔要细思细悟，心通二目，往上转动，是心中真炁，将虎穴内真炁括约筋一缩，往上一提，是括约筋闭紧精炁管，如何有夜内走失元阳之患？还有舌接督脉之理，人未破身时，气管不断，克嗓管发现出不来，若身一破，克嗓管出现，是克嗓管神经系，下通肾经系，若将外肾割除，嗓音无底气，与太监嗓音一样，与女子嗓音一样，故用舌尖倒顶上嘴唇内、牙齿外、正中督脉弦，所谓气嗓上，克嗓管缩回，与童子嗓管一样，鼻内一吸气，克嗓管神经望上一提，肾囊内精细管一缩，将精囊管口禁住，如何有夜内遗失真精之患？此法是仙佛所留，丹经道书不敢泄漏，余今全泄，罪作我一人，献我中国，三教大圣人，当初实有保命全诀全法。我师传我之后，我到各处医院解剖室调查，始知气嗓与肾管连合，有若大的关系，敢请解剖学者、讲生理学的、卫生学的与修道学的，研究真生理学，传流后世，使人人身体强壮，我中国岂不能强国？若说气嗓管不与下身连合，前清太监曾有二十多岁，有儿女后，将下身割除，名曰净身，未净身时说话，与众人一样，净身后，与妇女说话一样。若按解剖学说男子声带长而喉大，故其音低而钝，女子声带短而喉小，故其音高而锐。请问太监未净身时声带长大，净身后声带会变短小？请再细研究。我师传我时曰：是丹田真炁大小，是有底炁、无底炁之分别耳。男子将下身除去，故无阳物，下身漏炁，与女子说话一样。女子无须，是无真阳之炁冲发，故不生胡须。若是太监，未净身时，有阳物，长胡须，净身后，无阳物，不长胡须。我师曰：不在有阳物无阳物，就在真炁有漏无漏。有阳物童身，精管不破，说话声音宏亮，破身后，阳关亦开，即是精管漏炁，说话与唱戏，嗓音不宏亮，若是将阳物割去，阳关管开真炁散，说话唱戏与妇女一样，胡须不能生，此气嗓与下身故有若大的关系。

玄德子杨德禄问曰：这淫根涨动，有时心一动，下身忽然而起，阳性发现，此是淫根动否。

千峰老人答曰：这淫根涨动，非是阳物而举，是无念不知不觉之时，阳物根发涨动，是根一涨一涨，此是淫根涨动，是内里精囊生精炁也，真炁催动精囊内阳精活动，故此带动淫根涨动，将精囊内口微开。精囊内精是足的，口是松的，睡觉时吸呼气，振动精囊内精炁发动，无作梦精自流出，是尔精动口松之过也。若不炼第十步功，将精囊口缩住，其精不知不觉流出，前功罔费，是尔不细心之过耳。若是无念下身自举，阳性发现，此为活子时到，炼至二候，当下手采聚。这淫根涨动，与阳物自举，是两样功法，不可看作一样，要尔细心悟之。

玄童子汪昭文问曰：师言淫根涨动，非是活子时，不能采聚，弟子想，此机涨动，乃是丹田炁动，若不有法收回，夜内准失元阳真炁，乞师将此炁动准失之理示知。

千峰老人答曰：参禅能到真静之时，内里有一机顿发至涨动，非是因有邪念摇动淫心淫根涨动，乃是无念丹田炁动也。五祖曰：情来。六祖曰：淫心即是道心。修者若不知此炁动，无所修也。此炁涨动，用十步法诀收回，助养舍利子，超凡入圣由此炁动而成。比如男女交合，炁动则生人道，万物亦因此炁动而生万物，修道者亦因此炁动而修养舍利子也。我师曰：修道若无好色炁动，修不了道。真道者，亦即是好色。假道实不知炁动之法诀也。佛祖专候此炁才动，不等转动念头，当时先用二步，吸呼双吹收回，助养我舍利子成，此夜防其遗失。此是修道生长之机也，有何好色之心乎？若以好色心炼道，大错大错，是你错悟也，非是我门弟子也。若是炁动，不知自爱，淫欲心一起，而速催之死也。

玄致子万致和问曰：弟子看年老之人，与幼年有病之人，不知自爱自身，由此丧去性命，可有何法诀，免去此患，乞师示知。

千峰老人答曰：世界年老之人，不知自爱自身，淫根一涨动，就此淫欲心一起，心想乐一天少一天，又遇天时与饮食不好，由此一病，内里虚空无本，神炁一恍惚，无主收留真炁，由下身阳关一泄，呜呼哀哉。也有心想我尚年幼，身体强壮，离死还远呢，好比泉水，幼年十个泉眼出水，伤耗点不要紧，年岁老了，十个泉眼出水，教泥土将泉眼迷住八个，不能出水，只有两个泉眼出水，若是再淘他，泉水准干。老人也是如此，生精春弦管，神精耗，细管闭了多一半，真精炁由此少生，再不知自爱，竟自作乐失去，人无精准死。我见的老人多了，每言我虽年老，身体还可以，再等几年，我再修道，不过几日，就有人说他死了。我一回想，他有一位要命鬼跟着呢，才五六十岁就死了。幼年有病者，也是此理，身内有病，饮食减少，无饮食精不能生，邪火一发，不会自收，后天阴阳一交合，竟自将保命却病真宝失去，如何不死？年老者、有病者，单等情动炁才动之时，不等转动邪念时，用真意由生死窍，望上一吸提气，提到脐下一寸三分定住，再由绛宫望下一呼，降到真炁穴，炁散于周身，如此数回，真阳之炁散于周身，色欲心消灭，阳物缩回为止，如何有后天交合之心？老年者千万将家务放下，急早回头修道；有病者，万念皆空养病，将病养好，多积善德之事，苦药水，即是银子水，药水难吃，银子水是热的，若是将苦药水钱，作善德之事，免除多少灾病，岂不乐哉？

第十一口诀灵丹入鼎

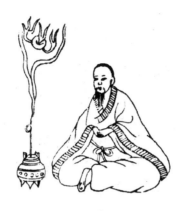

一

胎因火球炼得圆　虚室生白照万千
圆圆陀陀金光现　百脉通合大籈成

二

流珠烁烁照昆仑　九转丹成只自然
一粒自从吞入腹　始知世有活神仙

　　前段将精炁神炼足，聚于顶内，总得以真炁真神炼之，催逼既久，灵丹脱落，吞入口中，化为津液，腹响如雷，滋养舍利子。后由炁穴生出舍利之光，能虚室生白，圆圆陀陀，此即是舍利成也。百脉吸呼气长停，这段功夫，全以至静为主，如龙养珠，如幼女初怀孕，要自知静心养之，舍利子方足也。

　　一子赵避尘曰：欲修大道者，理无别诀，无非神炁而已。神即是性，炁即是命，神从炁化，炁从精生。欲望成其道者，先当保守炼其精，精满然后炁生，以炁养精，精足成为舍利子。丹经道书，千名万喻，不能出性命。除此性命之外，都是诓哄愚迷之进门耳。任尔千变万化说法，不知炼精化炁，炁化养神，神足还虚，通是旁门外道。要学者细悟耳。回想仙佛，莫不由此性命，而为修炼，由此神炁而成仙佛。这神是前六步，炼的性命双修真性光，即是神也；这炁光是后六步炼的性命双修真命光，即是精中真炁也。神炁合一，滋养舍利子，虚室生白，金机飞电，耳现龙吟虎啸之声。丹光不圆而不明，无师传不能圆明。以取火、提火提出神火，才得蟾光发现，丹光自圆明也。然取火、提火不可久用，久用头晕。若舍利足，而蟾光现，舍利不足，还得加功细炼。每日参禅打坐时，两眼归并合一，神炁下照丹田，是助养舍利子发生足满，其顶有颠弯之状，耳发龙吟虎啸之声，其身如在云端，通身酥麻发痒，如凭虚御风，快乐无边。满面如蛛网罩面，又如蚁行，痒痒欲搔，散之印堂，次到鼻柱、眼眶、两颧、两腮、牙关，口中津液升满，咽纳不尽。此时口闭懒开，身沉懒动，入于混沌，化为无有，并不知身在何处，自然息住脉停，真炁充满，滋养舍利子也，故曰炁满不思食。至此谷不绝而阴气难消，阴气不消，则阳气不纯，而犹思食，犹是舍利子还是不足，真炁还是欠少，不得谓之炁满。直至寂照功勤，自然神满不思睡，炁足不思食。功夫至此常寂常照，息无出入，不来不往，只觉一团蟾光，在不有不无之中。此乃是要入定未入定之时，如在母腹相似，虽有鸣锣响鼓，并不知耳。用功到此而印堂自有月光长明，只用死心，守中抱一，此光自然常明。两眉中间，似电光闪灼，此时舍利自长矣。从此谨防走失元炁，元炁不走泄，方能培养舍利子足也。培养舍利时，要谨戒十损，久行损筋，久立损骨，久坐损血，久睡损脉，久听损精，久看损神，久言损气，久思损脾，久淫损命，食足损心。此十损，总而言之，凡事不可过劳，劳多受伤。还有用功时，一不可起念，念起则火炎；二不可意散，意散则火冷；三目不可外视，外视则神驰而伤魂；四耳不可外听，外听则精散而伤魄；五吸呼不可骤，骤则散漫无归；六吸呼不可停，停则断续无力，忽断忽续，或燥或寒，种种弊端皆为害于舍利。若不小心谨防危险，万无一成。然起念时，当就起阳火转轮，稍有妄想转之，不可意散再转，稍微不经心，意散舍利受伤。二目不可外视，要闭目而内睁，看正中有白光，是正功。若是有惊动，眼开外视，意散神散，舍利又受其害。耳不可外听，得有道侣护持，如有人来与响动，全得道侣经心，命来人远离，不可惊动。耳猛一听响动，心内一惊身一抖，舍利不但受害，返将舍利散去。滋养舍利，心不可急，心想舍利速成，心一动舍利不生长。要自然而然用功，勿忘勿助，安神于炁穴内，知而不守，使自然之吹嘘，绵绵不绝，念兹在兹，先存后忘，而入于混沌杳冥者也。至此真阳缩回，淫根内里之根涨动，心想这是舍利子足也。若是舍利子足，当止火采大药；若是不足，就此炁动，可转法轮，养我舍利子也。这舍利足不足如何知道？有法可知，法曰：置一油灯至面前，二目直看灯火苗，两眼由左向右转，如此转九回，一闭目，看正中有个大月光，圆满如电光一般，不增不灭，此是舍利光足之兆；若是眼对灯转九回，有个虚光圈，圈边光亮，圈内黑暗，此是舍利子不足，还得加功细炼。此以上即是取火、提火，提出神火，才得蟾光发现。千万不可常用此法，若是常用，头晕眼花，是耗你内里真光之炁，修者修的是此炁，炼者炼的是此光，光者即神也，神者即在二目也，千修万炼，不出神炁而矣。了然、了空禅师传我时曰：将十步闭精炁，炼的精囊内精足，再炼精囊内元精，团成舍利子。每日参禅打坐时，两眼合并归一，下照坤脐，炼的面上虫食作痒，又如蛛网罩面，又如蚂蚁行走，此是通身真炁通，耳内猛听龙吟虎啸之声，口生津液，吞纳不进，忽然入于混沌，不识不知，此身如在云端，自然真炁养舍利子也。有阴气舍利不足，无阴气舍利实足，舍利足不思睡，炁足不思食，口鼻吸呼气不出不入，眼前有一月光常照，不知身在何处，此是初入定矣。谨防夜内梦寐之患，遗失元精。白天身不可受劳，若是劳动身体，夜内准失元阳。以静坐滋养舍利为本，凡事不可过问，耳内少听诸事，心中不存一事。忽有思念生出，速用意念转法轮，闭目而内睁看舍利之光，其念自无。无念之中目视丹田，内里气微微吹嘘炁穴，炁穴发热，现出丹光，由脐至目一路皆虚白，淫根内里之根发动，心想许是舍利子足了？不是，就此动机，可采小药补足舍利。这舍利足不足，可按上法置一油灯试之，两眼看灯头苗，眼要由左向右转九回，一闭眼内看有一大月光，华如电光，即舍利子足也。若无有电光，有一个黑圈，外有电光，内是黑的，此是舍利不足，还得采小药，补炼光足，再炼十二步功夫。此名曰取火、提火，提出神火，才知舍利足不足，此法不可常炼，若是常转炼，头晕眼花发晕，是耗内里精炁神，精炁神耗虚，如何养得舍利子？要尔精心悟炼，不可大意。

前光绪二十一年，受过了然、了空禅师传授，后遇彭茂昌老师。用藏头两面语传人，教你想这个也对，那个也对，实在无传口诀。我师曰：非是不传，近来传人之师，并未受过明师点传，不会诀法，故用书上摘下两句文话传人，教你似明白不明白，实在无有法诀，连传你的师父，不会诀法，以何传你？只可传你两句书上文话，又显文明，又显好听，真诀真道不懂，学问实有，教你当时听着好听，过去不懂。任尔学十年八年，会说道中诗语，真诀法不懂，后来无的可说，告诉你好心眼就可成道。请问你不上学堂，如何认的字？好心眼就认的字？是蒙人不是蒙人，请学者自想。

我师彭茂昌曰：传道者，若不用实语白话传人，用书上摘下来的两面话传人，非是正道，是他未受过师传。他传人时，先说三皈五戒，发愿发誓，有许多愿心，自言曰：我的道，是真道，世界不能明传道。我有真诀语，要尔自己悟。大道渊微兮，现在目前；自古上达兮，莫非师传；渺漠多喻兮，究竟都是偏；片言万卷兮，下手在先天；有名无相兮，元炁本虚然；阳来微微兮，阳举外形旋；恍惚梦觉兮，神移入丹田；鼓动巽风兮，调燮未采先；无中生有兮，天机现目前；虎吸龙魂兮，时至本自然；身心恍惚兮，四肢酥如绵；聚产神知兮，正是候清源；火逼金行兮，橐龠凭巽旋；河车转运兮，进火提真铅；周天息数兮，四撅逢时迁；沐浴卯酉兮，子午归中潜；归根复命兮，闰余周天；数足三百兮，景兆眉前；止火机来兮，光候三牵；双眸秘密兮，专视中田；大聚难采兮，七日绵绵；蹊路防危兮，机关最元；深求哀哀兮，早觅真传；择人而授兮，海誓相言；过关服食兮，全仗德先；寂照十月兮，不昧觉禅；二炁休休兮，性定胎圆；阳纯阴尽兮，雪花飘迁；超出三界兮，乳哺在上田；无去无来兮，坦荡逍遥仙；凤缘偶逢兮，早修莫挨年；休待老来临头兮，枯骨无资空熬煎。余师将道功说完，问余曰：你懂不懂。余曰：这是我师爷柳华阳《妙诀歌》，内里又明白又不明白。实在是有道歌，无诀法。以书上歌文法传人，实在蒙人之语，学多少年，还是不会下手等诀法，学他有何用？

余胞兄赵魁一曰：这十一步功夫无别诀，每日参禅打坐时，两眼和合归并，下照丹田，舌尖顶住上腭天池穴，不教性泡内真炁漏出，闭住天池穴，开通玄膺穴，真炁由玄膺穴下降，过十二重楼，即是气嗓管，下降丹田，养我舍利子。久久用工，眼生电光，虚室生白，通身发痒，四肢酥麻，快乐难当。自觉舍利子足了，可置一油灯面前，二目看灯苗，由左向右转九回，如舍利子足，闭目看见荣华月光，悬于空中不动，如舍利子不足，有一黑圈，周围有电光不明，还得采补加功细炼。此是神炁合炼之功，即是性命双修之法。

昑蟾子刘名瑞道师曰：灰心圣火养真元。灰心之功，乃心寒如死灰，毫无挂碍。若有挂碍，则舍利光不足。若念动，舍利子寒，火性上炎；若念不动是养舍利子也，大抵致静为要。将舍利养足，有千变万化之景到，防危虑险，保守元阳。将舍利养足，用真火无候之天机，其舍利之光自出。师云：有火无候勿抽添，忘机忘时有妙玄；若忘原是无忘妙，不忘之中是忘禅；忘到纯阳盈月现，不可以忘睡昏禅。此我师慈悲，言用功时不可睡觉，若有昏睡，走失元阳，前功阒费，学者戒之。

小平岛彭茂昌师曰：炼舍利子无他诀，心目合并下照坤脐，若有动机，速速运炼。一不留神，丹必出炉走失，而前功废矣。以至阳物初缩回，非是马阴藏相。丹放毫光，此是舍利不足也。后勤炼龟头缩入腹里，不可认为丹足，纵有外光发现，云中掣电，虚室生白之状，初发现于眉前。久则自下丹田上达于目，此是舍利之光足也。功炼久若无此光，可点一香火，二目合并看香火，由左向右转九回，其舍利之光足也。再加功细炼，炼得丹田之内，丹光上涌，外达于目而生辉，两眼光耀闪灼，一连二三次而后已。丹光涌出，明如金钱，亦如火珠，从两眼发出，是舍利子足耳。

天津堤头刘云普老师曰：要知养足舍利子之法，神不入定，则舍利不生而丹不结，息不藏丹田炁穴，则舍利光不现。心息俱要蛰藏丹田之内，纵息有时出，而心则无时离。心力眸光，守定丹田，直守至后天吸呼之气，归于丹田之内，隐伏不动，则先天真一之炁，滋养舍利，自然凝结成丹光，状如火球，大如弹子，发生于丹田之中。丹田发热，淫根之根发动真炁，用意由后督脉上升泥丸宫，下降于淫根，用真意将炁散于周身。真炁通于四肢，炁血流通，养我身体，滋生舍利子也。

金山派谭至明真人曰：大道由炼精化炁，炁足滋养舍利子。舍利子之光，是真阳之精，此是性命双修，真阳之炁足也。若不留神，夜内走失真宝，其光无有，失去真阳之精，学者至要细细悟炼。内里养足舍利，保守外边真阳之精、性命之光也。《南华经》云：至道之精，窈窈冥冥。《道德经》云：窈兮冥兮，其中有精，其精甚真。惟此真精，乃吾身中之真种子是也。以其入于混沌，故名曰太极；以其为一身造化之始，故名曰先天；

以其阴阳未分，故名曰一炁。又名黄芽，又名玄珠，又名阳精。此精若凝结于天地之间，即是舍利之光也。邱祖长春云：阳精虽是房中得之，而非御女之术，内非父母所生之躯，外非山林所产之宝，但着在形体上摸索皆不是，亦不可离形体而向外寻求。此各位祖师隐语，如同水中捞月，镜里攀花，真正智过颜闵，实难强猜。其实是舍利子足，其光发于目前。其光窈窈冥冥，内里有先天真一之精。无此真精，发不出来真光。外有真光，内里舍利子足也。此二，即是上性下命合一之慧光也。

玄瑞子郑瑞生问曰：丹光不圆而不明，无师传不能圆明，乞师示知这丹光，因何发的光，是甚么生的光，既生出光来，因何光又不圆，如何能使之圆而且明。

千峰老人答曰：这光又名曰慧光，养足曰蟾光。精不足不能生慧光，舍利子不足不能生蟾光。慧光如月光，蟾光如金光。这舍利子，是阳精虫生的。真精足，用二目下照丹田，二目之阳光气属火，下照丹田属水，火下水上蒸发出阳炁，发现放目前，精虫足是慧光，舍利足是蟾光。其光乃是精中阴炁，又用二目之光合并下照属阳，二光阴阳一合，发出宝光。如同现在电灯、电气理一样，阴阳二线一合，电灯发亮。电力不足，电灯不亮，如同精足，未炼到童身，还是破身，发的光不亮，为慧光，其色如月光；若是电力足，电灯光亮，如同精虫养成舍利子，补还到童身，下身马阴藏相，阴阳二炁一合，发的光明亮，为蟾光，其光色金黄之色。慧光者，身不足，内有阴气，发现一切魔障景相；蟾光者，是佛祖借蟾名三足之意，是精炁神三品合一之理。三足金蟾是活动物，世界少有之物；精炁神三品合一，为舍利子，亦是活物，发现蟾光，世界人亦是少有之人。总有大丈夫之志，才能发现蟾光，世界平常人鲜知之矣。这慧光、蟾光不圆不明，是夜内走失真宝之故，如同电线走电一样，电气一走，灯光不亮，混暗不圆不明，若灯泡一破，空气进内灯光无有，如同用功时念起，空气进内，其宝光当时无有，其理是一样，在学者自悟之耳。

玄芝子蓝芝田问曰：师传取火、提火，提出神火，才得蟾光发现，又不可久用此法，若是久用，头晕眼花，耗散自己真炁。因何用此法，会耗自己真炁？乞师示知。

千峰老人答曰：这性之根，与命之窍相连，上下是一条管。修者因精亏欠，以精补精，将亏欠补足，即是精虫足，上通性海，即脑子正中有个

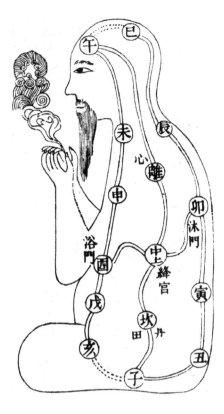

泡，是性海，外通二目。如命窍精足，上通性窍，发不出来宝光，是初炼性功时，关窍无开，下手炼补精之法诀。炼至此，性窍不开，如何见的着宝光？如教性窍开关，非用油灯一盏，两眼合并看灯苗，由左向右转九回，两眼内弦归并合一，转动性海真炁，下通命窍炁足，二炁阴阳一合，将祖窍冲开，即是开关。由祖窍发出宝光，其光似月光之亮，是精足也，为慧光；其光金黄色圆而亮，是舍利子足也，为蟾光。若教光献，巳、午不接连，眼转炁动能接连；亥、子不接连，沐浴降气能接连。用提火者，千万不可多用，若是多用，头晕眼花，是伤耗真炁。眼一转动，提升命窍真炁上升，散于口眼耳鼻，此上七孔，全是耗真炁之所。惟有天池穴，耗

的真炁多，说话出气歌唱，比七孔耗的炁多，所以修道者，行立坐卧，不离这个，即是舌倒顶上腭，是天池穴，不教真炁泄出。舌尖一顶，即是闭住天池穴，开巧舌后玄膺穴，下通气嗓管，即十二重楼，过心窍，至绛宫，到丹田，降至生死窍，养我舍利。学者要明白，上窍不闭天池穴，玄膺穴不开；下窍不闭任脉，督脉不开；中窍六脉不闭，天灵窍不开，胎炁出不来。余注此不觉泪下，我受千辛万苦，遇真伪师三十余位，受师之苦，不敢明说。今明注于书，学者若细心看过，不过几日，金丹大道之诀法得矣。

玄荣子孙荣甲问曰：师传我用功时，面上如虫行走，又好似蛛网罩面，左耳内有风声，右耳内有嗷嗷之声，口内津液生的多，咽纳不尽，此理难明，乞师示知。

千峰老人答曰：人用功时，用到面上如蚁行，是炼的真炁穿通周身、面部，这面上毛系管，教真炁开通，这真炁刺发闭管开通，故而如虫食作痒，又如蚁行。这真炁由延髓中发出，到神经系管出毛系管是汗，吸收氧气是寒毛，这真炁在神经系管，穿通面上，如小虫行走。又面上好似蛛网

罩面，是真炁足，通毛系管，此管是吸收氧气的，不能出真炁，故二炁气一合，回归神经系管，故如蛛网罩面，此是用功的好景相。又耳内闻声，更是好景相，是真炁行走神经管，在左耳内听见，如同风声，此是虎啸之声，右耳听见嗷嗷之声，此是龙吟之声。龙吟者精足也，虎啸者炁足也。口内津液上升，此是脾经真炁足，望上发生津液，出金井石泉管，要吞咽下降丹田，滋养精炁，此是用功真景相。还有一个好景相，尔也许忘问，也许未见着，因道功师传不肯先说景相，若是先说景相，恐尔心生景相念起，此念起生景属阴。余今说出，尔后传人不可说景相。尔前有多少景相，眼有光无光，是何样的光？回答曰是白光，内暗而不明。尔还是加功细炼，见着阳光好景，再来乞问。

第十二口诀温养灵丹

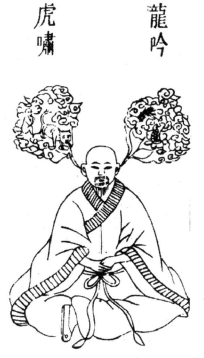

空以不空四相合，文烹武炼铅汞功；
龙吟虎啸昆仑顶，片时黄芽白云生。

空以不空是温养舍利子，四相合者是收归舍利也。舍利子不足，还得文烹武炼补得实足，淫根自缩，光射目前，龙吟虎啸于顶，虚室生白，自知舍利子足，有止火之法止之。止火者，不行吸呼也，止火采大檗过大关。

前第十一卷炼到六景现前，金机飞电，淫根缩如童子，忽然正子时至而不能采取，因精与炁合为舍利，当再以温养之功使舍利孕育长大。用二目合并真意双眸，而下照丹田，将气质之性化为天命之性，则无时而非太和之炁。将通身混元之气炁，合而为一，胸中一片太和之炁，现放目前，色似月光，内外一体，天地同春，真息绵绵若存，元神得见，则炁源源而生矣。切忌意动炁不生，而神亦不续。极须遵守勿忘勿助之戒。若稍存念虑即失去虚灵之体，这便是忘；一心不二，须臾不离，就是不忘；又稍有固执，即滞其活泼之圆机，这便是助；活活泼泼毫不执意，就是勿助。忘必神昏，助必散乱，皆为学道人之大忌。凡气之散漫于形骸之间，皆尸气也，操则存，舍则亡，道与不道，一转间耳。功到此时，筑基已成，关节俱以洞开，周身毫无阻滞，倘心志不坚，见色而情生，遇境而神驰，一经失足，纵使储积多时，难逃片刻之间，倾囊倒箧而出。精本无形无质之物，在内是炁，出外是精，内被七情牵心之伤，外受十损九气之害，此身为一本，散于万珠之周身脉络。逆而行之，聚万珠而归一本，仙道可期矣。将七情受伤处列后：喜多伤心，怒多伤肝，哀多伤肺，惧多伤胆，爱多伤神，恶多伤情，欲多伤脾。又有十损，修道者谨戒：久行损筋，久立损骨，久坐损血，久睡损脉，久乐损精，久看损神，久言损气，久思损脾，食饱损心，久淫损命。九气列后：怒则气上，恐则气下，喜则气缓，悲则气消，惊则气乱，思则气结，劳则气耗，寒则气收，热则气泄。修功至此，若用采大檗过关，谨戒七情、十损、九气之害。若不采大檗不过关，在十二步以下炼，准能延年益寿。也有会下手采檗者，多不知修炼，不知火候，采檗白采，尽被七情六欲耗去，谁去成不了道，也是大卫生学。会用火候者准能长生不死。这火候，比如冬天养花养佛手香圆一理，火大了，花枝叶烤干了，火小了，不开花结果，总得看发生花，用火大火小的时候，花树得当，才能开的了花，结的了果。修道的火候亦是此理，修者火候用得对，无有七情、十损、九气之害，准得舍利子也。

玄睿子郝思圣问曰：何为舍利子？如何养法？舍利子不足如何知道？乞师示知。

千峰老人答曰：精升与性交，即得慧光，色似月光，光圆足满为八两；炁降与命交，即得金光，色似红黄，光圆足满是半斤。二光合一，炼成一斤，而为舍利子。真种灵宝归根后，回光返照久之，必由眉间白光内，发现金光，此是舍利子苗，即我精炁神合而为一，充满于内、发现于外之光。此慧光、金光比为电灯阴阳二线，用户接电局总线，精炁神比同发电所之

千峰养生集萃

电气，电局不发电，纵有线接连，任用户开关，灯内决不放光明，此是阴阳二线不合之故。若是二光不合，发不出光来。若合者还得有身内五炁气合一，比为电气有无，无电气灯不明，无五炁气朝不了圆，五炁气者是养舍利子原料也。尔养舍利得二目合并下照坤脐，此是聚五炁归一养舍利子也，即是电灯局聚电之法，无电无光，无五炁无金光。

玄一子王克宽问曰：养舍利用五炁朝元之功，如何考察？乞师示知。

千峰老人答曰：五炁者五脏之炁也。气在炁穴之中，而流通于五脏之间，于肺则为金炁，于心则为火炁，于肝则为木炁，于脾则为土炁，于肾则为水炁，是为五行之炁。平日间行于五脏各有衰旺，过衰则病，过旺则病，五炁淤塞不通，则有瘫痪瘫肿之病。功到息息归元之后，炁穴中之炁，蓬蓬勃勃，从尾闾上透泥丸，与脑中之髓银灯相映，下至重楼，遍薰诸脏，如一轮炯月照耀潇湘洞庭之间。心中喷血之炁属阳中阴气，又为无根树，心火太旺，火旺则血枯，日中宜寡言少思，自然心逸日休志气如神，色身强健。元神恶动而好静，恶实而好虚，静虚之至则心中阴神气自灵。小肠食中之炁属阳，其炁与心中之气合而为一炁，以共朝元之用。肺气属阴，有吸氧气呼碳气之能力，能使血液清鲜，皆是肺阴气力。大肠食中发出真炁属阳，其炁与肺中之气合而为一炁，以共朝元之用。肝气属阴，当人盛怒之际，或烦闷之气不舒，积久在内易生郁病。每见妇女烦闷只要一哭，心中苦哀，溢于言表，肝气即散；若中下社会之男子，若许行为粗鲁，或口出不训，闷气亦能消失。胆气属阳，其汁入胃，可防饮食腐坏，其炁与肝中之气合而为一，以共朝元之用。脾气属阴，有舒缩拥动之能，将胃内饮食化成糜粥，吾人之生存，全赖谷食以养脾胃，土气充盈分输四体，己土左旋，谷气归于心肺，戊土右转，谷精归于肾肝，此通是脾经阴气拥动。胃气属阳，其精气化糟粕于大肠，大肠得其津液以润下，又为六腑之总司，居中藏而主土也，谷气入胃运于脾输于肺，以滋润全身经络，运化于脏腑表里，是以气和四达长养而不病。然天有六淫之气，能感于人而为病，人之所以病于不正之气，亦由于气之不和使然耳。脾胃之气相为表里，此脾胃阴阳气合而为一炁，以共朝元之用。肾气属阴、动属阳。非指两肾腰子而言，此乃是生尿之器。系指生精之内肾，在膀胱下口左右各一是精囊，为内肾。内里精液乃经外肾睾丸宫造成，精由输精管上升至膀胱顶，分两边左右下口为精囊，由精囊下通尿管下口，泄精时由下口漏出，便溺时由尿管上口泄出，中间有隔膜皮，精尿同路而不同体。膀胱属阳，人之饮水均归腰子，气化上行则为津液，其所剩余之质，乃下通膀胱而为溺。夫水之所以能化气者，赖吸入之氧气属阳火，合心中之阴火下至胞中，蒸动膀胱之水而成，故所化之气上行变露珠至目为泪，至口而为涎，至鼻而为涕，至皮而为汗，名称虽异，皆腰子气化分之力。下余浊水由输尿管下通膀胱口上，而入尿胞，渗入内太多则涨，无溺则缩。出溺于阳关上口，隔膜皮下口是出精的，是一个管，同路不同体。夫老人、冷人溺多，因气化少，而水质多；壮年溺少，化气多而水质少故也。人秉天地阴阳中和之养气，供养通身，归于内肾，故为内里是真阴，膀胱气分水，故为属阳，肾与膀胱相为表里，二气合而为一炁，以共朝元之用。此心、肝、脾、肺、肾之炁，统名为五炁，实则五阴五阳十炁气而成。

设问凝神聚五炁在何处？丹经云：生身受炁初。你可明白？不但不明白，而且反倒恍惚。不看书说一询五炁朝元，就仿佛知道似的，看了各丹经道书，不知这个五炁是生身受炁初，是个甚么。此是丹经书上隐语，投过明师你准明白。余著书明指，这凝神五炁，指你全身真炁发动，其炁升，五脏之炁皆升，其炁降，五脏之炁皆降，既降之后，五炁合而为一，又为攒簇五行，丹经所谓金木交并性情合一，即是二目合并归一，此其时矣。丹田五炁发生金光，现于目前性光之内，全身万脉归宗，而阴阳之炁气，化成纯阳之光，似这个○，才为五炁朝元之功。无有三花聚顶，发不出五炁朝元之景。盖用此功，真意动为火，真意定为土，土能生金，金能生水，水能生木，木能生火，火能生土。真意大定，谓之五行全，生生之机不休，则灵根得孕育源流，不难出矣。若妄以意动为是，意念知识，俱是魔将魔兵，肝脾肺肾，俱是魔巢魔窟。若心地灵明，何惧舍利子光不献，而舍利光献，即是五炁朝元。

玄培子杨培兰问曰：医书云：五脏六腑俱通气，此是五朝元之气否？

千峰老人答曰：五脏六腑之气，是养后天之身之气，非是五炁朝元之先天炁。先天炁能养命，后天气能养身。尔看医书生理书，是解剖学，实有之物，就是无真炁。若看中国老医书，我国是礼义之国，人死之后，不忍尸解其体，故由羊猪内脏之生理想来，数千年用药重经验，人身与猪羊内脏不同，用药不错。此中外医书，不讲先天真炁，道书专讲先天真炁。这五炁朝元之炁，心脏有动静二脉，各另有一小管，入于小肠中为腑；肝脏之根，胆为腑；脾脏内胃液内之气，供五谷腐化糟粕，故胃为腑；肺脏叶之周围无管下通大肠，因肺内管与右心耳静脉相连，下通真炁穴，故伶人唱声洪朗，故以大肠为腑；肾脏内之精，生于睾丸宫，上行至膀胱口两边，膀胱气温养真精，故膀胱为腑。五炁足温养舍利子，舍利之光射于目，为五炁朝元。此五炁聚是五脏六腑之聚炁，后学者不可以道听途言，口说三花聚顶，五炁朝元，总得实功修炼。非是金花、银花、红花为三花，实则是精、炁、神聚于顶内，恍恍惚惚，金光发献，为三花聚于顶内。自己未入道之先，须博览《道藏》各种丹经，最好厂东门一尺大街龙华斋《慧命经》，说得明白。将各种书诵读再四，异日访师，虽不一见便识其真伪，而身中常带试金石，无常迅速免受人欺。所觅出售各道书，要仙佛祖师遗留，万不可买迷信抄本铅印小说道书。欲求真师，先问师何人所传，师言无师梦中所得，又云坛上神传，不可学他，惟有修道真口诀，无师传不会，非是聪明所知。

玄子问曰：何为六景？乞师示知。

千峰老人答曰：六景现前，眼有金光，脑后鹫鸣，右耳龙吟，左耳虎啸，丹田火炽，身涌鼻搐，马阴藏相，此是身中六景出现，乃是舍利子足之象。眼有金光，乃有性光，下照丹田，久则性光内发现金光，是精炁神光足之力。龙吟者精中真炁足，因神经系丝毛管炁足，故作隐隐之声。虎啸者真炁发生之声。脑后鹫鸣者，精炁神内之真火力也，非是邪火耳鸣。丹田火炽两肾汤煎者，皆由精炁满足，内里发生真火。偶一不慎不免夜内走失真宝，如同柴禾与火相距正近，易生危险。初闻道者，莫不以修行为苦，修炼至此则不知懈怠尤苦，勤劳暂时，安闲久乐。马阴藏相者，阳物自缩回，如同小孩在母腹中，外形有一点皮，团的一声降生后，一哭，腹一使劲，真阳物肉由内生出，小孩阳物不过母亲下身，在内为马阴藏相，肾囊如核桃皮纹。若淫根略有微动，功尚缺欠，不可止火。故六景为止火之首步。有位弟子自云：小槩未采，居然马阴藏相。千峰老人曰：此为年老精髓枯，阳物常不举，睾丸下坠，证明精不资生，若无口诀，其精不能复生，寿亦难延，汝今速行炼精化炁口诀，身内精炁生机渐可挽回。晚年修道，先论救护延命，再求长生不迟，良时易往而难追，人身难得亦易失，莫谓吾老矣不能有成，就是八十岁，能修的与少年人一样，仍要比少年人多一层好处，只恐老年人不立志耳。历观古之成道者，大半在年老之时，如汉钟离、刘海蟾、吕祖均在老年修道，修一位成一位。盖年老之人，大都阅尽世情，把名利恩爱已看透了，荣华富贵不再想了，心中空空洞洞，早有出世之想，一经明师指点，便专心修道，永远不退，故修道皆成道，不比少年人易进易退，正是老年人之好处。

玄子问曰：师传十二步，金光一现，此后弟子当如何？乞师示知。

千峰老人答曰：终日二目下视丹田，性窍发出电光，轻轻内照，绵绵谨守，再久静由电光内复生金光，此为阳光一现，当备法财侣地。法者法器，形同馒首，覆绵取软，座抵谷道，上用木来年严塞鼻窍，形同棒杆鼻塞；财者钱财，每日道侣食用；侣者同心合意师兄弟也；地者僻静之地，山林庙宇距城镇不远者，最为合宜。四者齐备，方敢入山修炼大功，四者缺一，绝不可用止火之功，仍采小槃住世延年，等待时机，以了大事可也。

玄子问曰：叩请老师将止火之法诀传出，日后如有法财侣地齐备者，俾可安心入山修炼，乞师示知。

千峰老人答曰：前之阳光一现，便当法财侣地俱备，入山静养，不离性光命光合一。养之日久，忽然金光明亮，名曰阳光二现，当用止火功采槃。最末后一次，与前大不相同。止火者，是不行吸呼之气也，随不行吸呼之气，一行一止皆以心神意代之，由督而升，由任而降，每日时刻不可离火，离则炁冷。日日凝照，即是温养，道侣侍候，食水调和。久之必生魔，眼内或现天堂美景，瑶池阆苑，又现地狱恶像，神头鬼面，或真或幻，愈出愈奇，任他千变万化，总以收心为主。内外明暗，阴魔及一切妇女现象来扰，而不能驱除，法曰：见如不见，听若未闻，一心内守，目视正中，用第七步子卯午酉法诀，一切魔障，立即全消。要知魔障源头，乃是脏腑余阴所致，既明阳气微小，阴气壮大，故将眼一转，阳气入内，而魔障化为乌有。究其原因，若真心邪念一动，阳气立化阴气，阳光无三现之希望，大槃仍不足，不为纯阳之体，即不能过关。昔年我师了空曰：阳光一现，预备法财侣地；阳光二现，急止火采槃；阳光三现，采大槃服食过关。炼炁化神，超凡入圣，出定

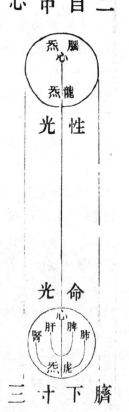

千百亿化身，皆以过大关服食为起首。

玄子问曰：何为阳光三现？乞师传之。

千峰老人答曰：止火之后，若不知前采槃法诀，阳光绝不三现，得真传者知采法。止火景到后，丹田内真阳之炁，发生舍利之光，祖窍内之性光，因凝神集于脐下，炁穴内之阳光，上达丽于目前，故祖窍性光与脐下命光二光合一，终日当觉由目至脐一路皆是电光，金光含色红黄，二光比如花内雌雄二蕊，二蕊合一即作胎结果，有图列后，即是采大槃景现。

每日将此二光温养于内，二炁光足，自然合一，永定不散，有华光而无形，悬于太空中。学者至此，口鼻无气，六脉皆停，方为真命实足，万株归于一本妙法，五炁朝元之诀，即是采槃过关之时。《慧命经·集说》云：或放白光或放金光，本性有所见，当求明师指点收光之法，如若不收其光，则驰散矣，错过其机，其光再无有也。收光法曰：二目子卯午酉一转，将光收回，速用采大槃六根震动口诀，无此口诀，舍利子不能升动，大槃过不了关。学者已到破而补囹，百尺竿头，再进一步可矣。

第十三口诀采大檗过关

過大關圖

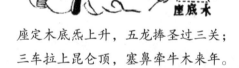

座定木底炁上升，五龙捧圣过三关；
三车拉上昆仑顶，塞鼻牵牛木来年。

尾闾界地四路通，岐路危险三窍开；
谨防谷道一虚窍，若无木座前工倾。

一吸舐撮闭过关，二五龙捧圣得师传，
三若无真意三车上，四真宝失去怨何人？

六根震动真宝升，五龙捧圣过三关；
四相和合归黄道，三花聚顶三车牵。

采大槃，过大关之法者，静坐参禅，神炁归丹田，以木底座抵住生死窍，下窍不漏，上窍用木来年，将鼻塞住，以防舍利子走失，以静而照，以柔而用，待动而托升，柔护而行，以双忘而定，静则大槃升，动者真意托，不可用意引，用五龙捧圣、三车牵上、吸舐撮闭真口诀，大槃得矣。采大槃者，名曰七日，实在得之六日。非得景现，不能采也；无法财侣地，不能采也。此图是度八百位弟子，卖的图词也。

前十二步，大槃炼足，有六景现前。非是一日六景现出，先有丹田发热，两肾汤煎，眼生金机、左耳虎啸，右耳龙吟，脑后鹫鸣，身涌鼻搐之类，皆是得药之景。至于淫根已断，精尽化炁，将炁养足，摄此动炁，凝成为舍利子，方得淫根缩如童子，为马阴藏相，龟缩不举，阳关自闭，真炁不漏，真长生得矣。前闭是保生命真炁不走，故李虚庵祖师曰：由一闭，再得一闭，如此便得真长生，不得闭，便不得真长生。求长生者，当于此勉之求之。后闭阳关，是功夫炼的，自然自闭。阳关自闭，淫根绝无举动，无精可炼，则火当止，精囊内所积聚元精，化为舍利子，舍利子之金光，由内发现于目前，为金光一现，当预备法财侣地。若年青，父母在堂，子女幼小，不能入山过大关、用大功，可称世界人仙，延年益寿，灾病全无。若父母仙游，子女成人，家无挂念，速备法财侣地。法者全诀法也，财者钱财也，侣者道友也，地者仙山古庙也。法者，全诀法之外，还有法器：木底座、木来年、桃木剑、古铜镜、雄黄避邪之物。财者，每日饮食之用，道侣多少，预算三年九载用度，每一天，每人食用多少，算至九年足用。侣者，得同心道侣，与彼发下誓愿，助我道成，方敢入室用大功，稍有心意不真之人，下功之人，岂不损坏耶？地者，名山静地，不近人之往来，亦不近坟垆，坟垆阴气侵害，山要古人成道之所，则无外魔，即有正神护佑。此四者，为有财不易得也。我门弟子，可将闭阳关一法诀，留作护道之资，彼施我财，我施彼全诀法，同登彼岸，成为正觉。诀法是我千峰弟子养道之资用，无财养不了道，我门弟子细心传之。

舍利子在精囊内，总得阳炁助养，阳炁尽归于炁根，方得金光二现。金光二现，则阳炁之可定于气，气又微小，阳炁足满，纵有动机，当采足满之槃，补还我幼年初破身之精，采这一回，可还到童身之体。采时不用吸呼之气，为止火。虽不用吸呼之气，内里用心神意后升前降，以培养舍利子实足。忽有眉间又掣电光，虚室生白，由炁内生出金光三现也，是采大檠之景到。此阳光二现，是止火之景到，当止火采之。若阳光三现，是采大檠之景到，正是时候，采取过大关。若等阳光四现，是止火时无止火，用吸呼气之过也，必随四现之火溢出于外，化为后天有形之元精，前功枉废，何不留神戒哉？学者细心悟之，不可大意。

若是采大檠，过关服食七日口诀者，先入静室，每日二目下视丹田，久之，六景现前，须用六根震动口诀，将舍利子震动，好过后三关。六根者，鼻根、淫根、眼根、耳根、舌根、意根。此六根震动，是鼻根、舌根用意根望回吸空气，抽震动，耳根、目根响动，淫根自发动，舍利子活动。六根紧震，舍利子在精囊内，流动活泼，下触阳关，阳关已闭，自能转上冲心位，心位冲脉不开，炁望下降，自然向下后冲动督脉尾闾关，无有五龙捧圣、吸舐撮闭、神提羊车之法诀过不去。自转动，由尾闾而下奔走谷道，谷道易开，大檠泄去，前功废矣，此是下鹊桥之危险也。昔曹、邱二真人走丹之处，预用木座，状如馒首，覆绵取软，座抵谷道，其势上耸，不使大檠下奔，即为外固之法器也。大檠内升督脉者，用道侣轻撮尾闾，尾闾遇阻，而真宝不动。若用意望上引导，则是旁门外道，不能过关。心内一用真意，关自闭，故有五龙捧圣之法，善引之正功。真宝遇阻不动，既一意不动，凝神不动，侣撮尾闾，热而髓解，手抵生死窍，真宝之炁，自撞尾闾关，候自动而后引，不可引而使动。忽有自动冲关，随其动机，手抵生死窍望上一捧，两眼轻轻慢慢地一转，如同羊拉车，力大劲小，轻微上引，舌舐上腭，随其真宝自动之机，鼻内望回一吸气，腰眼一直，咕嘟一声自然进入尾闾关。道侣往上急撮，真宝一度一度上升，夹脊关遇阻而真宝不动，道侣轻撮夹脊，若用意望上引导，则是旁门外道，不能过夹脊关。心内一用真意，关自闭，故有五龙捧圣之法，善引之正功。真宝遇阻不动，既一意不动，凝神不动，侣撮夹脊，热而髓解，手抵生死窍，真宝之炁，自撞夹脊关，候等自撞过，而后引捧，不可先引而后捧。忽有自动冲开关窍，随其动机，手抵生死窍，望上一捧，两眼快快地一转，如同鹿拉车轻而快，将真宝快提之意，舌舐上腭，随其真意自动之机，鼻内向回一吸气，腰眼一挺，咕嘟一声，自然撞过夹脊关。道侣向上急撮，真宝一度一度上升，升至玉枕关，遇阻而真宝不动，道侣急撮玉枕关，一意不动，凝神不动，侣撮玉枕，热而髓解，手抵生死窍，真宝之炁，自撞玉枕关，后等自撞过时，而后引托，不可先引而后托。忽然自动，冲开玉枕关窍，随其动机，手抵生死窍，朝上一捧，此为五龙捧圣上升，两眼用力望上一转，如同牛拉车，眼非得用力，望上一代转，舌舐上腭，随其真宝自动之机，鼻内望回一吸气，腰眼一挺，咕嘟一声，自然冲过玉枕关。道侣望上急撮风府，将风府髓窍撮热髓解，真宝一度一度进入风府，遇延髓结合，内通小脑，过脑桥，至大脑中心，即是真性神气胞。此真命炁之宝，遇真性神之宝，二宝神炁合一，为性命同宫。侣用木来年，塞住鼻窍，是鼻根不漏。速将二目先合闭，由左望右转，九回一定，看正中慧光，再由左向右转九回一定，如此转四个九回一定，眼转是这样转四三二一，此为进阳。再睁开眼，由右向左转六回，闭眼看慧光，再睁开眼，由右向左转六回，再闭眼看慧光，如此转四个六回。是这样转四三二一，此为退阴。脑中神炁合一，总得用眼转动。内里神炁合一之真宝，凝聚一处，名曰先天真种。二目下照，真种脱落下降，由祖窍之根玄膺穴管下降，向前引下至印堂内，炁气阻不通，望前行于鼻根下便道之虚窍。若无木来年塞封，真种由鼻窍泄出，则前功废矣，此是上鹊桥大危险也。故木来年、木底座之用，不可不预为防也。真种不致下驰于鼻窍，在印堂内遇阻而不动，惟是一意不生，凝神下照不动，以待其真种自动。忽又自动冲矣，随其动机，而有两相知之微意轻轻引下玄膺穴，过十二重楼接合，即是通肺气嗓管。真种至此有大危险，学者至此，若无遇明师指受，准将真种喷出，就在遇师不遇师耳。若遇明师亲传，一润吞，进入十二重楼，两边是肺，中间是心，心中右边一管，下通肝根，名为绛宫，又为中宫。真种至此，遇肝气和合，其气属阴。二目还是下照，真种脱落，过大肠，入小肠正中有一任脉管，红血至此管化为白色，正在脐下一寸三分是下丹田，真种至此不动。名曰：前是过三关，此是服食正功。

龙门派邱祖曰：金丹中上斡天罡，何患阻桥又阻关；一意不生神运动，六根震动引循环。

了然、了空禅师曰：一意不动真种生，二炁和合神运功；三车牵上昆仑顶，四相合一吸撮闭；五龙捧圣朝天贺，六根震动真宝升。

南无派敲蹻道师刘名瑞曰：五六七日两肾煎，外景耳后风声响；眼底金光圆足满，收取舍利得师传。

千峰先天派赵魁一曰：大聚生时金光现，六根震动真种生；吸舐撮闭五龙捧，三车牵上转下坤。

理门儒道师彭茂昌曰：金光三现过大关，六根震动三车牵；吸舐撮闭五龙捧，鹊桥法器得师传。

金山派老师谭至明曰：大槃小槃一般同，足满不足自己分；常行足满我牵上，此是仙家第一功。

弥宗门老师刘云普曰：本性发光我精足，自然过关在祖德；吸升呼降五龙捧，夹鼻牵牛要过关。

淮城小会经堂悟禅师曰：本性灵光我不知，空体而空无我时；天地全空我以空，大槃小槃我全无。

润亭师叔张懋德曰：大槃小槃教外传，师授我时秘密诀；五龙三车六根动，吸舐撮闭法器坚。

千峰老人赵避尘曰：七日采大槃过关服食口诀，无明师传授，不能过关也，非是聪明能悟之法诀。由小周天将精补足，补到金光二现，止火采槃；金光三现，是采大槃过关之景到，速用六根震动，将舍利子震落，用木底座抵住谷道，舌舐上腭，用吸舐撮闭、五龙捧圣、三车上牵之法，将舍利子升到泥丸宫，用阳火阴符搅动，祖窍内性炁、真炁穴内命炁，二炁一阴一阳合一，名为先天真种，脱落走鼻根玄膺穴，下降十二重楼，过绛宫，入下丹田，养于中。

玄活子郭继平问曰：淫根不动，缩如童子，为马阴藏相，因何淫根不动？乞师示知。

千峰老人答曰：由下手采槃修起，修到淫根不动，如同十四五岁小孩外阳一样，再加功细炼，炼的如同四五岁小孩外阳一样，遇妇女同眠不动心，还得细炼，炼得返回父母未生前，外阳不出来，为马阴藏相。世人初生，团的一声之时，外阳在内不出来，外有一层皮，降生后一哭，小肚子一使劲，外阳才出，小孩外阳不能过母亲下身，这是天地准理。这叫作返回父母未生前，为马阴藏相，阳关自闭矣，此是真长生得矣。

玄绍子李绍卿问曰：李虚庵真人曰：得一闭，即得长生，人人得闭，人人长生。后又伍守虚曰：必由一闭，得一闭，如此便得真长生，不能闭，便不得长生。今师传我时，十数日通身发僵，丹田通身发热，淫根有动作，每日有精神。这闭阳关是何理长精神？乞师示知。

千峰老人答曰：这闭阳关，不敢明剖细说，传留后辈千峰派弟子养道之资用。世人由童身破身之时，破的是何处？身一破后，每日伤炁，吾人不知，每日所伤的炁，比男女交合伤炁还多，吾人不知道。无破身的人，嗓子音声宏亮，因他阳关无破，有底炁。破身的人，嗓子音声岔了，因他阳关已破，下边走炁，无底炁，比作古年内监无有外阳，胡须不生，嗓音与妇女一样，因他外无阳物，内管开张，故有此现象，世人若问如何闭阳关，请问我千峰弟子便知。

玄玉子张玉烛问曰：弟子年青，父母在堂，又无子女，长有六景现前，忽然眉间金光如电，弟子采槃可否当止火？

千峰老人答曰：尔世道未尽，父母年壮，又无子女，不可止火采槃，你要入山修炼，你父母何人孝敬，尔当留后，子女成人，再入山止火修炼。

玄演子张玉通问曰：师前著法财两施，又有传闭阳关，有助养道之资，与后辈弟子恩德大矣。

千峰老人答曰：世人学道，不得全诀全法者，皆因己有所知所能，轻师谩法，分文不施，故不得其全诀法矣。若能虚心恳切，执弟子之礼，行弟子之事，久久真心，护师成道，岂有不得全诀全法者乎？彼施我财，助师道成，我施彼法诀，以成正果，同登彼岸，此为法财两施。世人由破身后，下身漏炁，无闭阳关，真炁养不足，不能修道，以不能长生。彼施养道之资，我施闭阳关诀法，好延年益寿。我千峰弟子有佛堂者全会。

玄承子戴全合问曰：这六根震动，如何震法？乞师示知。

千峰老人答曰：这六根震动口诀实在难言也，是鼻根、舌根、意根，望回吸空气，抽震动，耳根、目根上视，响动，淫根自发动，舍利子在内要出，六根紧震，舍利子在精囊内，流动活泼下触阳关。

师言六根震动，弟子还是不明白，元精如何能自出来？恳求至理传我。

千峰老人曰：但只是泄漏，有过于言者，此乃千圣不肯明言，万祖不肯指破，妙中更妙，微中又微，非凡夫俗子可闻，非夙有善根者，不能得也。我今说一实事，尔要细悟之。世人睡觉打呼噜，自己不知，夜内无做梦，将元精泄漏遗失。这元精在精囊内，是甚么教他动的，是甚么叫他出来的？静则夜内遗元精，尔要细悟，这六根震动法诀，即此也。千佛万祖，至今不肯明说，我今说破，罪坐我一人身上，天谴于我，献我中国，三教大圣人，当初实有保命过关口诀。

玄宣子戴全真问曰：前页言过大关，有五龙捧圣之秘机，乞师详剖传出，移接后学。

千峰老人答曰：前派仙师，欲明过关秘旨，故借玄帝舍身得道比喻言之。五者土数，真意属土，龙者乃元神，故云五龙捧圣、大檠过关之秘机。

此五龙捧圣之法，弟子还不明白，乞师实理详剖传出。

千峰老人曰：采大檠过关，用六根震动，将舍利子发动之时，谷道有木底座抵住，生死窍自闭，还得用手指点住。真意属土为五数，元神乃龙也。玄帝舍生得道，真宝顺行，为舍身，死也；逆行是得道仙也。这逆行，用手捧住生死窍，真宝一升，真意同手，望上一捧吸，此为捧也。圣者，是真宝上升也。此五龙捧圣，前派祖师，喻言之词，不言法诀，余奉师天命，明著于书，罪坐我一人，后学无有不沾我师了然、了空之恩，皆是我师之赐也。

玄进子王丹林问曰：七日采大檠过关，内有吸舐撮闭，请师详细传出。

千峰老人答曰：这吸舐撮闭，是七日采大檠过关全功。吸者，是后天鼻内吸气。真宝望上一升，吸气与真意在后，望上一吸托。舐者舌尖倒顶上腭。真宝一升，鼻气望上一吸托，舌顶上腭，眼要由左望右一转。眼转时，要分羊车、鹿车、牛车力量转动，学者细心悟之。撮者道侣撮督脉也。真宝发动时，谷道有木底座抵住，生死窍有手点住，真宝不能泄出，道侣速撮尾闾关，髓热而解，真宝咕噜一声，进入尾闾关，道侣速望上撮，过夹脊、玉枕，至泥丸宫不撮。闭者，是木底座抵住谷道，木来年塞住鼻窍，手指闭住生死窍，此三处闭法，通是怕真宝失出泄漏。

玄译子李宝贵问曰：采大檠、过三关，真宝上升至泥丸宫，何为真宝，因何又用进阳火、退阴符？乞师示知。

千峰老人答曰：采大檠、过三关，真宝上升泥丸宫，这真宝是何物，即是舍利子的命炁。采此命炁，后过三关，上升泥丸宫，遇性炁合为一炁，二炁合一，为先天真种，用阳火阴符转动，性中阳炁属阴，命中阴炁属阳，将真阴阳二炁转动，混合为一，名曰真种，化为金液降下，非是口中津液。若无木来年塞住鼻窍，金液失矣。由祖窍根，下降玄膺穴，下结十二重楼，即是通肺气管。金液真种一落气管，若无真师口传心授，将真种喷出，前功枉废，岂不惜哉？法曰：金液真种未落之前，先用津液将气管润之，容金液一落气管，一润吞，咕噜一声，落下重楼。过右心耳房，至绛宫即是肝根，与肝气和合，壮我金液真种之力，过大肠，入小肠网枝油中心，有一任脉管，血液至此，化为白色，名曰阴精。金液真种内里有元荣炁，即是阳炁，如同五谷种子一理，内里有元荣炁，属阳，种在炁穴，好开花结果。

玄先子李国升问曰：师言这金液真种，种在炁穴内好开花结果，弟子实在不明白是何理生的，乞师示下。

千峰老人答曰：这金液真种，不易得之，种在真炁穴内，发生黄芽，能开花结果。这开花，即是目前见的慧光，为开花。花中有雌蕊、雄蕊，雌雄蕊一合，即能结果。若不会雌雄和合，结不了果，开谎花，即是幻丹。雌蕊者，即是性炁发生慧光；雄蕊者，即是命炁发生金光。二光一合，由中生出有形之胎，名为结果。尔看院内红石榴树上花、白石榴树上花，与架枝桃树上花。石榴花能结石榴果，因由树心中，发生出雌雄炁蕊一合，准能结石榴；架枝桃花不结果，因树心中，无有阴阳炁生蕊，实有蕊，心内无阴阳炁，不能结果。修道者亦是此理，无有修道真心，结不了果，就在你心如何耳；若是真心修道，准能开花结果，身外有身，即是大罗金仙。天地发生万物，也是此理，男女生育，也是此理，得道胎成形，也是此理。

张执中曰：余自蒙千峰老人传授闭阳关法之后，神采焕发，体力增进，似不知老之将至也者。一日欣然谓余子曰：我之后事，尔不须预备矣，将来可将出殡资财，移做善举，在尔可多做功德，在我可常为一住世之寿者，不亦双美乎！——玄宁子附识。

第十四口诀婴儿显形

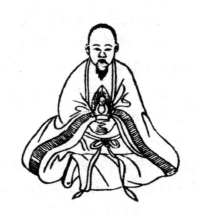

脱离苦海登彼岸　　撒手逍遥是闲汉

作近三千大功德　　度尽世界成罗汉

　　此十四步图，是余初度道时，在世界传卖，收弟子八百所印的图数万张，其印图资财，通是玄空子倪宝麟亲助。图上所说：火候是养圣胎圆，心意身在光内，如蝎翁虫传情之意，调养乳补要口诀。养者空也，补者金也。十月已足，不可出胎，以真空炼之。真空者，慧光生也。见慧不用者，实在难也，不用者不言事也。老成以三年，再慢慢意领出壳，急收回，此是自神目意炼之，炼久真灵者神也。以上是卖图时连环语，你一看又明白，又不明白，心想是这个也对，又想那个也对，将书放下全不会。此是著书的与传人的师傅，不会法诀，所会的是文学，所传的是仙佛著的书上隐语，诀法连他也不会，净拿学问转弯语蒙人。若是真明师，能讲火候、圣胎、传情、乳补、真空、慧光、真灵，一一说明，才是明师。若是学文传人，非是修性命之师也。学文是学文，修性命是修性命，文是文，武是武，不可拿学文当道，蒙人钱财，老来连性命固不住。学者要细心考察，不可大意。

前十三步大关已过，服食结二炁助神结胎，忘二炁运行，是炼胎神，终归大定，故为真胎息。

师弟姚一中问曰：二炁助神结胎，又忘二炁运行助养之，是炼胎神，终归大定为真胎息。这二炁，何二炁？如何结二炁？如何又忘二炁运行？如何归大定为真胎息？乞兄示知。

千峰老人答曰：采大櫜、过三关、服食之后，关窍俱已开通。此后二炁气勤生，自能运转三关已通之路，一升一降，循环不已，自然而然转动，是为二炁助神结胎。久久炼之，将二炁运行，忘却自转，此为炼胎神。久久忘形转之，用双目内照丹田，十月之后，二炁气转机甚微，但微动脐轮之内，虚境而已。炼之一年后，脐轮真炁不动，饮食不能吃盐，独存一寂照之元神，此为真胎息。至此鼻无出气，手无六脉，则大定得矣。真胎息在内，久静，而心神意又动，胎息内如蝟翁虫传情之意，即是心神意内，有一灵胎之意，停于真炁穴内。由过大关至此，总得二年之久，才有真胎息。将真胎息，用三迁之法，迁升到中宫。中宫即是肝的根，为绛宫。胎息升到绛宫，才能养得了灵胎。下丹田是炼精化炁之所，中丹田是炼炁化神之所，上丹田是炼神飞升之所。灵胎现形，当用迁行中宫之法诀。法诀者，初禅念住，二禅息住。胎息住者，是由下丹田胎炁，用两眼交并，合一内照，自然胎息，一点一点，上升中宫，此为神入炁中。待升中宫，然后炁包乎其神，是绛宫之炁包乎胎神。昏昏、默默、浑浑、沦沦，如在母胎一般，此为息住。教中宫真炁包住，名曰道胎。道胎一结，胎炁发于目前，此是真慧光发现。学者见慧不用实在难，要尔心死性活，不被家务束缚，不教世尘牵连，一切之事灭尽，自知有慧光，别无他事，此为灭尽。若身内有一分阴气，自有慧魔发现，用退魔之法，将魔磨去。此以上为初禅念住，二禅息住，三禅脉住，四禅灭尽。

玄极子薛壬东问曰：师言胎息上升中宫，用中宫先天炁将胎息包住，名为道胎，胎炁发于目前，即是慧光。这慧光内，如何发出世界之事，又生邪魔，通在慧光发现，是何理由？乞师示下。

千峰老人答曰：道胎养于中宫，心似莲叶不着水，光光净净空空如如，一个无事无为，自在逍遥之散汉也。随方就圆，温养于中，将道胎养足，炁发于目前，此为纯阳之神能生慧，自有六通之验矣。六通者，漏尽通、天眼通、天耳通、宿命通、他心通、神境通。前下手炼精时，已有漏尽一通，至此才有五通之验也。盖天眼通，则慧光内能见天上之事；天耳通，则能闻天上之言；宿命通，则能晓前世之因；他心通，则能知未来之事。惟有神境通，乃是识神用事，若不能保护心君，为识神所缚。自己心内有修道的心，欢喜修道，魔已入于心矣，是识神用事，慧光内长现世人过福，见着人爱说人的过福，又说未来之事，显我修道之能功，其不知，尔被识神所缚，由此邪魔生出，种种之事发现。修功至此，成一废人，不如不修道好。学者若见识神用事，速求明师指点退魔之法诀，用子卯午酉子天机，其魔当时不见，内里阴气，化为阳炁，此为识死性活。如不会退魔法诀，我千峰门弟子通会，一问便知。古佛云：三千刻中无间断，行行坐坐转分明。此发明退魔口诀，要尔昼夜黑白转运，此是真火，将魔磨化为元神，谓之神境通。

玄士子李士荣问曰：这道胎在中宫，用先天炁养足，迁升上丹田，可有景无景，若无景，何时上迁？乞师示下。

千峰老人答曰：有景。若无景到，何时知上迁泥丸宫？其景者，目前之白月光，内有金光，此是上迁之景到。速当移念，将此金光入于性内，合璧阴阳神养之。阳神未壮，比如婴幼小，必用乳哺之法哺之。其法曰：空而不空，内实有金光，为不空，又由祖窍内，生出月华之光，二光合一，惟阳神寂照于上丹田，相与混融，化成一虚空之大境，斯为存养之全体，乃为乳哺之首务也。存养功，自有出神之景到，此以上为上迁之法也。而三迁者，是精气神三宝合一，化成这个月华之光，非得见雪花纷飞，天花乱坠，才能出胎，亲为佛子。

玄子问曰：师言三迁之法，是上、中、下为三迁。下丹田，是炼精成舍利子，又为真种，又迁升到中宫，是炼气成道胎之所，又迁升到上丹田，为泥丸宫，为炼神出胎之所。弟子实在不明白，精能成舍利子，又能成道胎，又能出泥丸宫为仙佛，此三迁之法，弟子半信半疑，乞师明白剖解示下。

千峰老人答曰：尔长见耳闻的是人与人交能生人，此世界常理。父母之交，父精属阳先进，母血黄属阴后行，血包乎精而生女，女者外阴而内阳；母血黄卵属阴先生，父精虫属阳后进，是精包乎血而生男，男者外阳而内阴。此是世界形与形交能生形。我千峰门是一人身内，神与炁交，能生舍利子，是精虫化生，因神炁同宫合一，将精虫团聚归一，成为舍利子。舍利子养足，光华射目，神炁犹如磁石吸铁，两不相离，一得永得，无所妄驰，安稳自在。识性渐渐消磨，真性渐渐灵觉，妄事无想，正念自存，久而久照，神炁合一，此为识性死，真性活。心意无内无外，浑然一团禅定。久静而动，动者舍利子真种自动也，由下丹田一点一点上升中宫定住，中宫者，即是绛宫，此处是炁与气交合之处，能生先天真一之炁，即是道胎。二炁者，一是性内先天真一性炁，其光是月华之光；二是命内先天真一命炁，其光是金黄之光。二光交合，能化生道胎。到此又不可用无为，佛炁有生活之理，吸呼有滋养之机，自当将内吸呼气，归于真炁内，为结胎之本，又为养胎之源。自当知以心主宰而定息，息未定时，以心调之，即以心炁团之为调，息不调，道胎不足。只知有神，不知有胎，全体归于神内，谓之万法归一，此真一之炁，即是性内真阳之炁，与命内真阴之炁结合，成为真一之祖炁，为道胎足满，速上迁泥丸宫，又谓之一迁。此是上丹田，即是脑髓，此处是神与神交合之府，能生先天真一之阳神。神与神交合归一者，即是左眼为阳神，右眼为阴神，二眼和合归一。息无出入之息，禅定三昧之乐，六根灭尽，一性圆明，慧光朗彻。如来云：分明不受燃灯记，自有灵光照古今。此慧光一出，无昼无夜，光明朗彻，得大自在，俱足六通，实谓之无上正等正觉也。久之自有发明一切诸事，见慧不用，守定中心，不被识神魔障所害。燃灯佛曰：寂灭为乐。寂灭非是死亡，乃是道胎圆彻之实证也。六祖云：禅心无想，禅性无生，六脉全无，鼻息灭尽。故曰寂灭。道胎佛性融融，如杲日当空，故曰为乐，又为真空而不空。若是到此时，雪花飘空，天花乱坠，此是出胎景到。有景到，而不出胎，谓之守尸鬼。

玄子问曰：师言雪花飘空，天花乱坠，是由何处发生？因何天花乱坠？乞师传之。

千峰老人答曰：神与神交合，能生神，此神是性之真神与命之真神，二光合一，如同这个⊙。此胎圆炁养足，才有天花乱坠，此是出胎景到，速当出胎。天花乱坠者，是尔眼内见雪花飘飞，是胎足满之故。寂无禅师曰：胎圆节至雪花飞，念动飘空上顶机；莫谓如来枯寂道，法身出寂又归依。华阳祖著《慧命经·集说》云：此乃出定之时，当出而不出，则滞于法身，为定之所缚，不能神通、千百亿化身。胎圆节至者，道胎圆之极也。见雪花，离凡体，而念动向太空，不知此机，是未得师也。

赵魁一子曰：雪花飘空是胎圆，若不出胎无师传；念动六字真诀法，五炁朝元出昆仑。

千峰老人曰：怀抱全诀觅知音，念动口诀能护身；五炁朝元法身现，三花聚顶献我身。

请问为人师者，会出胎不会，不必自高自大，哄弄后学，自误误人，不教后学入旁的门，误了多少善男信女，其罪大矣。古来成道成佛，非是一位师父，邱祖入过六七十个门，后遇王重阳成的道。为人师按心自问，你的师父会不会，若不会全诀全法，速教你弟子投旁的门，免误一生空修也。

玄士子李子欣问曰：弟子看华阳祖《慧命经》云：念动向太空，不知此机，是未得师传也。《慧命经》柳祖也无传出胎口诀，乞师传出。

千峰老人答曰：尔将灵光上迁泥丸宫，由泥丸宫，炼出慧光，慧光内发现雪花飘飞，此是真空炼形。虽曰有作，其实无为，虽曰炼形，其实炼神，是修外而兼修内也。古仙云：形以道全，命以术延。此术是窃无涯之元炁，续有限之形躯。无涯之元炁，是天地阴阳所生真精，炼成有形之道胎，此是神与神交能生道胎，是一人身内灵父、灵母之炁成的道胎，即是真阴、真阳和合成的道胎。后天凡父、凡母生有形之胎，得十个月胎足，降生有形之小孩，此孩也是凡父、凡母炁所成。道胎是一人身内阴阳炁合一，成为道胎，也得弥历十个月胎足，天花乱坠，速用念动向太空口诀，可出胎。性命二光合一，胎可现有形之我。此我也，是本身灵父、灵母真阴阳炁所成，是神与神交能生神，此神者能化有形之我，散则是气，聚则成形。此是先天中先天炁，实则是纯阳之正炁，即是阳神，是五眼六通所成，众人有所见，可与众人谈话，亦能取物，与本身相貌一样。阴神者，闭眼五通所成，是一股阴灵气，能见众人，众人看不见他，不能与人谈话，亦不能取物，终久有生死。惟阳神永无生死也。若庙门不开，阳神出不来，又是一个愚夫耳，因而不遇明师之过也。学者速访明师，口传心授，出胎念动庙门开、向太空法诀，我千峰先天派佛堂弟子通会，速当访之，求取真诀。

玄子问曰：师言五眼六通，这六通前页续明，何为五眼？乞师示知。

千峰老人答曰：这五眼是天、地、神、人、鬼。天者是天眼，能看三十三天上一切之事；这地者是灵眼，能看地狱十八层一切之事；这神者是慧眼，能看世界上前后诸班一切之事；这人者是明眼，能看生前、死后、过去、未来之事；这鬼者是透眼，能看隔山、隔土、隔铜铁，全看得见，名曰透铜眼。此为五眼。这六通是天眼通、天耳通、宿命通、他心通、漏尽通、神境通。这神境通，我千峰门最要留心，恐其邪魔生出，要会磨魔的口诀，胎可出也。

第十五口诀出神内院

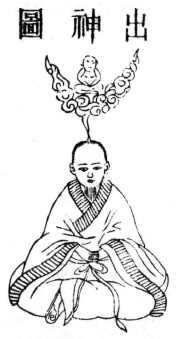

圖神出

神妙莫测内眼开　慧光照彻宇宙间

万法归一躯不坏　作个法身不死人

炼阳神、阴神在师点传耳，阳神者人能见，阴神者能见人。若修至此，无真师传授，准炼阴神为鬼仙也。炼神阳者庙门开也，若闭庙门阴神出也。庙门开是六通，心性常明，炯炯不昧出慧光，此是六通现也。六通者，漏尽通、天眼通、天耳通、宿信通、他心通、神境通。

此图是度八百位弟子，卖的图词也。前助印图资人等：玄空子倪宝麟、玄童子曹炳华、玄瑞子郑瑞生、玄贤姑王淑贤。

前著十四步，是三迁之法诀，精炁神养胎之法，即是空而又空、虚而又虚，性如虚空，不著虚空相，故曰真虚空。若著虚空相，即有个虚空在，而为虚空所碍，则不为真虚空。真虚空者，乃自然而然，非有然而然，此即是顿法内性命合一之法也，非是破身顿法，闭目枯坐为禅机。夫胎中定力，在乎一念之诚，弥历十月之胎，必要念念在胎，非是口心之念，念住息定之定念。而后胎圆足满，自有雪花飘飞之景到，速当出胎。急用念动向太空，日月庙门开，推情合性转，二光相遇献。此出胎口诀，古人隐而不露，或是怕泄漏天机，也许未得此口诀有之，故而不传。

玄极子周极生发愿作礼，四叩长跪问曰：此出胎口诀，乞师明白详剖传出。

千峰老人答曰：前派仙师秘密口传心授，不敢明泄于书，怕受天谴。余奉师天命，明泄于书，显我三教大圣人当初实有出胎化身真口诀。此口诀不易得之。昔日有蓝养素，胎神足满，天花乱坠，无师传授真诀，胎不能出，亦所谓寿同天地一愚夫之类也。后有刘海蟾祖师，假李玉溪《十韵》寄之曰：功成须是出神景，内院繁华勿累身；会取五仙超脱法，养成胎质离凡尘。蓝养素得诀之后，抚掌大笑而胎出。此是《仙佛合宗》伍祖之施。按《慧命经》柳华阳师爷云：见雪花，离凡体；而念动向太空。不知此机，是未得师也。余师了然、了空授我时云：攒簇五行炁归元，二炁合一胎身显。余胞兄魁一子曰：三花聚顶月华荣，五炁朝元金光显；二炁和合归元体，正中现出我法身。千峰老人曰：以上口诀，通是出胎口诀，言语不一样，理是一也。法诀曰：胎圆雪花纷飞，是眼见也，以心、肝、脾、肺、肾五炁气聚于顶上，冲出祖窍，上顶门而向太空。其理是攒五、簇四、会三、合二、而归一也。真理者，身不动则精固而水朝元，心不动则气固而火朝元，真性寂则魂藏而木朝元，妄情忘则魄伏而金朝元，四大安和则意定而土朝元，此谓五气朝元，皆聚于顶也。其法诀曰：唵、嘛、呢、叭、咪、吽。是以念动向太空，即是本身✦，即《性命圭旨》大明咒。是五炁聚于顶，现出金光，与三花聚顶，慧光合一，是真阴、真阳一合，胎形出现。男子身中本无胎，今而欲结一胎，必要有因，则因伏气于丹田炁穴中而结胎也。用念攒簇五炁，冲开祖窍，上出天门，庙门一开，二光聚于祖窍，冲出天谷，出顶门，开出一孔，现出一团金光，大如车轮，而阳神端坐金光之中。其本身丹光阴气，化为天魔外道，百般景象引诱阳神，若是稍有一点声色动心，阳神即一去而不返，入于魔境，正谓此也。及至转生六道，世人以为坐化，小成之果，而前功废矣，真可悲哉。此皆因炼己未纯，心无真死之过也。

玄关子刘凤璋问曰：这魔障以何法消化？我不死真身，是何炼的？真身可长生世否？乞师示下。

千峰老人答曰：必须一意守定金光，死心不动，阴魔一生，即用第七步功翕聚法，将魔磨化为阳气，助我阳神，将一切魔境化尽。金光缩小，用法将金光一转一吸，收归性海本宫，混百为一。静定之久，七日以后而复出之，此阴皆化为真神，现我面前，与我色身一样，此是我的不死真我，我的真神出显。然而初出阳神之日，总得看天朗气清，乃可调神出壳，如护小儿一般，大雾、大雨、大风、大雷、电光之下，万不可出胎。凡调阳神出壳，急速旋回。七日一出壳，炼至三月后，知觉稍开，宜防惊恐。或出或入，俱按常期，调出旋入，不可任意，按时出入，演习纯熟。晴天可出阳神，夜内不可出胎。半载以后，三日可出一次；一年之后，一日可出一次。只在色身边运动，不可离开色身。若有惊动，急速收旋回壳，不可大意。二年以后，不拘日夜次数，洞内、洞外，可以离开色身。还得乳哺，三年以后可调神出门，若见人见物，速可旋回。色身出门自看，与法身见的一样，是乳哺之功不快，此是调养之功勤。由此半里、一里可出，速可收旋而回。总而言之，炼阳神出胎之法，调出旋入，演习纯熟，圣体老炼，总以在内者多，在外者少为事。炼至三年乳哺功成，名曰神仙。后当行一定九年还虚之功，面壁大成，名曰带肉身金仙是也。

了空禅师云：神既迁到顶门之上，由祖窍出天门，且勿惊怖，只管放心大胆，一志凝神，存想法身，一念思出天门之外，随闭目往下轻轻一跳，如梦初醒，而身外有身矣。阳神初出时，居于色身之旁三四尺许，凡身外所有一切，万不可起视听之心，无论三亲六故，祖父妻子，诸天佛来参，天书下诏，王母来请，或真或幻，一切境界，皆当置之度外，一切莫认，一切莫染，切不可着他。只死心不动，绝虑忘情，一味入定，不睹不闻，静以待之。顷刻之间，而自己身中，即透出一道金光，大如车轮，由下而上，现于面前。急用真意，将法身性光，移到光前，合一凝聚留恋，真意一定，存想金光渐渐收敛，金光即缩小如寸许，状似金钱，即将此光用意一转、一收、一吸，收入法身之中，而法身即入于凡躯祖窍之内，收入本宫，仍依灭尽定而寂灭之，深入大定。古云金光以为化形之妙药，千万不可错过。此时金光散去，再无有矣，纵有留形之说，不能化为无形者也。

了然禅师曰：阳神初出凡身，得静极之后，用五炁朝元口诀，念动而向太空，化为一团金光，大如车轮，与性光合一，二光之中心，阳神端坐其内。其光之阴气，化为天魔外道，百般景象，引诱阳神。若稍着色于闻见，阳神即一去而不返，正谓此也。入于魔境，转生六道，世人以为坐化，小成之果，而前功废矣，真可悲哉。此皆因炼己未纯，心无真死之过也。法曰：必须真意守定金光，死心不动，将魔光磨去，一切魔境，不着自退。待魔境退尽，将金光缩小，转运照定金光一吸，连法身收回祖窍本宫，混合为一。静定之久，以后而复出之，此阴魔皆化为阳神，现我面前，与色身一样，方保无失矣。

悟禅老师曰：但阳神由祖窍出来，念出旋回纯熟，须择黄道良辰之日，乃可调阳神出壳，如护小儿一般，大雾莫出门，大雨莫行路，时刻调理，不可一时有懈怠，恐阳神一出而不回也，入于轮回，而前功废矣。

刘名瑞盼蟾子敲蹻道师曰：胎从祖窍且出之初，防备外魔侵扰，若有诸佛圣仙言语，切不可答谈，只提正念，遂出遂入，不可远游，离凡躯二三尺，见一轮金光，本我所有之灵物，取而归之，亦为化形之妙药。且出之初，万物不可著也，只候自身中，一轮金光现于空中，将法身近于光前，以法聚光，聚于法身之内，遂急法身入于凡身，久久乳汁，则凡身立化为气矣。恐不得金光者，则凡身不能化为气矣，故有留身之说，亦在己之德行与否圆满。

刘云普老师曰：我虽无炼到阳神出现，我师刘川阳昔年言过，阳神一出窍而不返者，皆因炼己未纯之过耳。若阳神出去后，必须一意守定金光，死心不动，其魔不着自退。阳神不可轻出轻放，速出速回，恐自己色身形壳，如一堆粪土相似，而阳神不肯复入。转运而入，不可回视，恐阳神以见可惧。俗曰：回头不认尸。总要与色身亲近，念出旋入纯熟，一进泥丸，色身便如火热，金光复从毛窍间发出。倘一见可惧，则怖生，一见可欲，则爱生，流连忘返，坠入魔道，而难成正果。总以死心入定为主，喜惧哀乐不动为宗。此乃我师授我之言也，我虽无做到，不可不传于后，子当习之，传于后世，勿负我师传我之心。

彭茂昌老师曰：阳神初出时，圣体尚嫩，欲其慧光凝结不散，必须调养。养的坚固老成，法力广大无边，金光发现，二光归并，即真阴光、真阳光交合，由正中发现圣胎，速急旋回乳哺。盖乳哺者，炼神出入之谓也。初出定之圣胎，易于摇动，调养收回入定之久，方能镇静，而不妄动。故曰：定而又定，合乎自然之理。

谭至明老师曰：采槃采的肾囊热，杳冥目前金光得；身如小孩阳缩回，忽然光内现出我。

柳华阳师爷云：予观汉、唐、宋、元、明、清，诸仙无不从此处而超脱也。后世学人，佛子仙种，得遇斯书，细阅数遍即能得诀达窍，而欲成仙作佛，不须登山涉水，寻师访道，只用有财有侣，真心修炼，即能超凡而入圣矣。

胞兄赵魁一兄师曰：将阳神迁于上丹田，即是顶门内。此时静中内观，炼顶中三昧真火，顶上有太阳神火，须用真意，寂照凝聚，使上火下射，下火上炎，内外夹攻，五炁转撞乾顶，由祖窍撞出，升至百会而出现。此时头顶内如一池银浪，满顶金汁，五炁攻的头顶雷声震震，轰开紫府内院，一霎时间，觉得红光遍界，紫焰弥空，迅雷霹雳，响震一声，祖窍开，顶门上献出我身，即是阳神，速而旋转收归于内。一七一出，炼至三年阳神足矣，再炼还虚面壁等功。此我一生四十余年之功也。

千峰老人曰：以上口诀，通是我师亲传，其名不一，其理一也。内里我师口口亲授，通是笔墨记之，后学不明白，其法诀，最简最易。

玄荫子张荫忠问曰：这出胎法诀，后学得诀者，一看就明白，若是无遇师者，看此书，就不明白，乞师点传我的白话传出，教后学无遇师者，通教明白法诀，此功德大矣。

千峰老人答曰：用闭目参禅打坐，以念将性光提到目前，二目和合归一，正中有一月光，其色如月光。久而久之，见月光内有雪花纷飞，此速用念动向太空口诀，即是五炁朝元之法。用五炁归一法，是唵、嘛、呢、叭、咪，此即是心、脾、肺、肝、肾。将内里五炁转动合一，由后尾闾关，过夹脊、玉枕至泥丸宫，出祖窍，上撞百会穴，是一吽字，急庙门一开，望上一视。庙门开，即是将二目一睁。望上一看，吽字念撞出顶。是心意念动，不可用口念出气。五炁若足，自有一金光，由下而升上，遇性光一合，二光合一，即是天上真阳之光炁，遇地下真阴之光炁合一，由中生出道胎。二目慢慢望下一闭，心意轻轻望下一跳，如梦初醒，而身外有身矣。

出胎口诀

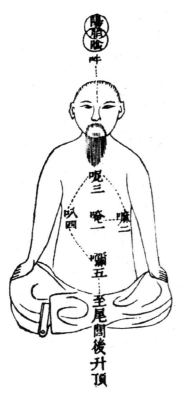

此为出阳神诀法，若是无念动向太空、五炁朝元之法，其胎出不来，五炁念动上朝元者有图列后。

唵字是聚心中正炁，嘛字是聚脾中养炁，呢字是聚肺中金炁，叭字是聚肝中青炁，咪字是聚肾生炁。此五炁聚合一处，由尾闾上升，出祖窍，开百会，吽出真阴之金光，遇真阳之月光合一，由二光之中心生出神胎。目望下一视，而献我之法身。我的父母色身，还是坐在于旁。我的法身，与我色身一样。然而我的法身，内里有一分阴炁，必有一分魔障，百般景象，引诱阳神。心不能动，速用真意，眼要子卯午酉一转，照定魔光一吸，收入色身内，其魔光，化为阳光。久久炼之，阴魔之光，化为阳神之光，助我胎足，再炼面壁还虚等功。此出胎五炁向空口诀，由古至今，各丹书经卷，通不敢泄，余今用白话剖图，明泄于后，后学有缘遇之，自能明白全诀法矣，不为诬徒所惑。吾愿知心同志、至友实修，细心参悟，同登彼岸。

玄贤姑王淑贤问曰：师言阴阳二炁合一，由中可出胎，弟子实在不明白，这二炁会成人形，由何处而成的？乞师示知。

千峰老人答曰：桃树、杏树、果子树、香圆树、佛手树、杨树、柳树，树上能结桃、杏、果子、香圆、佛手，也是天地气所成，二气合一，能开花结果，此果是阴阳二炁所成。此道胎成人形，也是阴阳二炁所成。然而杨、柳树不结果，比作人无修道心，发献不出来道胎。树心无结果心，不能结果，不在根，在心，故杨、柳不能结生果。心是根种，心无有仙佛心，如何能生仙佛种？有因就有果，无因果不生，若生盗心，准行强盗事，若生邪心，准行邪事。尔悟天地炁，能发生万物，吾人也是父母阴阳二炁所成。道胎成人形，是一人乾坤二炁成的阳神，其理通是阴阳二炁所成，理诚确也。

第十六口訣虛空顯形

舍利化光出祖竅
一湧而出萬萬神
這箇繞是真寶體
九天之上任吾行

我今生子生孫
這箇機關在正中
飛升拔宅在功夫
明明朗朗一天仙

通靈變化陽神出
歸還崑爐性海足
形散神攝歸本體
照徹天界地獄部

天書降詔玉女來迎

駕霧騰雲直入三清

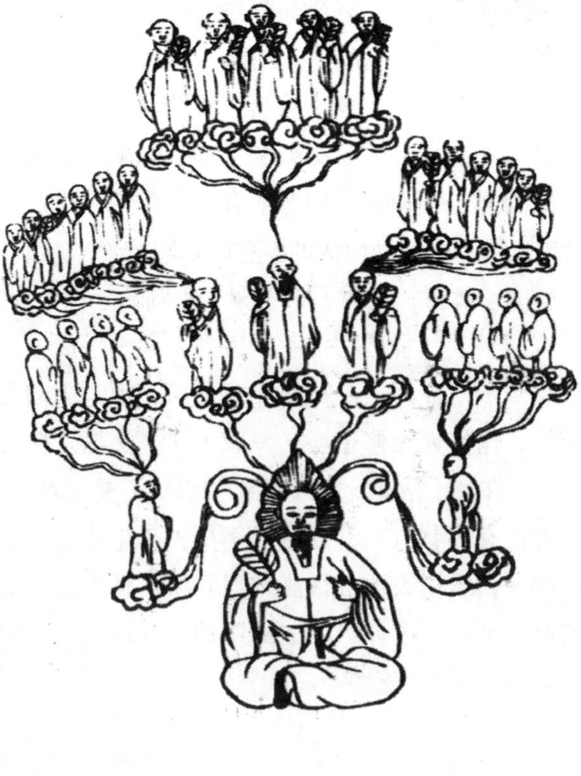

打破虚空消息路，我登彼岸不用舟；

炼神还虚千变化，撒手虚空是金身。

炼就这个不坏体，十方世界归化身；

撒手逍遥是这个，这个虚空是不空。

身外有身未为奇特，虚空粉碎方露全真；

撒手虚空回归空空，聚者显形空而不空。

还虚面壁之功，古云总得九年，我功未至此，我师传授口诀，今传于后。

我师了空禅师曰：还虚一着，是将从前十魔百炼，不动心，通天达地之阳神，分形散影，显化于世，救急消灾，与人治病。复将阳神，收入祖窍，归于性海之内，勿令其出色身。复将色身闭住炼化，浑入法身之中，此是先天之中先天性命。复将阳神，退藏法身祖窍之内。要将色身炼得不有不无，非色非空，无内无外，不出不入，无始无终。如龙养珠，蛰藏而不动；如鸡抱卵，安眠而不起。沉之又沉，静之又静。纵前所修所证，百千万亿化身，乘龙跨鹤，步日玩月，千变万化，一齐收入祖窍之内，依灭尽定，而寂灭之。此是蛰龙之法，必须大死一场。谨谨护持，毋容阳神再出。盖阳神百炼而百灵，千炼而愈精，炼炼不已，则阳神之慧光内神火，隐而收之愈密，斯放之愈普，隐之无可隐，斯显之无可显。将阳神收藏祖窍之内，定极灭尽之余，久而久之，将阳神真火养足。而一炉神光，兀兀腾腾，满鼎真火，炎炎烈烈，自内窍透出外窍，由大窍贯入小窍，无内无外，无大无小，透顶彻底，光光相烛，窍窍相映，而天地万物，莫不照耀于神光之中矣。炼至三年、九载、百年、千年、千劫、万劫，直待四大崩散，虚空粉碎，无形无迹，此乃是带肉大觉金仙，万劫不坏金刚之体，法诀至此，永无秘诀也。

顺一子问曰：师传后将色身闭住炼化，性命复归法身祖窍之内，此为蛰龙之法，后有阳神真火养足，贯入窍中，直待四大崩散，虚空粉碎，是如何闭住炼化色身？是何是蛰龙之法？如何将四大一身崩散？叩乞老师示知。

了空禅师答曰：丹经万卷，俱藏头露尾，非得口口相传，心心相印，句句可考，细究此理，无不成矣。丹经云：阅尽丹经万万篇，末后一着无人言；阳关一闭准长生，千佛万祖皆单传。诀云：百尺竿头取进步，把个疑团打破时。尔可摆香案，焚表发愿，后准传一人，不可多传。由古至今，祖祖单传。尔要明白修道修的是甚么，炼的是甚么，成道成的是甚么，天下万物是甚么成的，生人是甚么生的。

顺一子焚香表后跪而求之，乞师示下。

尔修道修也，修的是先天祖炁，炼的也是祖炁，成道成的也是祖炁。天下万物也是炁生的，人也是父母祖炁所生。万物有炁则成，无炁则坏。人有祖炁则生，无祖炁则死。尔将祖炁修的圆圆陀陀，百尺竿头再进一步，将周身大小窍炼的光明，为有阳关一窍不可发光明。须得再进一步，炼的通身神火，化成先天祖炁，成为这个○，聚者能成元身，散者能成空气。恐不得此炁，后天色身不能化为炁，故有留身之说，皆谓此也。又在自己作德、祖上有德无德，若无德，有留身在世，故有尸解之诀，为撒手之法也。用撒手者，诀云：口内上腭是天池穴，通脑髓中炁胞。吾人说话，出先天真炁，故云日出千言不损自伤。尔不知，上腭后，有个玄膺穴，上通真炁胞，下通十二重楼，即是通肺气管。尔将舌逼过吊中，即是巧舌肉帘后，是玄膺穴，用舌尖顶住玄膺穴，人不能自主矣，说活不是活人，舌尖闭住真炁不通，故身不能自动，如死人一样。昔年老比丘，用的是此法，修道若不愿在世界，用此法为老比丘。若有人将舌放开，此老比丘即能复生说话，因肉身能通真炁，故而复活。此玄膺穴，两旁有薄肉如帘，有前帘、后帘，中有核，大如杏仁，生脂以润喉咙，为口之界。由古至今，各位祖师，秘而不传，单传至今，尔要细心悟之。

了然禅师曰：九年面壁，虚空粉碎之法诀，蹈光依灭尽定，而寂灭之，寂灭日久，直至三年九载，空定衡极，灭尽无余之际，神光周足，法相圆满，色空俱泯，形神俱妙。其敛也，至精至彻，纳入芥子而无间；其放也，至大至刚，包罗须弥而无外。将见无极神光，化为太红光，恰似赫赫日轮，从太虚玄关窍内，一涌而出，崩开分散，璨烂弥满，无边无量，为万道毫光，透彻于九天之上，贯通于九地之下，若千万杲日，放大光明，普照三千大千世界。而圣也、贤也、仙也、佛也及森罗万象，莫不齐现于玄关之中，然至则至矣，而犹未尽其妙也。

余胞兄赵魁一由民国七年二月过大关，炼至三年后，胎可出，显于平西府铺内。正月出胎，当时可买黄瓜一对，众目所观。由此大家兴起，修炼性命真功。余当时问曰：兄玄功至此，可为仙佛否？望后可有功作？

余兄师曰：古仙云：身外有身未为奇特，虚空粉碎方露全真。所以出胎之后，正要脚踏实地坐功，炼的虚空粉碎，方为了当。现在吾不能照耀四大部州，只可再敛神韬光，依灭尽定，而寂灭之，即是顿法无为之禅功，不记年月，直至虚空粉碎，与道合真，才见无量之宝光，直充塞于四大，得与贤圣仙佛相会。自无始分离，今日方得会面，彼此交光，合并一体，成为虚无一个圈子，我身犹如摩尼珠，光耀无比，仙佛法身入我之光，我光常入仙佛躯，此九年面壁之功，已返到大觉金仙之位。我等功行圆满，天书下诏，十六位大觉金仙合一，上朝金阙，封以真诰，授以天爵，封为十六合一大觉金仙之位也。

刘名瑞敲蹻老师在昌平州西山桃园观，又名旮旯庵，实在光绪初年，在庙内过大关后，曰：道成之后，须要积德累功，却来尘世，普济利人利物，开坛演说，广度有缘，著丹经接引后学，辟除左道旁门，诛一切邪教妖言，劝迷人，弃伪归正，化贤良觉知魔事。功行以毕，听诏飞升，以登天仙之位。起死拔宅，免堕尘轮之苦，何必烦劳后世再投父母胎胞，而红尘之道，苦之尽矣。吾愿大丈夫、大孝子，精心细悟性命真理。

教余广看《慧命经》《金仙证论》《天仙正理》《仙佛合宗》等书。余幼年初看此书不明白，后得诀，才明白一半，得了空师天命全诀，才明白全旨，知《伍柳仙宗》是万古宝书。无明师者，广看经书，不能明白全旨。余后得全诀，知我刘老师无得着撒手之法诀，故在次渠村医人，不能飞升，至可脱壳解尸而去，与七祖一样解尸而升。余胞兄赵魁一，以会虚空口诀，至今在三省地面，十二年面壁无一信，可见炼虚空粉碎一着之难矣。

千峰老人赵避尘曰：这炼虚空粉碎，由七真祖师后，炼此者鲜矣。余功未至此，师授口诀在焉，非是不传，亦非怕受天谴，实在不易得之粉碎，故达摩祖，有九年雪山之功。古仙云：饶经八万劫，终是落空亡。亦不知寿命有限，而不能修；亦不知得此法，炼不到粉碎，解尸而升。

余前著炼精化炁，是下手之法；炼炁化神，是转手之法；炼神还虚，是了手之法。又炼虚合道为粉碎，是撒手之法也，是由渐法而入顿法，由有为而入无为，由不空而入真空。无上师云：炼得金丹似月圆，未免有圆还有缺。丹经云：阅尽丹经万万篇，末后一着无人言；阳关一闭准长生，千佛万祖皆单传。千峰老人曰：百尺竿头取进步，把个疑团打破时；撒手不通玄膺穴，大罗金仙我灵座。若无得诀者，速访明师，问撒手之法。炼至神光满穴，自内窍达于外窍，外九个，九窍之中，窍窍皆有神，小窍八万四千之中，窍窍皆有灵光，彻内彻外，透底透顶。在在皆有神光，如百千灯光，照耀一室，灯灯互焰光也，散去则无数，收之则为一。炼到此时，超出三千大千世界，又于三千大千之中，复放无量宝光，直充塞于极乐世界。我身犹如摩尼宝珠，诸佛法身入我身体，我身常入诸佛躯。一佛二佛千万佛，总是自心无别物，昔年自修善根基，今日依然得渠力。荷泽禅师云：本来面目是真如，舍利光中认得渠；万劫迷头今始悟，方知自性是文殊。自性清静便是无垢佛，自性如如便是自在佛，自性不昧便是光明佛，自性坚固便是不坏佛，位位诸佛，自身俱有，说亦不尽，惟一性尔。性即是心，心即是佛，新佛旧成曾无二体，金身也是这个○，法身也是这个○，本来面目也是这个○，虚空也是这个○，上乎天、下乎地全是这个○。天地有坏，这个○不坏。请问这个○是个甚么？是天地、人身、万物真阴阳之炁，炼至纯阳真炁，成为这个○，才是真我，才是真性命，才是金仙不坏真体，才是不生不灭之元神，才是一切无有如来佛。

十六步口诀终

玄湘子果仲莲问曰：弟子看丹经道书，每言道在眼前人不知。

马丹阳祖师曰：玄微妙诀无多言，只在眼前人不顾。

又曰：道在眼前甚容易，得服之人妙难比。

陈泥丸曰：眼前有路不知处，造空伏死徒冥冥。

又曰：大道分明在眼前。又曰：终日相随在目前。

张三丰祖师曰：今日方知道在眼前。

薛道光祖师曰：思量只是眼睛前，自是时人不见。

刘海蟾祖师曰：眼前觑着不识真。

萧紫虚曰：金液还丹在眼前，迷者多而悟者少。

上阳子曰：此窍分明在目前。

吕祖曰：目前咫尺长生路，多少愚人不细悟。

吕祖又曰：真阴真阳是真道，只在眼前何远讨。

请问老师，眼前有道，是个甚么？

千峰老人答曰：各位祖师言的是，性命双修、三品合一，先天真炁发生目前，又名玄关。修道者修的是此炁，参禅打坐，炼的也是此炁，成道也是此炁，故此炁无可说，强名曰道。是下手采絷，性命双修，炼出此炁为玄关，又为真性，故尔在目前。非是枯坐盲修瞎炼，单炼阴性，是自己一人下手，性命双修，炼出阳性之炁光在眼前。

玄素姑余素霞问曰：丹经每言修道，最简最易，无多文字。

《六祖坛经》：五祖传六祖三更时，片时暗点，无多文字，最简易。

《黄庭经曰》：至道不烦诀存真。又曰：治生之道了不烦。

《参同契》曰：事省而不烦。

邱祖著《西游》：悟空三更得道无多语。

钟离祖曰：此道分明事不多，奈缘福薄执迷何。

萧紫虚曰：从来至道无多事，自是愚人识不全。

白紫清曰：只缘简易妙天机，散在丹经不肯泄。

石杏林曰：简易之语，不过半句；证验之效，只在片时。

张紫阳曰：知者惟简惟易，昧者愈烦愈难。

又曰：虽愚昧小人，得之立跻圣地。

薛紫贤曰：其道至简，其事匪遥，但非丰功伟行，不能遭遇真师。

请问老师，如何简易，是实事，是讲理，乞师示知。

千峰老人答曰：此是乾生下手擒白虎之法诀，坤生斩赤龙之诀也。由古至今，祖祖亲传，不作文字。若遇真师，最简最易。若是吸空气为下手采絷，揉小肚子、揉两乳、吸空气为斩赤龙，妄引丹经，猜度之见，误己误人，罪恶不小。

玄瑞子郑瑞生问曰：弟子看丹经道书，每到真口诀地方，言可笑。

《悟真》曰：功夫容易药非遥，说破世人须失笑。

薛道光曰：神仙不肯分明说，说与分明笑杀人。

吕祖曰：性命根，生死窍，说着丑，行时妙，人人憎，个个笑。

《葫芦歌》曰：行着妙，说着丑，惹得遇人笑破口。

上阳子曰：偶获一人两人知之，即来千人万人之谤。

石杏林曰：此道易生毁谤。

老子曰：下士闻道大笑之。

请问老师：又不是闺丹食气食秽之法，又不是房中采补之法，有何可笑，所笑者何事，惹的世人惊疑？乞师示知。

千峰老人答曰：所笑者，调外絷也。絷不调不生，不知调絷之功，无絷可采。调槃者，正在二候正子时，不老不嫩，调的槃产神知，可采槃也。谓此调法可笑，不笑不是真道。

余胞兄赵魁一曰：调外槃，真可笑，尔不笑，不知道。

了然、了空禅师曰：到二候正子时，可调槃采取先天真炁。

敲蹻道师著《道源精微》曰：调槃一着，乃上天之秘宝，弗敢妄泄矣。

张懋德号润亭师叔曰：调外槃，即勒阳关，所以精炁生也。

柳华阳师爷曰：勒阳关，调外槃，调到槃产神知。

冲虚子师祖云：调动其机，精生炁动，采取之谓也。

曹还阳祖师云：槃不先调，精无所生也。

李虚庵曰：忙里偷闲调外槃。

玄贤姑王淑贤问曰：丹经、世人皆言性命双修，而人又爱身家，不惜性命，只知独坐孤修。不知离宫入定，坎府求玄之妙理，始则以性而修命，终则以命而全性。初关炼精化炁，为筑基之事；中关炼炁化神，是结胎之事；上关炼神还虚，是了手之事。初关为人仙，中关为神仙，上关为天仙。师传由色界而升无色界，是性命双修之真理。请问老师，这双修，是两人同修，是心肾合一处为双修？乞师示知。

千峰老人答曰：非是两人同修、心肾合一为双修，通不是双修法诀。这性命双修，是一人身上神炁而矣。神与炁交，能生舍利子，是初关之法诀；中关炁与炁交，能生先天真一之炁，能结胎；上关神与神交，能出阳神。此为性命双修真功，非是闭目枯坐瞎修，无所成也。

妙禅姑宋云芳问曰：师爷，前所著十六步大功，细而又细，可有简易口诀传出？我以好记。

千峰老人答曰：

> 初步垂帘冥心守祖窍，手脚和合扣连环；
> 二步气安炉鼎前后转，无孔双吹收元精；
> 三步开通八脉炁血走，手脚麻木气通行；
> 四步下手采槃六候转，巽风囊龠沐浴中；
> 五步日月合并渣滓出，文火温养要七成；
> 六步进阳三六由左转，退符二四性光生；
> 七步翕聚祖炁收光法，送归土府神炁凝；
> 八步心肾相交真炁动，坎离交媾丹田温；

九步四个吸呼法轮转，若用口鼻道不真；

十步龙虎二穴收精炁，舌接任督转法轮；

十一步灵丹入鼎吞入腹，虚室生白百脉停；

十二步龙吟虎啸温养丹，片时黄芽白雪生；

十三步止火采檗过大关，五龙捧圣吸撮闭；

十四步提到中宫养圣胎，真空炼形慧光生；

十五步胎足念动朝元法，二光合一中显形；

十六步身外有身不为奇，虚空粉碎归这个。

此十六步口诀记在心内，用功时而不忘也。

访道真伪歌

勘叹世人学伪道，不遇明师瞎胡闹。

精炁三宝耗散了，金木水火不能交。

哪里是你真祖窍？玄关灵慧怎知道？

气安炉鼎怎么转？无孔双吹怎么吹？

开通八脉怎么走？手脚麻木怎么行？

下手功夫怎采檠？巽风六候怎转轮？

四相和合怎返照？五行攒簇怎用功？

卯酉周天懂不懂？阳火阴符怎转轮？

翕聚祖炁归何处？守中抱一怎用功？

蛰藏炁穴在何处？心肾相交怎么行？

大周吸呼用四个，若用口鼻道不真。

三宝若失怎样防？真炁若走怎么封？

舍利若成怎知道？灵丹脱落怎收功？

龙吟虎啸在何处？止火景到怎用功？

金光三现怎过关？牛羊鹿车怎上行？

舍利成珠怎牵上？温养中宫胎怎成？

牟尼成胎是甚么？三年乳哺怎补功？

道胎圆满怎出胎？此法不明胎失坑。

速访明师求真诀，一失人身复再难。

若问此篇何人著，千峰老人赵避尘。

众弟子、徒孙问答
（此处笔画按繁体字排序）

一画部

问：一步功如何炼法？

答：垂帘明心守祖窍，手脚和合扣连环。

问：一心学道？

答：学道人心坚实，广看丹经道书，遇明师知真。

问：一心禅定？

答：入山面壁，撒手老比丘之法。

问：一阳之工？

答：周天时候，上升的事情。

二画部

问：二步功如何炼法？

答：气安炉鼎后升转，无孔双吹收元精。

问：二候之时？

答：阳生、槖产为二候；活子时、炁动为二候。

问：十字街中？

答：两眼中心，内有一管，为祖窍，发生先天真炁。

问：七返还丹？

答：七是金的成数，使铅汞返入炁穴，还升泥丸，照着这样可以成丹，所以这种名称。

问：八脉之路？

答：以生死窍为枢轴，生死窍后督脉，前是任脉，中是冲脉，横是带脉，上通心，下通阳关，上前通脐，上后通肾，此是通精八脉。

问：二十四退阴符？

答：用六爻策数，周天酉时沐浴度数。

问：二禅之功？

答：初禅觉观，二禅炁绝。

问：人道如何？

答：即是生人之道，和仙佛之道相反。

问：入火之法？

答：使神火入于炁穴。

三画部

问：三步功如何炼法？

答：开通八脉炁穴走，手脚麻木气通行。

问：三十六进阳火？

答：由子至巳为进阳，督脉上升之路，周天卯时沐浴度数。

问：三事之调和？

答：前三三，后三三，合之炼。

问：下手法诀？

答：下手采聚，在生死窍，使精逆回补脑之诀法。

问：下降之路？

答：由午至亥为退阴符，任脉下降之路，周天酉时沐浴度数。

问：子炁发生？

答：精炁发生时候，为子炁。

问：子后午前？

答：是进阳火、退阴符，任督二脉之路。

问：子箱之路？

答：是送精炁走路，为子箱，用鼻气输送精炁，同路而不同体，采聚内里消息。

问：小周天法？

答：后升前降转轮之法，将精炁收归炉内。

问：小聚发生？

答：精炁不足为小聚，淫根动时为发生。

问：大周天法？

答：筑基之功终了之后，采大聚，无时无候无间断。

问：大力白牛？

答：精炁发生，活动之力，佛比作大力白牛。

问：凡铅凡汞？

答：元炁为真铅，元神为真汞，铅汞在内为真，外见为凡。

四画部

问：四步法诀？

答：下手采黡六候转，巽风橐龠沐浴中。

问：火候功法？

答：火是火，候是候，是两样功法。

问：火化断淫？

答：淫身、淫心好断，为有淫根，无师传不能断。

问：火逼金行？

答：用火催促的事情，用心息运炁，后升前降。

问：月华荣光？

答：精炁足满，发现炁光放目前，为玄关。

问：太阳太阴？

答：心内元炁为太阳，肾中元炁为太阴。

问：元关炁海？

答：即是丹田，正中有炁穴，精炁由此而生。

问：元精元炁？

答：发动外见着为元精，能生育，采回逆升为元炁，能作丹。

问：幻丹幻黡？

答：有念采的黡，为幻丹幻黡，有夜内走泄之患。

问：五通之鬼？

答：炼的天眼、天耳、他心、宿命、神境，为五通之鬼。

问：止火之景？

答：炼丹成的时候，由目至丹田有白光。

问：止火之功？

答：采黡时，不行吸呼之气，为止火功法。

问：止观均等？

答：是禅定面壁之事，一切全空，撒手之法也。

问：心中元神？

答：是心中本体，神精系精粹，为元神。

问：心中神火？

答：心者性也，发于二目，入火、降火、凝火、以火、移火、离火、心火，皆是心目转动，不动之火，能化元精而助元炁。

问：水火交媾？

答：二目之神火与心意，入于炁穴内久之，水上火下，真炁自生。

问：水中火发？

答：即是精炁，火是运火、取火、提火、坎火、坤火、水中火、炉中火，皆是先天真炁，能化吸呼，而助元神

问：丹田内丹？

答：即是炁穴内能作丹，丹是精化成的为丹。

问：中正中宫？

答：即是万事合于中正。中宫者，心下一寸二分，即绛宫，女子生血黄之地，生炁之总根，即肝的根也。

问：天罡天机？

答：北辰譬喻神在炁穴内，而为主宰天机，躲产之时。

问：天地氤氲？

答：是神炁融合的事情，神为天，炁为地，万物由此而生。

问：天然交合？

答：神与炁交，自然而然，全身皆空，为自然交媾。

问：斗柄回寅？

答：譬喻真炁后升前降行周天之事。

问：内外吸呼？

答：内吸呼于踵，非是用口鼻，外是巽风吸呼真意口鼻吸呼之气。

问：内景自生？

答：是自身用功，用的阳生时候，自觉脐下温暖，是内景自生。

问：内聚外聚？

答：内聚是精炁合一之光，外聚是采精化炁，能成舍利子。

问：火之吸呼？

答：有起火、引火、火逼行火、止火，用口鼻吸呼气，能化五谷百味

之精而助元精。

问：火候实用？

答：吸呼之火，能化饮食之谷精而助元精；心目神火，能化元精而助元炁；元炁之火，能化吸呼而助元神；元神之火，能化形而还虚助道成。

问：文薰武炼？

答：用文火薰蒸，武火煅炼，是坐定心不动，后升前降。

问：六度真功？

答：布施、持斋、忍辱、精进、禅定、智慧这六种，是度人之舟。

五画部

问：生死窍处？

答：从丹田，到精道的道路，下通阳关，采緊时，将要走泄的精，使他逆回之处。

问：未化之精？

答：采緊时巽风小，精无化炁，在炁穴内，引精自流出来。

问：外緊外丹？

答：采取的有形緊，将要走到外边的精，不令走出，下手采回为丹。

问：外念淫精？

答：采取时有念，为淫精，成为幻丹，准走泄。

问：四揲成章？

答：是易经之卦数，阳火阴符定位，为四揲。

问：北斗北海？

答：斗是炁行周天，北是炁穴地位，海是纳水之处。

问：用九乾数？

答：六爻全动，称为用九，四九三十六，周天度数。

问：用六坤数？

答：六爻全动，称为用六，四六二十四，周天度数。

六画部

问：有情下种？

答：无念阳生，生到二候正子时，可下真种，即是采緊。

问：因地果生？

答：生果之地，即是丹田，生真种，结果之地基。

问：回光返照？

答：用二目合一，下照丹田，久之真炁自生。

问：玄关发现？

答：丹田精炁神足，发现目前之光，为玄关发现。

问：行住起止？

答：周天运行之数，为四正，卯酉不在内。

问：先天真精？

答：无念采的真精，化成为炁，有念不为先天真精。

问：先天真炁？

答：就是无念元炁，是无念元精所生。

问：先天真种？

答：是元炁所助，无念身中元神，非是烧香磕头之神。

问：西南荣华？

答：坤位即是丹田，至二目一路虚白，为西南路上月华荣。

七画部

问：沐浴温养？

答：无他无我，一切全空，为沐浴温养。

问：坎离真炁？

答：坎位是丹田，内生真炁，顺出是精；离位是心，内生真炁，由中发动炁血，人身脉动即此也。

问：坎水变炁？

答：采槃时，顺出是精，逆回是炁。

问：吸机之阖？

答：吸是鼻内往下一吸气，内里先天真炁上升，是吸机之阖，外气下降，内炁上升。

问：丹槃走失？

答：丹要结成时候，因为有念在内，夜内走失元精。

问：吹嘘功法？

答：身内有幻丹，用不加神的吸呼吹嘘，幻丹化真丹。

问：收丹功法？

答：身内吹嘘，不用口鼻吸呼气，丹成采取，不用吸呼气，为止火。

问：身中璇玑？

答：是转法轮路脉。

问：尾闾底骨？

答：二十四骨下为尾闾、底骨，小孩骨二十四下，还有七个尾底骨，大人七个内上三骨连成一个，下四小骨通神经系。

问：牟尼成珠？

答：是神炁合一，炼成真种，法轮数足炼成舍利子，运过后三关，提升中宫为牟尼珠，炁与意合一，名曰道胎。

八画部

问：金丹金鼎？

答：神炁交足是金丹；炉鼎，炁发动为炉鼎。

问：呼机之辟？

答：呼是鼻内往外上升出气，内里先天真炁下降，为呼机之辟，阖辟总得二目随之转动，为吸升呼降之阖辟。

问：空运转气？

答：鼎内若无真种，不可水火煮空铛。

问：周天筑基？

答：是下手补精之法，幼年、中年、老人，不是一样传法。

问：性中之真？

答：性者心也，发于二目，心静教作真性，命足发现灵光。

问：河车之路？

答：转运周天时候，炁的运行之路。

问：命门之处？

答：脐下一寸三分有一管，血至此处，化为白色阴精，下通阳关。

问：盲修瞎炼？

答：不知下手炼精、转手炼炁、了手炼神、撒手面壁，为瞎炼，是无明师之过耳。

九画部

问：活子时到？

答：阳生物举，为活子时，不可急采聚，正子时再采。

问：炁亏补功？

答：世人将炁耗亏，当用采法补之。

问：炁穴子母？

答：炁穴是丹田，母是精，炼成化炁而神安，是子。

问：后天之精？

答：生育者，元精也；逆回者，元炁也。

问：后天之气？

答：口鼻吸呼之气，用巽风采聚即此也。

问：后天之神？

答：散动之心，情欲之神气，耗散无神则虚。

问：法吞津液？

答：吞津液而养身，补助阴精多生，吞法在前。

问：法轮常转？

答：本是佛语，实则行周天，任督二脉转法轮之事。

问：封固真宝？

答：采完聚后，先用武封，再用文封。

十画部

问：阳关实闭？

答：阳关是走精炁管，中有一皮，皮上便溺，皮下走精炁，闭住真炁不走，个个长生。

问：阴缩不举？

答：是你幼年亏欠，阳萎不举，非是采聚炼的不举。

问：救护命宝？

答：中年、老年人，将精耗散，先得采聚，为救护命宝。

问：黄芽复生？

答：是时来，内里生精，聚嫩不可采取，转法轮，可生育。

问：采取聚物？

答：下手之法诀，补尔前亏欠之精，补足，可到马阴藏相。

问：真铅真汞？

答：真铅是元炁，真汞是元神。

问：真性真命？

答：性是心中灵气，发于二目；命是肾中元炁，发于淫根。

问：真人吸呼？

答：真人吸呼于踵、于蒂，非是用口鼻吸呼气。

问：雪山白牛？

答：聚雪成山，如同念经枯坐，白牛是先天真炁。

问：造化二机？

答：男女合生子女之机，神炁合生丹槃之机。

问：阳生炁旺？

答：阳生是内景暖气，炁旺是阳举之机，痒生毫窍，是正子时到，速下手采取。

十二画部

问：虚危穴地？

答：即丹田，是北方的星名，北斗也是他。

问：虚无之窟？

答：也是丹田，待炁发生之时，有这种名称。

问：混采混炼？

答：活子时初到，就采槃，嫩为混采，无槃行火炼槃，为混炼。

问：巽风升降？

答：鼻内吸呼气，伴着神炁，后升前降，为巽风升降。

问：无漏真炁？

答：阳关一闭，个个长生，由一闭再得一闭，返成童身。

十三画部

问：温养之功？

答：以文火养之，身心意助之，非是沐浴温养。

问：圣胎显形？

答：神的性光，炁的命光，二光合一，由中生出圣胎与我一样。

问：微风吹动？

答：用吸呼气微微吹嘘，就是温养的文火。

问：顿法渐法？

答：顿法是童身用功，渐法是破身用功。

问：乱提生火？

答：是槃炁未动，乱行周天之功，生邪火。

问：炼精化炁？

答：是下手采槃的功法，还精补脑之诀。

十四画部

问：经传口诀？

答：由古至今，祖师口口亲传，不可轻传于人。

问：对斗明星？

答：对是返观，斗是丹田，明星是丹田炁发生也。

问：橐龠之炁？

答：橐是发先天真炁之消，龠是过先天真炁之息，用阖辟巽风吸呼，送橐龠处消息之炁。

问：鼎炉位置？

答：是烹槃的器具，丹田炁发为炉，炁升上为鼎。

问：漏尽通成？

答：精炁永不下耗，阳关自闭，内里有精化为炁，名通成。

十五画部

问：调外槃法？

答：勒阳关，调到槃产神知，精炁动时为调。

问：谷精火道？

答：谷精是阴精，无生精虫，最搅乱人心，生邪念，得风吹化，为阳精，炼足采回成丹。

问：慧命之根？

答：元精足生慧，慧光即是精炁神补足，发现目前为根。

问：潮来之生？

答：阳炁满足物自举，用回光返照、绵绵若存之功，自回。

十六画部

问：辨时之时？

答：炼丹阳生采槃，槃产周天止火，全要依着相当时候。

问：静中炁动？

答：是精囊不足之故，用周天转动之功，存养元精。

问：筑基之功？

答：是采槃运周天功。

十七画部

问：运虚不空？

答：心身意空，而入忘我之境，目前慧光为不空。

问：龙宫一声？

答：龙宫是炁穴，一声是炁动向外，有诀逆回。

问：暖炁内景？

答：丹田发暖，是内里生精之景。

十九画部

问：窍中之窍？

答：就是炁穴，下通生死窍，八脉辏成一窍，为窍中窍。

问：槃产神知？

答：精炁出来之时，自知下手采槃。

问：槃之老嫩？

答：活子时将到是嫩，正子时已过为老，在二候采之。

二十画以上部

问：炉中火种？

答：微小的阳生，要温养，微微吹动，能生元精。

问：摄精吸呼？

答：即神气同用，转小周天之法，收回将要走泄之精。

问：观慧不空？

答：是精炁神足，观空有慧而不空，是真。

三字法诀经

子元赵魁一 著

胞弟千峰老人赵顺一 刻板

后学妙清姑果葵英 刻板

后学妙筠姑果文英 刻板

后学妙禅姑宋云芳 参订

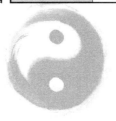

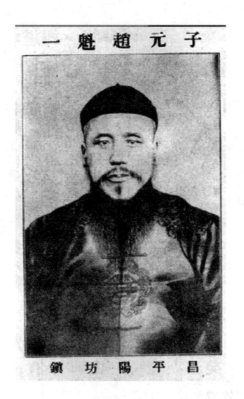

子元趙魁一

昌平陽坊鎮

千峰老人赵避尘序语

　　胞兄字子元，名魁一，自幼好道。父永宽，母孟生贞，二老曰："子好道，是我赵门祖德也。"于是魁一十岁丧父，有兄弟二人，长曰兴一，次曰顺一，将三弟顺一承继叔父永升为子。孟母尝教兄曰："汝好道，不如先读书，书理、医理通达后，再出外访道，亦不为迟。"至十八岁完婚，妻苑清一，亦好道学。由此出外访道，有时二三年，回家探母一次，有时四五年回家一次。孟母曰："你在外访道三十余年，所学何道？"魁一跪禀曰："金山派谭至明老师，龙门派彭茂昌师，临济派真元老师，理门广四爷老师，其余三十余位，亦有烧香磕头指望西天来接者，亦有印书放生念经者，亦有心念一字上天磕头者，其余真诀真法不会。儿按《慧命经》真元老师，授我的用功，现今舍利子足矣。母亲在堂，儿不敢过大关撒手逍遥去耳。"后孟母无疾而终，余兄俟殡葬后迄今十三年之谱尚未归里一次。

果 因 證

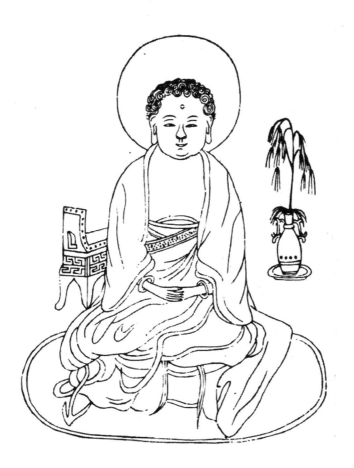

证因果述记

民国五年二月上旬，胞兄赵魁一，身居静室，勤习禅定。忽有村人韩某造访，且曰："僧人洞天，拟售北庙，索价甚廉，不过六十元，请君代为署券，可乎？"兄曰："尔购庙何用？"韩曰："拆而变卖，一转移间，即可获利。"兄曰："尔不拆庙，亦不愁吃饭，尔尚未受冻馁，奈何因一时小利，落终身拆庙恶名。"韩曰："庙无人买，僧将绝食。"兄曰："余愿出价六十元，买此庙而不拆可乎！"于是约集村众三十二人，将僧人洞天卖庙之事说知，公同议决，将此庙买归大官众。出资立券，并由大众，各凭缘法，向外募化，指日动工，重新修理。讵料开工未久，即因无款而中止。

是时余方经营商业，回家省兄，闻知停工之事，遂修书亟嘱胞兄持赴天津，谒见李善人，述明来意，李即慨允，命胞兄持六十元先回，工程事归李一人担负。

明春即鸠工选材，大兴土木。

村众见胞兄成此大功，未免因嫉生恨，扬言汝一人募来之款，我大官众不用。胞兄即将募来六十元，修理东西配殿台座，以备明春立架之用。村众谤言四起，疑胞兄有藉庙生财之意。

内中有刘某者，约来村正副，加入团体，耸动村众，投县控告，且曰："路费及城内食宿，可由村中公款项下开支，大家进城，随走一趟，何乐而不为。"众欣然允诺。遂蜂拥至县，寓义园居，呼酒点菜，兴高采烈。斯时忽有一巨绅，亦来雅座用膳，村众起立谦让，巨绅慢不为礼，稍颔其首而已。绅膳毕，即向县署而去。村众曰："此人与赵氏弟兄交好，必系来署请托，吾等官司恐不能得好。盖归休？俟布置妥协，再来控告。"众赞成。此举共用去十八元有余，由本村公项开支。

余胞兄，闻说此事，气得头大如斗，像大头翁。乃于夜半子时，焚香出口念《五字经》，且曰："我弟子修庙，若有一毫利己私心，请神明降罚。若村众执迷不悟，亦请神明默为佑导，免来欺我。"跪念不起，斯时一阵昏迷，恍惚之间，猛见大士现身，给胞兄笊篱一把，教向水中捞取。取出"证因果"三字。当此之际，忽由身后来一猛虎，照头一口。兄痛极而呼曰："虎咬我矣。"奔命而逃。家嫂闻兄梦魇惊呼，取灯来视，见兄周身血迹殷然。细视之，由鼻孔流出。次日头疾全消，与常人无异，盖全愈矣。

居无何，村众息讼。由是出外访道，得遇小平岛彭茂昌老师，授以天命，云游四方度弟子，今在东三省开度，道运宏开。

至今民国二十二年八月中，破庙仍在，亦无人修理。当时阻挠此事之人，皆得显报。天道无亲，赏善罚恶，信非虚矣。

千峰老人赵避尘谨记

范新园序

人生于世，莫不好生而恶死，乐康强而憎夭，于是卫生之道尚焉。然考诸世人，究不免身形羸弱，憔悴多病之人，何也？盖徒知口唱卫生之歌，而不知其所以修持之道，讵有济乎？

夫万物之生，秉乎阴阳。其知道者，修持练养一本阴阳，是以延年而益寿。否则纵欲所好，无稍节制，年未半百，而衰弱是皆不少，为修持而夭折自取者也。赵君魁一，京兆昌平阳坊人也。先生自幼好道，尝思世人不能久享康强之乐，且多早年夭折，于是遨游四方，访友求师，苦不得其真传。迨至大连湾小平岛，名常仙，姓彭名茂昌，字辑五，道号合中，又号渡阳子，口授心传，深得持身秘术。并非旁门，亦非左道，实为人生再造之至宝。试常习之，有百益而无一损。先生年七十余，其身体之坚强，状貌之雄伟，宛如童年。先生既得此道之益，尤欲广诸世人。恐慕斯道者，不得其门而入，于是先生手作《三字法诀经》，俾阅者了然其旨趣。先生之用意，可谓大矣。

作既成，嘱余为序。余自愧不文，又未深得先生意旨，妄赘数语于简端，见哂于君子所不计也。

中华民国七年六月望日，燕平平西府师范学堂范新园谨序（此序是余胞兄魁一在平西府铺内作《三字法诀经》后随序注）

再生延年录三字法诀经

子元赵魁一　　　　　著

胞弟千峰老人赵顺一　批注

后学妙清姑果葵英　　刻板

后学妙筠姑果文英　　刻板

后学妙禅姑宋云芳　　参订

诀曰

打开神炁路

能添海底灯

得着灵明眼

永固神炁精

注曰

曰铅曰汞曰龙虎

一种性命在师传

若知火候会采緊

了却万卷丹经篇

要学道　余胞兄魁一子曰："要学道总得真心好道，世界一切之事，全不挂心，只知有道耳。"

凭指教　无明师指教，丹经道书摘两句话头，谓之得道。按心自问，道可成否？你还要传人？

性命根　即是祖窍，正在二目之中心，内里有一管通脑髓正中，有个祖炁胞，是性命根。

生死窍
用手指
得颠倒
在中间
朝上跑
若长生
学不老
返还精
快补脑
功夫到
转成少
初炼丹
回光照
用水火
相对照

即是命门，正在肛门前外肾后正中是也，又为阴蹻脉，八脉之总根，采槃之处也。

用手指点住生死窍，是精生炁发之时，身体歪斜卧之，名为采槃，不教精气撞出来。

颠倒者，顺逆耳。精炁顺出生人，逆回作丹，就在中间颠倒颠。此是下手采槃也。

命者肾也，发于淫根。余胞兄慈悲，明指命门在肛门前外肾后正中间，是命门也。

是精中真炁，逆回朝上跑，由督脉尾闾关上升，过夹脊关，至玉枕关，到泥丸宫内。

总得性命双修，才能长生，内有下手、转手、了手、撒手之法诀，速觅明师，保住性命。

下手采槃小周天功法，若能常炼，准能长生不老。学者访着明师，会下手采槃不会？

精不能自还，总得下手调取，调到槃产神知，精炁要撞出之时，逆回返还补脑也。

还精补脑之法诀，有明师传授，得知火候足。二候不至，不能采槃，采者受大伤。

参禅打坐久静而动，是功夫到也。动者活子时动也，速转法轮，而真阳自缩回也。

法轮转七次阳不回，再用双吹之法吹七次，真阳还是不缩回，下手采槃，可转成少。

垂帘明心守祖窍，手脚和合扣连环；闭口藏舌舌顶颚，神炁不空玄关生。是炼神炁。

二目合并为回光照，远观其物物无其物，日月归并阴阳合一，闭远视窍，开五脏窍。

此非是水火既济，是外文、武二火。用神火提出五脏邪火，此是病，化为渣滓流出。

修者身上有病如何修道？先将病提出，神火相对照，病可出。再用文火养收五脏窍。

婴儿姹

两相抱

天地中

玄关窍

十字街

老母教

方寸地

灵明窍

四会田

人难找

名目多

口难学

瞎揣摩

找不着

逞机伶

左阳右阴是婴儿姹女，是阴阳和合内里渣滓出净。婴姹合并养泰和，是文火七成炼。

阴阳合一为两相抱。吾人在母腹中是阴阳合一相抱，故无病，出母腹阴阳分开才生病。

天之下、地之上、日之西、月之东，正中有个阴阳交合处，各位仙佛由此炼出飞升也。

玄关无定位，黄庭一路为玄关，不在深山，不在身内，精炁神足，发现二目前○为玄关。

十字街、方寸地是性窍也，即是祖窍。丘祖云："十字街前一座楼，楼上点灯不用油。"

老母即是瑶池金母，乃是先天炁化生，《仙佛纲鉴》云：诸佛祖之母也。吾人也是他子女。

此地天多寒不冷，多热不出汗，是宝地也。诸佛祖不准明指，怕出险，请问有何险？

此窍非凡窍，天地共合成。名为神炁穴，内有坎离精。是脑中仁、祖炁胞，下通命。

四相和合之地，五炁朝元之田，是性窍也。灵明是性命合成窍，此窍仙佛不准明指。

性命二窍之门，人难找，无明师不知此窍。采聚在生死窍，炼慧光在祖窍，即是神炁。

此性命二窍，散在丹经书上名目多，就是神炁而矣。神是性，炁是命，神炁合一为双修。

除此神炁之外无的可说，其他全是蒙混世人进门耳，好拜他为师，真功无有，先持斋。

无受过师传，由道书摘下几句话，要传人。瞎揣摩说"会性命双修诀"，真诀法实无有。

嘴会说道话，诀法不懂，弟子要学下手诀，书内找诀法又无有，故此教弟子吸转空气。

拿钱找人拜门偷道，得诀回去改头换面再传人。请问您师是哪位？留的何书为证据？

纸上找	传小周天我偷来的传人，后过大关六根震动、五龙捧圣我全不会，又在纸上找，找不着。
要求师	求师是正理，孔子、如来、老君全有师，无师传人是蒙人。佛祖真诀法，不是胎带来的。
怕人笑	有心再投师，又怕人笑话。性命学不可错，你今错传人，以后错传多少人？其罪大矣！
小攒风	修道师越多愈好，攒风想偷道不求师自会，这门闻两句法语，那门闻两句偈语算会道。
偷着学	大道非是偷学的。投明师门下，若轻师慢法，得不着真诀。全诀全法，非是偷学的。
任你偷	师看你心不真，全诀法不传你，任凭你偷。诀在师心内，偷不去，有德不用偷准传你。
办不到	我先拿钱买师全诀法，我会后传阔人，准发财。师看出你的行为，得全诀就办不到。
误传匪	师一不留神，将诀法误传匪人，师受天谴，匪人得道更遭天谴，胡作非为连命无有了。
谤坏道	匪人得道，作出邪淫之事，男女鼎炉之法，谤坏真道。真道一人身中，自有真阴真阳。
信口说	信口胡说，花言巧语，此道能保守精不泄，若得女鼎，能过大关，除女鼎外不能成仙。
遭天报	以女鼎说法，准遭天报。余大师兄假聪明，以女鼎为炉，得了大病，骨瘦如柴肚黑死。
欺祖师	不听师话，为欺祖师。自想采女阴可长生，壮身补瘦了，肚子黑如石板，五十岁死了。
灭正道	行邪法为灭正道。你死不要紧，恐后学照你行，男女和合为采聚。正道是一人采聚。
不畏天	自己心邪不行正道，还怨天不传真，又怨祖德小，不想你自己行的是邪法，你怨谁。
说无效	自古至今无有好色的神仙，也无带病神仙。你不行正道，说无效，你又怨师传道不真。

大限来 胖人肉不能补你身上，采女阴者得病准死，如同吃蜜饯砒硝，蜜好吃，砒硝毒一发准死。

跑不了 净想采女阴，壮你身，作这样伤天害理事，女身也弱了，你也快死了，大限到，跑不了。

眼前边 真道者神炁而矣。假道内有多少难处，返说真道不真，国家将他蒙来的财收归国有。

劫数到 自己还是不知悔过，眼前边劫数要到了，将你蒙人财产，连你的性命，大家分散了。

我看你 我看你报不报，由古至今无有二三十位姨太太神仙，也无有吃自精粪的神仙，蒙人！

报不报 拿人施助财，养姨太太，还说神交净生女，众位不明白，与他叩头。吃精粪门学他何用？

多伶俐 非是我伶俐，因他要作国师，又要成神仙，我是他弟子，大小有个差事，我能养家小。

也难逃 我蒙来的财几十万，现在我就是神仙，如戏台上神仙一样，死后财谁花，也难逃罪。

半边锅 半边锅里煮玄黄，是炼性功，四相和合，五行攒簇，金木合并之工，是外文、武二火也。

白浆熬 红血化为白血，内里有渣质，在内里是病。用外武火，将病提出，通身畅快，为白浆熬。

渣质病 渣质是五脏内生的病，喜伤心，怒伤肝，哀伤肺，惧伤胆，爱伤神，恶伤情，欲伤脾，此七全是病。

往下掉 用外文、武火工，将病提出，由两眼往下掉，非是眼泪，是渣质病。速觅明师，炼出来。

精神长 武火炼完，渣质出净，分外精神，长百倍。内病提出，元窍展开，开通气血，精神长。

展元窍 关元一窍展开，上通大眼角，关元真炁，将五脏之病冲出，不是眼泪，是零聚的病。

玉柱流 是鼻孔内上有玄膺穴，玉柱下流，舌闭天池穴，开通玄膺穴，化为甘露过十二重楼。

玄中妙

静水瓶

朝下倒

似蜜甜

延年躲

浇枯树

立见效

接灵明

玉磬报

金门炸

风雷到

龙又吟

虎又啸

无弦曲

开七窍

上玄中妙，是甘露下降口诀。如何下降？闭天池，开玄膺。玄膺在口内巧舌后边是。

开玄膺静水瓶下倒，将甘露吞下过十二重楼，这吞甘露法，觅师传，无师咽下食嗓。

这吞法，将甘露存在舌根后，正要喷出时，用意望下一吞，咕噜一声，吞过十二重楼。

吞下甘露，似蜜甜，当时腹响如雷，由肺管进心窍过绛宫至丹田，化为阴精壮我身。

甘露化成阴精，即是延年躲。由丹田降到外肾内，化为阳精，逆升尿泡口外为精囊。

精囊足，再采外躲，调到躲产神知，逆回浇枯骨树，以精补精，还我童身，为浇枯树。

此下手之诀法，立见效验，将脑补足，灵明智慧全有。速访明师，求指下手采躲诀。

初炼性，下手炼命，性命合一为性命双修。由采躲炼出慧光，接我灵明窍，开我祖窍。

祖窍一开，上眼、耳、鼻双窍全开，下口肛门、阳关单窍全闭，真炁上升，耳听玉磬报声。

耳内猛听当的一声，是金门炸也。这响动是真炁冲开气管之声，内里声小，耳听声大。

开关展窍，先风雷到。二目合并下照丹田，心神意气，下降坤腹，久而久之真炁发动。

精足自有龙吟，精在管内发生动，耳听嗡嗽之声，即是精动，走精管内之声是龙吟。

炁行自然虎啸，炁在管内行动，耳听风声，即是炁走，行炁管内之风气响动，是虎啸。

前龙吟虎啸声，后耳听声细小，是精炁不足走得慢，声音细小好听，故为无弦神曲。

口上人中望上，眼耳鼻，是双窍，与祖窍共七窍，属阳。人中下，口、肛门、阳关是单窍，属阴。

仙乐鸣　　通身窍开通，仙乐齐鸣，在耳内，好似笙吹细乐，百班好听，身体如在云端空不空。

听个到　　听无所听，为听个到，是精炁开通，无淤塞，精炁来往，无有防害，此是炁管通矣。

文火七　　炼完武火，再炼外文火，是闭目而内睁，心神意气，下降丹田，无他无我，炼成七。

养根苗　　这七成文火，是养根苗。养我灵根，时刻生长黄芽。微微回闭精炁管，此为外文火。

武火三　　两黑眼珠合并为回光照，眼不能自合，得用外武火，才能合并，炼出渣质，合三成。

血脉调　　文武二火炼完，通身血脉调和，久静而动，忽然真阳自举，用转法轮转之，真阳缩回。

到子时　　到子时不能采槑，转法轮不回，用无孔双吹法吹之不缩回，又一起为二候，是正子时。

快采槑　　槑不足不能采，到二候正子时能采槑。速下手，勒阳关，调外槑，调到槑产神知，精出时，

急下手　　下手点住生死窍，不教精炁撞出来，速用巽风、橐龠、阖辟、六候，将精收回，逆升乾顶上。

海底摸　　槑采回逆升乾顶，手还在海底点住生死窍，用封固吸呼，将精管口封住，精炁不能泄。

觅明师　　速觅明师，访求真道。师不懂炼精、炼炁、炼神，是假道，与丹经道书不合，也是假道。

访求教　　真道口诀与道书一样，得诀后好看书，师爷、师祖所留何书，访真了，再叩头求教。

戊己门　　戊、己者二土也，戊土属阳，己土属阴，阴阳合一刀圭成就。戊字丿己字乛，合成一刀。

阴阳窍　　性者心也，发于二目；命者肾也，发于淫根。此心肾为阴阳二窍，相隔八寸四分远。

生死关　　生死就在阴阳和不合者，阴阳合一能长生，不合者身枯速死。合是心肾相交，坎离交媾。

长生道
不好说
行的妙
慧剑斩
虎一跳
用手指
回头跑
要长生
在此窍
下地狱
不用教
顺行来
生人道
三件事
由你挑

若会心肾相交，即是长生道。非是肉团心遇腰子相交，乃是神炁交，是真道能长生。

不好说是火候也。丹经云：神仙不肯分明说，说得分明笑杀人。千峰老人曰：即调取外槃也。

是心中性炁，与肾中命炁，和合归一，为心肾交合，非是心想入肾为交合，要真交合。

慧剑者神光手指也，又为擒白虎，宝剑扠在三江口，管保黄河水逆流，我谭师口诀：

初采槃，虎一跳。就在此处要师传，无师传授，准得病。自知我会采槃，不知火候，

是白采槃，不能作丹。用手指，点住生死窍，不教精出来，又无火候，日久恐得病。

精炁上升为回头跑，无巽风、六候、沐浴，不能长生，采的精化不了炁，得病治不了。

上窍降甘露，闭天池穴，开玄膺穴；中窍出胎闭六脉，开天灵；下窍采槃，闭任开督。你懂么？

在生死窍采槃，下手点住生死窍，闭任脉，开督脉，精来多少度，用巽风收回多少度。

是贪色多之故，每日苦奔养家小，财不够一人发的，夜晚还得应酬婆娘，又想纳妾。

贪色，人不用拜老师自会，有钱又想长生，心想念经烧香可长生，经是佛作的，他不听。

连如来佛，是印度太子，本国不能保，还保你上西天？你不知真道，就知顺行，不用教。

精炁神顺行生人道，逆回是仙道，就在顺逆之分别，由你自作。有财色心，修不了道。

顺行能生人，逆回能成仙，烧香念佛想上西天，三件事由你自挑，贪财色修不了道。

天上无有好色神仙，修道亦是好色，实不知其法，佛祖专候此机动，不等念转收回。

口对口	闭住天池穴，开通玄膺穴口，谨对重楼口，为口对口，非是人的口对口，你误想邪法。
窍对窍	闭住任脉，开通督脉。督脉根为生死窍，谨对尾闾关窍。用手指点住生死窍，为窍对窍。
搭上磴	非是人见人用手口搭磴对号，此是玄膺穴与气嗓管连合上，为搭上磴，真宝由此下降。
对上号	是督脉弦与尾底骨神精系连合，为对上号，精中真炁，由此上升于泥丸宫，为采取外槃。
安身命	若会此诀法，安住身命，真精足，用炁养成舍利子，金光二现，止火采大槃过大关。
圣婴到	是舍利也。舍利足不足，可用神火住于炉中，用子卯午酉子口诀，看舍利子足不足。
金乌生	金乌是真阳中之光，玉兔是真阴之光，用阴阳二光合一，下照坤田，养我舍利子足。
玉兔找	金乌玉兔发出慧光，见慧不用实在难。久静淫根涨动，谨防夜内走失，速用闭精法。
得着他	正在睡熟时，无念无梦，猛然之间真宝现。得着他，下手取回，若是移失，千功妄废。
别教跑	无念真精要出来，是你精要足不足，精要走，别教他跑了，若是遗失，使何筑基炼己也？
近海底	养丹以精炁为宝，失去岂不惜哉。近海底下手擒住，用子卯午酉四正、六候收回本宫。
把宝捞	人身宝物精炁神，不教他失，把宝捞回来，滋养我舍利子足，好养圣胎，是大丈夫身。
顽沙内	此宝如同在顽沙内，若是得着他，很费事。此宝是何物？是舍利足，发出金光是真种。
把金找	金者西方也，丹经云：西南路上月华荣，大道还从此处生。若得金光一现，速备法器。
由此得	由此得金光二现，当止火采槃，若不止火，有大危险。我也受过此害，无法从新再修。

天上宝　得金光三现，采大檗过关，总得祖上有德，本身有大功德，才能得着天上宝，过后三关。

种稻田　种地得有真种子，若无真种，不能种田地，春前不下种，秋后无收成。真种是舍利子。

用壳粟　使种子皮壳种地，出不来苗，如同采檗吸空气一样，下手采檗采出真种，是真采檗。

如无粟　种地无有种子，种点种子皮，出不来田苗，地白种，瞎费力气。采檗无真种，是一理。

瞎胡闹　念个咒在打坐，与先天老爷磕头，吸呼气为采檗，这里是玄关，那边是性窍，瞎胡闹。

要炼丹　真道无的说，就是神炁而矣。神者性也，炁者命也，是一阴一阳，和合归一是真道。

还得宝　得宝者真种也。真种是和合归一炼出来的，若不下手，得不着真种。修道修的是真种。

瞎搜寻　这书上找两句，那书上找两句，你瞎搜寻，无师传不知道。你蒙人说会道，长蒙不行。

精神耗　黑夜白天想，我无受过师传，又想为人师。本来想得财，学两句道皮话，先教他空坐。

若顽空　打坐不知作何用，净教闭目诸事不思不想，心空身空万事空，此空坐，干什么的？有何用？

枉老耄　耗你的时日，空坐一天不见效，又坐一月、一年、十年老不成，将你耗老，你师早死了。

转空气　转空气说是采檗，不是真道，真道真精动，用法轮自转采回，真精逆回，上升泥丸宫。

炼枯槁　佛门是童身无为法，炼有为不是道，其理最真。和尚可是童身，若破身炼无为，白炼。

磕响头　身已破先炼断淫，将身补足，后再炼无为。磕响头烧高香，大声念佛，又认和尚师父。

空祷告　教师父祷告你，上西天成佛，教你每日念几千声佛，死后有佛来接你上西天。

佛祖爷
岂肯保
要延年
快受传
非容易
不算难
炼长生
身体健
下手法
太玄关
半边锅
白浆炼
双林树
是根源
文武火

这等婆婆妈妈言语，哄弄愚夫愚妇，是衣食禅。经是佛作的，念他听，就来接你上西天成佛？

你师父做的事，你念他听，就会成佛？你师无诀法传你，故教你念经念佛，蒙眼前。

真道先讲延年益寿，即今大卫生之法也。修道修不成，得身体强壮，无有色痨神仙。

既明白修道，是强壮身体，快求明师传授。欲往山下路，且问去来人。你师身不强壮，你还去学他？

真诀法者，下手和合真种升，转手修舍利，了手养道胎，撒手出胎面壁。

遇明师不算难。即是炼精化炁，炁化养神，神足还虚，除此之外却无真。学者细心悟。

长生者人仙也。会下手诀法，即是长生道。宝掌和尚在世，一千七百十二年，此是长生道。

人身有精则生，无精则死，精者是养性命之根，精足身体健，精不足用补精法补之。

补精诀法，是下手也。真机不动是无情也，老年人无情机不动。五祖求四祖，道信曰：

你年老无情，转转修。六祖曰：有情来下种。又曰：淫性即佛性。人无真情不能修。

祖师留"敲竹斗龟"，女用"敲琴引凤"，引起真情，在太玄关，由此以精补精可长生。半边锅是性功，

白浆炼是用功。前用法器，此不用法器。二目自然合并，当时渣滓出来，为白浆炼。

双林树下是根源，用二目下照坤田，自然丹田发热，此真情生也。故龙牙禅师云：

人情浓厚道情微，道用人情世岂知。空有人情无道用，人情能得几多时。此个情字，

非色情之情，是命门淫根之情，万世之下有明师，人证之。余是吕祖嫡传，不敢错传，如有错言，身入拔舌地狱。

三七遍 真情到时，速用内文、武火三、七遍，将真情收归我有，好修身。

阴阳炁 天地万物，是阴阳炁所生。春气不到不发生万物，修道亦是一理，无真春，阴阳不合。

鼎熬煎 二目合并下照坤田，是鼎熬煎出阳炁，虚室生白，与坤田阴炁和合，二六时中长照。

修性命 阴阳二炁合一，真机发动，通身快乐，妙不可言，速转法轮，内有文、武火，收回真炁。

志要坚 修性命，立志要坚。真炁发动，心难主持，任他三教英雄豪杰，不得真传，被他所丧。

炼既济 既济者，炁动附于外形，真阳自举，此时凝神入于炁穴，炁得神翕收，聚久炁上升不过心，

坎离填 又下降不过肾，久动久静，惚然入于窍中窍，此大定得矣。此为坎离交媾。

十字街 这十字街方寸地，是祖窍，若用意守，是后天，为着相，不用意是顽空，知而不守。

方寸关 千峰老人曰：大道性命双修，龙虎降伏之法，因前世夙缘一会人。

心神意 今有女童真果妙清姑、果妙筠姑，坐于高房内室，富贵之家，不能访道，因父果仲莲、母余素霞好道，

是后天 串通消息，得余之全诀，因功成就，自己点心钱，出资刻板，愿人人得道，位位长生。

这个关 得诀后不能修者，以是身体强壮，灾病全无，是二女真之愿也。学者细悟之。

明师传 明师传的法诀，看与丹经道书，合于不合？诀法真者，下手必是性命双修，行一步自有一步效验。

百日功 百日功可将精囊补足，为筑基。又在自己亏欠多少，少者百日可补足。

得应验 补足后得应验，丹田发热，虚室生白，由脐至目一路皆虚白，此是亏欠之精足矣。

黄婆引	用真意引入于丹田，戊己二土阴阳氮合一，自然周身融和，苏绵快乐，痒生毫窍，身心不知，
配姻缘	真阳忽然自举，丹田暖融融，忽然神氮交合，千窍万脉开，天地人我不知。
女孩儿	丹田真氮属阴，为女孩儿，是真阴。心中真氮属阳，为婴儿，是真阳。
两团圆	真阴阳交合，如同夫妻交合而团圆，其中景象，难以形容。此时不觉入于窈冥之乡，浑浑沦沦莫知所知，
这美景	而又非无为，又不是顽空。窈冥之中，神不肯舍氮，氮不肯离神，自然而然纽结一团，
不能言	其中造化，不能言，似施未见其施，似泄未见其泄，妙不可言。
自己明	此所谓一阳初动，有无穷消息。少刻自己心腹明。用功到此，自己明，实则言说不出来好处。
不能传	不能传者，是说不出口来，实在难言景象。正在真氮动，肾管毛际之间，痒生快乐。
自己精	不能禁止，说不出来的好处，所谓氮满任督自开，用师传口诀，采回逆行，进阳火，退阴符。
自媾炼	古云：丹田直上泥丸顶，自在河车已百遭。起于生死窍为督脉，止于生死窍为任脉。
云雨事	必假巽风而催之，其精逆升于顶，复又巽风而降之，其性氮降落于丹田。
自追欢	紧重谓之武火，微暖谓之文火，在自用，是自己云雨自追欢，是你一人，非是二人也。
神光照	会采槃发出慧光，为神光照，若不会采槃目前光是白的，为阴神。神光能现身，阳神也，阴光为五通之鬼，
界三千	能见人不能现身。上、中、下丹田为三界，下丹田炼精，中丹田炼氮，上丹田炼神。
得自在	炼精化氮，炼氮化神，炼神还虚，此得大自在，最简易，不算难。

本如然 — 修道者非难事，自然而然之法也，本自如然。将窍展开，八脉开通，气血流通不塞。

先展窍 — 这展窍是八脉之工，前通任脉后通督，横通带脉中通冲，下通阳关上通心，上前通脐后通肾，开通八脉得师传。

后开关 — 将八脉开通再采繁开关。开关者尾闾关、夹脊关、玉枕关。

霹雷响 — 三关一开，八脉属阳，五炁要朝元，三花聚于顶，真炁撞开祖窍，猛听一声似雷响。

震天关 — 震开天关祖窍，由此真慧生出，见事明白，问一答十，未闻未见之事，一闻便知道。

龙又叫 — 此龙叫虎欢，非是龙吟虎啸。至此两耳内声音，大不相同，左耳内听唬唬风声，右耳听嗷嗷叫声，

虎又欢 — 此是八脉九窍全开通，精炁穿过周身炁管，逼血液流通全身无塞挡。

仙乐鸣 — 仙乐鸣，是耳听龙叫虎欢之后，又细声细音，仿佛是笛笙之音，是精炁管要足之故。

听个全 — 余胞兄魁一子慈悲，恐后学一听龙吟虎啸之声，认为精炁足，误也。非到细听细气是精管足也。

人里人 — 人里人者，是百千人中出一人，破身补到童子身，是少有也，防夜内危险。

真实玄 — 破身人精足一粗心，夜内失去真宝。内有真实玄，是无心中阳根涨动，是精管内炁发动，精若足阳根不动。

三脚铛 — 既涨动，还得在三脚铛采取，补还亏欠之精。三脚铛是命门。

采先天 — 先天者真炁也，万物是炁中生，人生有炁则生，无炁则死，人死断炁断的是此炁也。

搭碴号 — 搭碴号是闭天池穴，开玄膺穴，先天真炁由玄膺穴，下降至丹田，养我真炁发生。

身命安 — 安身立命是修道正功，既有心修道，绝不能作恶事，所以修道，是立国无形之法律。

赐甘露　舌尖倒顶天池穴，真正先天甘露，由玄膺穴降下。丹经云：甘露不可多得，一点是真宝。

如蜜甜　真甘露是由脑仁中降下，由祖窍至玄膺穴，过十二重楼，其味甜如蜜，非是舌下津液。

急速找　食化为津液，液化为血，血化为阴精，阴精入外肾化阳精，顺出生人，逆回阳精补脑化为甘露，降下丹田是真种。

寿延年　急速找师，求得真种，准能延年益寿，可成在世人仙。

觅明师　余有位弟子，忘了他名字，访道十六七年，认师十余位，传的口诀，不与丹经道书一样，回家将道书，用火全烧了，曰：仙佛既留书，就有真诀在世，如今无有真诀，即是蒙人。

访求玄　后至民国二十二年，得余诀法，曰：丹经云：蹢破铁鞋无处觅，得来全不费功夫。

实容易　考查真道假道，在丹经道书考查，诀法与书同者，是真道，不同者，是伪道，要自己细心考查。

真不难　真道由你破身，补到不破身，是借后天五谷饮食之精，采回返成先天精。

借后天　乃是先天之真精，内里有舍利子，将舍利子养足，金光三现，采大檗、过三关之法。

返先天　修功至此准能延年益寿，可为世界人仙也。人仙者，世人有病我无病，世人软弱我强壮，世人吃药我不吃，世人有死我不死，是真卫生之法也，借后天凡身炼成先天真身。

凡延年

借身炼　余胞兄魁一子曰：恐后学修道，不按次序教学者。速求明师，按次序下手修炼用功。

按次序　真师传者，一步自有一步好处。先修性，后炼命，性命合一是双修，性命不合是假道。

真师传　差一点者，不能得先天真一之炁，真炁不生，如何修的了道？真道是神炁真归

差一丝

谬万千
祛六贼
炼三田
有为法
不成丹
脱不了
阎君唤
海上方
躲阴间
人难活
三万天
失人身
岂不难
要怕死
快访玄

一也，差毫厘不作丹。何况教你念经烧香磕头念咒治病为修道，此不是修道，是心好，与性命无干。

修性命者是：祛六贼，眼、耳、鼻、舌、身、意，此为六贼，要除去六贼也。

炼三田是上丹田，是头顶能炼神；中丹田，是绛宫能炼炁；下丹田是炁穴能炼精。

精炁神合一，可得无为法炼之。炼炁者，你要看见，即是有为，非是交媾精；炼炁者，真炁不出窍，

即是无为法，非口鼻吸呼气。炼神者，回光内照之神，为不神之神，非是磕头烧香之神。

你要炼交媾之精，又炼口鼻之气，求神磕头之神，这三样，

你脱不了阎君唤你，非是师误你，听迷信师造谣言，死后升极乐世界，教西方接去，人死不会说话，

由你造谣言。三教之内有真传，又名教外别传，自己细心去找，海上方，能保性命。

余师爷柳华阳来北平，遇余弟子玄孝子李文龙见过四次。余师二百多岁，

一百多岁实有的，现今全未死，身体返到强壮，有照相为凭。你未见过岁数大的人，说无有。

你不修道，难活三万天。你知有真道，认师父又害羞，错过机会，想修道无有了，

再找真师晚了，是你假明白之过。余奉师父天命，来北平度八百位，分文不要，余者多度，是余之功也。

将书著完，入山用大功，再想学道度你，晚了。余受师天命度人，

不教发誓愿，点窍教人明白，不受分文，吃饭有卖图钱足用，用钱学不出真道来。

要是真心学道，世界准有，你快访玄妙先天道，实在能保性命延年益寿。

积法财	积法财，是补你身内亏欠之精，非是积财还财账，是你自己精亏的太多，积的精足，
把账还	好还账，不足不能还，精足会下手，好还精亏账，不会下手口诀，不能还补精的账。
补亏空	投师访友，学来下手口诀，内有巽风、橐籥、阖辟、六候，才能还得了账，补的了亏空精。
把油添	得真师，会把油添。光明如来佛曰：老僧会接无根树，能续无油海底灯。此是命功。
周身上	男子周身通属阴，惟有这一点真阳之炁。将这一点阳炁，化为通身纯阳之体，是正功。
阳一点	这点真阳之炁，成佛、生人、强壮、生死、软弱、有病、无病，全在真阳之炁多少，要找着真炁，
找着他	炼的通身纯阳之体，即是仙佛，无有这点炁准死，少者软弱有病，就在自己用功耳。
立延年	用功勤者，准身体强壮，身无灾病，数年不知药味，饮食口口香，真正卫生立延年。
真造化	真造化者，是采外聚也，以精化炁能补身，身体补足，吃的饮食好，是自己的真造化。
在眼前	在眼前者，我身比你好，每日心内净是乐，诸事不想，无他无我时，眼前现出真玄关。
生我门	丹经云：生我之门死我户，几个醒醒几个悟。夜来铁汉自思量，生死全在自己作。
死我关	生我之门，即是死我之关，是何处？是生死窍也。精顺出是死我关，逆回是生我门。
一气赶	此一气赶，非是口鼻吸呼气，是真人吸呼于踵于蒂之气。此踵蒂消息，引动先天真炁动，
海外边	你上我下，我上你下，是四个吸呼，不用口鼻，若用口鼻，非是真道。学者脑海外边去找，
谁找着	谁找着消息？不问先天与后天，若能用消息二字者，准能延年寿命添。

添寿命者，是添真炁耳。真炁升降一回，即是添命一回，要你自己勤修勤炼寿命长。

由初下手修炼，至到踵蒂消息，引动真炁转，谨防夜内危险。因你真炁动，恐有走失患。

上玄是祖窍，中玄是绛宫，下玄是太玄关，即是生死窍。由上玄下照真炁穴，久久用功，

先天真炁发动，上不过心，下不过肾，久动而又静，静极又发动先天真炁，无路可走，

自有后三关可通，不会五龙捧圣口诀、吸舐撮闭、三车转运之法，后三关过不去。

此诀法著在《性命法诀》十二步内。归土釜是戊己二土，合成一处，是刀圭成就，

真阴真阳一合，是甚么合一？是日月合一，归一处，纳脐前，是养成舍利也。

何为胎息？是玄牝自呼自吸，如鱼吞水，非口非鼻，无出无入，返本还圆，是胎息。

觅师访友，求指真诀，得受秘传，准成仙。不知真玄真牝者，是内里真炁，出玄入牝。

若不知此诀法，不必收弟子，恐误后学者。真息是内里消息之呼吸也，非是口鼻呼吸气，

是真炁存在下丹田，用踵蒂之气吹嘘，逼运真炁发动，二气炁结连，为调真息息。

由冲上升不过心，用真意一定，真炁不动，无路可通，复又下降至不过肾，

用意定住肾间。丹经云：混沌生前混沌圆，个中消息不容传，劈开窍内窍中窍，踏破天中天外天。

此真炁入窍中窍，惚然大定得矣，天地人我莫知所知，如在云端一般，得大自在。

不能言，又曰真空无为，非是枯坐为无为，此是慧光当空之无为，若心内有个无为，

寿命添
初修炼
前三玄
次在用
后三关
归土釜
纳脐前
得胎息
得秘传
得真息
在下田
莫过心
至肾间
大自在
不能言

浑身气
渺冥间
默默用
通泥丸
如火热
向上翻
出天门
把他看
莫远走
丢家园
倘纵放
不是玩
容坚固
慢慢转
到那时

则着相，若心内无个无为是顽空。请问：枯坐者何用？炼空者何用？炼空而且空是真空何用？

无受过明师传授，自高自大，哄弄后学，自误而又误人，按心自问不愧哉？

浩月当空不着相，为默默用，无他无我时，惚然浑身真炁动，渺冥之间发生，

由丹田通泥丸如火之热，用念动而向太空口诀，可出天门。六脉动者不能出天门，

得闭六脉天灵开，胎可出，真炁广望上翻，也出不去。闭六脉者，静极生乎动机，

一点真阳气，由炁穴上升于绛宫，二炁气凝结合一在绛宫，养道胎之所，将道胎养足，静而又静，灭而又灭，

胎圆炁足，天花乱坠，鼻无出入气，则六脉自闭，天灵穴开矣。

天灵穴开，胎炁还不出，非得用念动而向太空口诀，真形不能现。

现真形者，性中慧光，命中金光，二光合一，由中现出真形，一现速收回，不可远离，要看守着他。

若会出胎，不懂收回，丢了家园，是大危险。收回胎者，用眼子卯午酉子一转一闭目，

送归祖窍下降丹田，其胎形化炁自回。倘纵放不是玩，胎形在躯外，或见佛祖菩萨美意之景，

切不可认他，此乃魔之变化，若认他，着魔所诱，迷失自躯，无归宿矣。

胎形坚固，七日一出，急速收回。若出胎离身三五尺远，慎勿惊恐，一切莫认，等

一金光，以念入于祖窍，是化胎形之妙法。收胎形时，要慢慢地转，是子卯午酉子，

眼一闭，意望下一降，胎化炁，滋养胎圆。真形道胎，一离身躯，是两个我，

脱尘凡

一个是父母的我，一个是自己性命炼出来的我。请问：自己我是甚么炼的？若明师必实说。

三大会

三大会，非是龙华蟠桃三期，是真迷信会。头会是闭任脉开督脉，命与性会能补身；

全了然

二会是闭天池开玄膺，炁与气会能养神；三会是闭六脉开天灵，神光出会能现身。

秘移炉

移炉换鼎，是炼虚空粉碎的工夫。达摩祖在少林寺炼虚空粉碎九年，这虚空是释教空而以空，无为法也。

把鼎换

若心内有个虚空，是着相，若心内无个虚空，是落空，乃是自然而然，

转太虚

非是有然而然者，故曰虚空转太虚，是无为变的，还虚还至极处，无凡无圣、无昼无夜，

无为变

一性太虚，所以天地有坏，这个不坏，修的也是这个，炼的也是这个，成的也是这个。

前所作

前所作的，是我身破了，再炼至不破。请问：这破身是甚么破了？

俱茫然

我拿甚么炼的又不破？若是明师，有的可说。李师祖曰：阳关一闭准长生。由一闭再得自闭。

神还虚

至此说前所作俱茫然，到今全不用，只有神还虚之功法是无边，将性复归中宫之秘诀。

法无边

且中宫者，如来谓之毗卢性海，一切不染，依灭尽定而寂灭之，如有慧光现，

破虚空

以奢聚藏之，如有一切魔障，以奢聚而磨之，定而又定，久而性光化为虚空。

得真传

何为真传？下手、转手、了手、撒手之法诀也。初传就是下手性命双修之诀，余者是旁门。

有为相

真道者，是由有为有象，炼至无为无象，真宝出现，因何炼有为？因你身破炼有为，

全更换

若是童身，全更换炼无为之法。童身本有阳精足炁，不用补精法补之，从观空而空炼起，即今禅门之功。

婴儿现	金光三现，舍利子光现，即姹女出，引动婴儿现，即是金光。
有法传	童真采大橐，不过七日静工，十月之期，即可出神，为神仙乐事，无真师传你不会。
躲轮回	童身会采大橐，即是神仙，躲得了轮回，寿同天。迦叶佛住世七百，宝掌和尚住世一千七百十二年。
寿同天	妙筦姑果文英问曰：这二位仙佛千年后还得死，今无有活神仙？
任逍遥	千峰老人答曰：诸仙佛至今若死，坟在何处？如果真死了，你还与仙佛烧香磕头？
法身现	无根之谈不可胡说。佛的真灵不死，修道修的真灵之炁，成道成的真灵之炁。
你快上	聚者可现法身，散者是灵炁。你上无底船，是采大橐也，求师点传五龙捧圣、吸舐撮闭、
无底船	三车迁上之法诀，是无底船也。若无真师传，真宝由船底漏下，是一凡夫耳。天上无有泄漏的神仙。
自己精	以上是童身炼的无为之法。破身人是炼有为，是炼精化炁，炁足养神，
自己还	是自己一人炼精，以精逆升补自己脑髓，精动正走半路，用下手诀法，采回补脑。
自交媾	自己精自交媾，若用男女交媾之精，是旁门外道邪法，不可学他，学他准能伤性命。
产儿男	男女交是后天生子女，一人交身内自有阴阳合，是先天能产胎儿，即是我有形法身。
骑上鹤	骑鹤者，是闭阳关也。此法诀不是不明传，留我千峰弟子，过大关养道之用。
遨游遍	彼施我财养道，我施彼闭阳关道成，我千峰佛堂通会。得着闭阳关，走遍天下访道。丹经云：
此方法	阅尽丹经万万篇，莫后一着无人传。阳关一闭准长生，千佛万祖单传贤。

岂轻传　　请问明师你会么？此方法岂轻传？《天仙证理·直论浅说》

得着他　　云：阳精元炁，闭之则生，耗之则死。

大还丹　　我主宰闭之，及足满则自闭矣。凡长生必由于一闭，得一闭，
　　　　　如此便得真长生，不能闭，便不得真长生。

气凝结　　李祖云：人人得闭，人人长生，无有异者。炼到自闭，可
　　　　　得大还丹。

防危险　　气凝结，非是口鼻吸呼气，又不是闭气，是踵蒂之气。真
　　　　　阳缩如十二三岁小孩一样，

温养他　　谨防危险，要时刻温养于他。温者由静而动，即是淫根动，
　　　　　养者速转法轮收养我有。

沐浴难　　沐浴难，实在不难，转法轮时内有定静，即是沐浴，非是
　　　　　枯坐不想为沐浴。

脱胎时　　由此久炼，将真阳炼的缩如两三岁小孩似的，淫根还有微
　　　　　动，有微动，

周身软　　不能脱胎神化。加功细炼，炼的返回父母未生前，真阳缩
　　　　　回肚内，为马阴藏相。

那时节　　所以小孩降生，真阳在肚内，不过母亲下身，为返回未生前。
　　　　　淫根不动，要脱胎总得神化，

用侣伴　　如同动物脱皮一理，小虫脱壳会飞，人能炼的脱胎，能化神，
　　　　　也得周身软弱，

怕惊动　　总得有侣伴，才能脱的了胎。怕人惊动，择一静地名山，
　　　　　不近坟垆有阴气，山庙要古人成道之所，

入深山　　无有外魔，有正神护佑。预备法器：木座、木来年、雄黄、
　　　　　古镜、桃木剑、防身器械，

男怀胎　　坐下必要和厚，不生烦心，道侣要誓立同心，方敢用此大功。
　　　　　稍有一样不真，用功之人岂不损坏？

无人见　　照此炼功，能得胎炁，所以男儿怀胎，笑杀人，无见过不
　　　　　明白。

　　　　　请问明师：胎是何物？果是真师必有的实说。非是肚子大
　　　　　为有胎，又不似妇人怀胎，全是蒙人。

恍惚惚
渺冥间
一纪内
圣胎全
静又动
才出现
你不知
盲修炼
夏日虫
冰未见
瞎运气
丹田转
心肾交
黄庭旋
不能成

真胎者是内里舍利子足满，真炁发生目前，恍惚渺冥间，内有真种。

此真种，种在乾家能作胎，将乾坤两家合归一处，由中生出有形之体，此体也，是真炁炼的。

将胎炁养一纪圣胎全，这圣胎得二炁滋养胎圆性定，谓之成形出定，智慧广大，

无所不见，无所不知，出有入无，能成形，散则无踪，广周沙界，神鬼侍护，故称为圣胎全。

静中又动，是胎炁动，由丹田升出金光，是真命光，遇上性光，是慧光，

二光合一，由中生出有形法身，貌似我，与我一样，散者是炁，聚者成形，就是炁。

你不知道，胎是炁成，人身炁成，万物通是真炁成，先天后天，通是一理，勿要胡说：

多磕头，多念佛，多念经，即是行好，与人磕头为归依。指望死后西方有佛来接你，

是你望想，接你有何用？经是佛作的，何用你念他听？烧香磕头是引善心，佛不用香头。

佛作经卷，是自所作的事，所用的工，是作佛的证据，你念他会成佛？

他不接你上西天，你要用真功夫。是用何功？著在书内为凭证，千百年后自有公论。

你不要瞎修瞎炼，夏日虫冰未见，你无看见过真修人。佛不是念经成的，也不是烧香成的佛，请你自想。

不可灭心说：那位是烧香、念经成的佛。烧香、念经、念佛，是修善行好，与修道无干。

我也会闭目参禅打坐，心想着心降到肾内，为心肾交，日久了我在黄庭转气，

还会后升前降三百六十回为大周天，我受过三皈五戒，发过大誓愿可是真道？

空作践　　无有真口诀不能成道，转空气三百六十回，不是真道，真
免不了　　道真精动时，将真精用巽风吸升呼降一回，

阎君唤　　为三百六十度，精升脑髓，是真道。你转空气为道免
伶俐鬼　　不了

真可叹　　阎君唤，你净盲修瞎炼，心想成佛作祖又不办成佛之事，
不偏倚　　烧香磕头想成道，

中正参　　又想西方来接你，你有何好处有何能耐，想成佛？躲不了
得大槃　　阎君唤，到六十多岁，要死了，假伶俐鬼，

本如然　　东庙烧香，西庙祷告，又吃斋又念佛，真可叹晚了，想长生，
烹双土　　不会真法诀，只可等死。

五行攒　　然而我问问明师，我这岁数，修的了修不了？有岁在可修，
水银死　　先传你不偏倚

不用铅　　中正参，将病提出，用敲竹斗龟法，将真阳唤起，炼的火候，
怕盲人　　采槃补我身，将身补足，

识不全　　金光三现，用六根震动、五龙捧圣、吸舐撮闭、三车迁上
　　　　　之法诀，才能得大槃。

　　　　　大槃过关后，将真种，种在坎宫，用三迁法升至中田，养
　　　　　成道胎，是自在安然之功。

　　　　　烹双土是戊己二土，戊己成刀，二土成圭，是一真阴，一
　　　　　真阳，合并归一，是二土合。

　　　　　五行攒是五炁朝元之法，心气一阴阳，肝气一阴阳，脾气
　　　　　一阴阳，肺气一阴阳，

　　　　　肾气一阴阳，此十气，合五气，得着真法诀将五炁朝元于顶，
　　　　　此法著在《性命法诀》书内。

　　　　　用铅不用铅，须向铅上作。又到用铅时，用铅还是错。岁
　　　　　数大的人，铅汞生的不多，

　　　　　如同冬天花，花开总得真，无真火花不开，暖合花发生，
　　　　　火小花不开，火大了花枯干。

　　　　　年高春不生，无春精不生，真春到若失了，老命保不成，
　　　　　修道无真春，修到老落场空。

找着了	我怕盲修人，知修不知真。你若是找着了，立能寿延春。寿高再进步，采补是你一人。
立延年	将身补足了，阳缩马藏相，炼到母未生前，金光三现中，采槃过大关，师授法诀记清。
功夫久	功夫炼久了，真种这才生，上升到中宫养，舍利养足成，舍利发金光，神光显，慧光生。
神光现	神炁二光合，由中圣胎生，念动而向太空，无法胎不出，胎出速收回，养一七再出游。
内里方	内方是祖窍，养性慧光生，慧生魔不可用，魔生我磨魔，子卯午酉转，魔无舍利子足。
外边圆	外圆是玄关，发生真炁光，舍利足放金光，不足光不生，此宝不存身，又不是山里出。
修道法	莫向外边巡，离身宝不在，无真炼不出真，修道法诀在，内真外也真，通通的不离身。
顺逆间	余胞兄明指，采槃非是一回，槃越采身越强壮，补到童身为止，不可教顺出，逆回成仙要足。
在中间	在中间，即是生死窍，在肛门前外肾后，正中是也。此处千佛万祖单传，
颠倒颠	余今写出，速求明师指点，无师传不作丹。你会下手，不会内里用法，决作不了大丹。
逆行流	这元炁逆行时，如同猛虎出林一般，勇猛之极。若会降龙伏虎法诀，伏的住猛虎不出林。
急水滩	猛虎力大，如急水流动，虎力一撞、一撞要出林，用剑诀伏住，内里用巽风、橐龠、阖辟、六候法，
猫捕鼠	无师传不懂。猛虎出林时用灵猫捕鼠，猫一爪捉住鼠，不能教他动转，
掌住船	如同撑船掌柁一般，手鼻头目上下左右照顾，全在师传。大道最秘，谁敢全泄？
不管他	余今明说，罪作我一人。手点住生死窍，鼻吸呼气为巽风，头目子卯午酉转，

海底翻
真种子
才结丹
达摩祖
无字传
将芦苇
中搯断
若有字
不应验
得真精
在此篇
炼胎法
非等闲
玄中妙
妙中玄

上下左右是行住起止沐浴，为六候。心无邪念掌住柁，莫动看，不管他，海底翻，

翻者是真种也，即是元炁。用真火煅炼真种子，才能结的了丹。真火在《性命法诀》第六步内。

用进阳火，退阴符，才能结丹。若是会采槃，不会阳火阴符，白采槃，不能用大功。

祖师生于南天竺国，得法诀东游，国王以巨舟重宝，来中国度道，水行三年至广州登岸，

先结梁王不契，后结魏普度。传无字真经，是精炁穿过后三关之诀，用意引，

不用意引，全不对，用折芦渡江法诀渡之。折者采也，芦者精炁也，渡者运行炁路也，

江者髓窍通炁之路也，由中搯断，闭任开督，手闭住生死窍，由督脉一箭射透九重铁鼓，

炁与神同行之法也，由后尾闾关，逆升乾顶，复又下降坤炉。此天机由古至今，

谁敢全泄？余不避天谴，明著之于书，奉师天命，接引后学，显我中国三教大圣人，

当初实有保命口诀，实有真正法诀凭据，能得真精，能保性命，能补我身强壮。

成不了仙佛，准能身体强壮，实有大卫生之法诀也。后来著书摘用者，不要忘了我今日泪笔传出。

余受师千辛万苦几十年，得来全诀全法，今注之于书，传留世界，我愿人人全会。

若无德人，得着仙佛法诀，准能延年益寿。这怀胎法，非等闲的用法，

怀胎是养舍利，是玄中妙的功夫，其功是温养之功，命既归宫，时刻以吸呼吹嘘。

妙中玄，是以意守定，炉中火种，意炁双镕，变化为舍利子，实为性命双修，

在火内

种金莲

凝一处

阴阳返

勿忘助

本天然

恩养他

五行全

沐浴身

津液填

明三教

是一般

十字街

老母唤

金门开

久则无中生有。除此之外，尽属旁门，终无所成。此舍利子在火内，

要种金莲，前所用功之法，久久行持，窍内满足，一静则天机发动，周身融和快乐，真阳全然不举，

阴阳凝和一处，数足物灵，由真炁穴内发出一股真炁，速急采运过后三关，归于中宫。

此是真阴真阳，返归中宫，结成舍利，要勿忘勿助。后天之息，本似乎有，

而不着于有，故曰勿忘；道胎既结，意在乎其中，寂然不动，又不可随其昏昧，心须长觉长悟，故曰勿助。

自然之功，一念不生，本自天然，真性虚无，浩月当空，自知觉。

要恩养他，养的静极，又生乎动机，有一点真阳炁，升到中宫，与胎炁和合而为一。

五行全，是金木水火土，即是五气也，将五气上朝于顶，五气合成一炁，归圆自然温养于他。

这温养即是沐浴身，是无他无我之时，非是枯坐顽空，是空而不空是沐浴身。

久而久之，口内津液，不知不觉满口，用法吞之。若不会吞，进食嗓出大小二便，其功废矣。

其津液吞下，入炁穴内滋养舍利，三教通是这样传法。这津液是

一样，吞法不一样，受师传者，一吞咕噜一响，下降丹田，会采蘖的为金液，不会采蘖的为玉液。

津液是养胎之宝。十字街是出胎，由十字街中心出，上通天灵穴而出。

老母唤是出胎口诀，不懂念动而向太空法，胎出不来。实工是转动五炁，冲开天灵穴。

金门开即是天灵穴开，能闭六脉天灵即开，六脉不动，非是一日之功，精炁神足后六脉闭天灵开，

才出现　形体出现，面前站立是我，一见速收回，用收胎口诀收之，学者细悟。

要学道　余胞兄由幼年好道，一生无做过事业，就知出外访道，遇真伪师三十余位，会下手性命双修者，四五位也。

学身健　至今我兄身体强壮，发须黑、齿全，壮如铁罗汉，不食盐。

炼金丹　余嫂苑清一今年八十五岁，由四十余岁学道，大关已过，慧光自生，诸事自知所以。

最的端　坤功好修，通身属阳，内一点是真阴，易修易炼。余度坤生百十位，内有炼大功者，

我恩师　乐善坤佛堂度师刘葛仲芳，帮度师刘凤璋；瑞善坤佛堂度师郑王淑贤，帮度师郑瑞生。

大连湾　余胞兄光绪年间，与恩师磕头。先传授性命双修下手之诀，后师领理门公所当家，

小平岛　在大连湾，小平岛山上，一善堂公所。余兄前随师多年，度道讲卫生真理，

名长仙　劝人戒烟酒，永不再犯，吸烟伤肺，寿不能延年，酒乱性做不了大事。

莫言姓　后至民国五年，余兄得受天命，师属曰：尔度道勿说师姓名，不度自好胜心人，不度自显好名人，

十豆三　不度自称己能人，不度迷信妄想人，不度重财轻义人，不度有始无终人，不度口善心恶人，

茂昌师　不度奉师哄道人，不度祖上无德人，此九不度。还有九准度：准度丈夫智真人，

住固安　准度搜求秘文人，准度忠孝仁义人，准度慈善济物人，准度全戒五荤人，准度尊师重法人，

三字法　准度立誓愿深人，准度多求名师人，准度助师成道人，此九准度。

俱指全　若不遵师言，身受五雷之劫。受余兄度者实不易。三字法诀经，俱指全，采槃功法说得明白，

赵魁一　大周天功与出胎，余兄不敢全泄，恐受天谴。赵魁一号子元，二胞弟兴一，三胞弟顺一。

无诳言　是我众师授我全诀法，明著于书，内有闭阳关，未著于书，大道真诀不敢泄。

古道书　堪叹世人学伪道，不遇明师瞎胡闹。

经万卷　精炁三宝耗散了，金木水火不能交。

细阅对　哪里是你真祖窍，玄关灵慧是甚么？

俱一般　炁安炉鼎怎么转，无孔双吹吹何处？

真正道　开通八脉怎么走，手脚麻木怎开通？

得延年　下手采絷在何处，巽风六候阖辟轮。

要长生　神中武火怎么炼，提出渣滓文火功。

须借凡　甚么教作进阳火，退阴二四怎用功。

凭妙诀　翕聚祖炁甚么转，收回慧光怎么收？

真师传　蛰藏之法甚么藏，甚么不过心合肾？

想阳寿　踵蒂消息怎么吸，四个吸呼不用鼻。

不多年　闭住精炁用何法，龙虎二穴怎通心？

失人身　舍利足时怎知道，西南华荣怎见着？
　　　　五炁朝元归何处，三花聚顶怎用功？
　　　　六根震动怎么震，五龙捧圣是甚么？
　　　　三迁之法怎迁上，胎到中宫怎温养？
　　　　阳神出现会不会，庙门不开怎显身？
　　　　这个机关千变化，明明朗朗一天仙。
　　　　若是真师传妙诀，凡胎焉能作神仙？
　　　　有形有相皆有坏，无形无相不是仙。
　　　　由破补足成圆体，圆体实足能成仙。
　　　　补的成的是何物，无形无相真炁圆。
　　　　聚者成形散者炁，千佛万祖皆单传。
　　　　人的阳寿不多年，七八十岁萤火之光死了。
　　　　劝你速修道，将你破身人，补的阳炁足了，好延年益寿。
　　　　千年铁树开花易，

万劫难
想人生
尘世上
修了道
祖生光
无德行
遇不上
欲强家
学人上
大丈夫
身刚强
栋梁材
岂轻伤
伤身体
失人望

一失人身万劫难。今生得个人身，不可错过死了，急速投师，求指性命双修真功。真功是何？

神炁而矣。神归炁中能养身，炁归神内能补身。想人生在尘世上，无非是衣、食、住。

有了衣、食、住，又想荣华富贵。有了荣华富贵，又想高官得做、有地盘，有了高官、地盘，命就无了。

请你仔细想想，不如修道好，可逃出性命，万古千秋是仙佛。

世人敬奉你，祖上也生光。各庙塑吕洞宾、关圣帝、七祖像，不塑霸王、李自成、张宪忠像，秦始皇长城在，

不见秦始皇庙，世人不与乱世人修庙烧香，因你不保护商民，不做德行事，故不敬你。

就有明师，你也遇不上，遇上不传你，因你不做德，真诀不能传你，恐受五雷天谴。

强家发财有分的，古人云：我儿比我好，要财做甚么？我儿不如我，要财做甚么？

财是惹祸根苗，要学吕祖、七真各位祖师，不学害商民的人，名目是爱国，实是国中贼。

大丈夫救人急，一生无做过亏心事，自己吃亏为美。要做到身入庙堂，为真大丈夫。

求师真诀，百折不回，万古认受。昔丘祖、吕祖等，求道谓之刚强，心自知有道，不知自苦。

古来梁材大将，保护商民为目的，连外国亦是保护商民，为栋梁材万古流芳。

既是大丈夫身，不可伤损性命，性命一断，哀哉死矣。死者是断炁，断的是送精之炁，非是口鼻吸呼之气。

人能将送精之炁保住，准伤不了身体。能延年益寿，非此炁不可。

你又贪财好色，分文不施，见善不理，假装不知道，妻妾外边胡花钱，你装不知道。

每日里　每日娇妻美妾，逼得你苦奔忙，亏心钱抓来养他，罪坐你一人身上，死后妻妾不能替你受罪。

苦奔忙　将你亏心钱花完，他自由改嫁去了。现在你活着，打算不死主意，

到夜晚　将自己家事办清，投师修道，得着长生法诀。今你还是假怪，

贪婆娘　夜晚还是贪着婆娘，你不想你多大岁数了，虽说你身强壮，岁数大了也是死得快，非是阎王来叫你，

性命儿　是你自己愿意去，性命日夜受伤，岂有不死之理？你死之后，留下银钱，妻子不知外面世路，

日夜伤　将你来的亏心钱，街市上胡花。旁人看见，笑你无德。乘你活着，作点大善德之事，

闹的你　一世英名，不能白来。真大德者是：印书劝人修正道，刻印真诀法，传流后代。

精神丧　虽修不成道，也是大卫生，能传万古千秋。留下银钱买妾，天天要你命，丧去精炁神，

两目浑　又与正妻不和，连色化气，闹的你两目浑花，面无神光，天天唉声叹气。

无神光　一时好受无有，这是你钱买来的受罪，你怨何人？这就教花银钱，买你早死，以苦为乐真冤。

皮肉松　闹的你，皮肉松。岁数大了，精炁神无有，饮食少进，津液少生，精炁神长耗，

秽气样　由此秽气样，一日比一日的弱，吃好药心想药能生精，夜晚好下耗，又多吃鸡鸭鱼肉等，

口舌燥　心想能吃多生精，岂不知食多不能化津液，反倒教生火，将精烧枯，由此精受害，津液少生，口舌燥，

饮食伤　饮食伤，明知要死，你又不养，又不求师指点，保守性命，

明知死　又怕人笑话，心想我活五六十岁，死了也够本，又投的是何师，多此一举，莫若我多活一天是一天。

尔不养
究其礼
何心肠
难割舍
美容妆
不淫欲
有妙方
比交媾
百倍强
传与你
下手方
得着了
两不伤
真正是
精神强

劝你回想，你先静养两天看身如何，若比前月好，由此访师求教，修炼性命，

究其实理，投师修养身，无人笑话。孔子、老子、释迦佛，全有师父。心一转速求

师，先得下手双修法。哈哈，这修道真诀有这样好处，我无有旁的心，每日参禅打坐，无有何心肠。

贪爱美色，难割舍，美容妆，我全不管了，我先固我的命要紧，家务一切全丢开，

由此静养秘修，一天比一天强，炼至百日后，八脉齐开，前有病疾，一夕而愈。

原来是不淫欲，有妙方，我当是吃斋、念佛、受戒为修道，闹半天不是，

是下手有妙方。性命双修一个人修炼，将精化炁，炁又化养神之法诀，先将三淫断净。

断淫之法，是下手采蘂也，比交媾强百倍，这淫身、淫心好断，这淫根得下手慢慢断之。

断淫根，是补还亏欠之法，补来补去补到童身，金光三现，止火采蘂过关，为真种；

真种得转法轮火，为舍利子；舍利子七返数足，为牟尼珠；

牟尼珠得九转，为道胎；

道胎提升中宫，为温养；道胎中炁足，与性炁合一，由中现出法身。

有了法身，不要色身，多少位祖师，由此解尸而升，故世人说死了，不炼将色身化成炁，飞升天耳。

化色身者，是用三昧真火化之，如同尸在土中，多年尸无，与土一样，此是土中真

火炁，化归元体，还是归土炁。用三昧真火化尸，也是一理。尸是先天炁成的人身，

复又化成先天炁，归并法身，散则是真炁，聚则能成形。由古至今无有死神仙，

体轻盈
面红光
雄纠纠
筋骨壮
开智慧
身体胖
不用逞
气昂昂
自来的
英雄样
比众人
在其上
说话儿
声洪亮
往深究

神仙死了，你还与他磕头、烧香、念佛，念给死神仙听？死佛接你上西天？

这全是未受过明师传授法诀，无的可说，教你受戒、吃斋、念佛，死后上西天。若是明师授你诀法，

教你先长精神，身体轻，面红光，雄纠纠，筋骨壮。是由何壮的？

会下手采瑓，才能身体轻，因精炁神足，血脉流通，八脉齐开，窍内炁血足满，面上生光，腰腿灵便，

心内诸事不想，自知有道，身体雄壮，见事自明，是智慧开了，问一答十，全知到。

每日参禅打坐用功，通身无有一处不合的，如何身体不胖？由此身体壮旺，日日长生

精炁，病从何来？身上无病，说话做事便利，不用逞，自来的英雄样。若比世界人，

在其上。你身体柔弱，我身强壮；你长有病，我老无病；你长吃药，我永不吃药。

现在你身上有病，每日烧香拜佛，又不吃药养病，又不用功，这佛的灵光在太空，

何须你拜？佛不会看病，也不能教你成佛。经是佛作的一生证据，也不必念着佛听。

若是念着自己听，也不必念，若念经显己之能，以是生魔。金刚经曰：若以音声求我，

世人行邪道。念经引人为善，上不了西天。你静念佛经，成不了佛，是你妄想。

你学认字，不求师指教，净念孔圣人名字，字可认否？五祖三更暗点六祖双修口诀，

非是传《金刚经》，世尊在舟点迦叶真诀。凡得真诀者，疑病尽去，经卷道书无不通达。

自古至今，达摩寂无二祖师秘受，肉身化为法身。余师爷柳华阳著《慧命经》《金仙证论》，

寿命长
从指后
永不亡
你快找
海上方
劫数到
不能伤
坐静了
细思量
勾消了
一　本
阎王账

至今在世度人，是法身、色身余不知，准有真身在世，眉长四五寸，须白童颜齿全，

腿脚灵便，言语奇怪。余弟子李文龙见过四次，问曰：我师顺一子所著的图书对不对？

华阳曰：尔用功全对，不用功全不对。余由光绪二十一年三月十三日得受了然、了空全诀全法，

后在平西府经商多年，胞兄在铺内养道，手著《三字法诀》，名曰《再生延年录》，

自印千本，后有理善劝戒烟酒总会编辑长富来明印千本，至民国二十二年余将《三字法诀经》注明。

你快找，海上方，是真妙诀也。余年七十三岁，身体如二三十岁，数十年无吃过药，

前须白，后至今须返黑，齿无生出，是余度人著书之累也。将书著完出板后，

余入山静养修炼大功。余将法诀全泄各佛堂弟子，有愿学者，各佛堂求真诀。

余注浅易之白话，明指性命真诀，求指后觅书印证，免误此生之空修也。

如诀法不与诸道书同者，是旁门外道，非是余所传。有余法卷根派者，不传余之道，非是我门弟子。

余胞兄度弟子二千余位，余度二千余位，凡是我千峰先天派金丹大道弟子，不准乱传，

我门弟子不会全诀全法者，得着下手口诀，是真卫生，勾消了一本阎王账。

卫生三字法　保命延寿经
人能勤诵念　永不入幽冥
善神常拥护　静屋细加功
长年俱在此　秘术味无穷
经卷篇篇和　三法字字灵
同志善男女　至心朝云城

理善劝戒烟酒总会 编辑长 富来明 注辑

编辑员 范芳廷 编纂

民国十年翻印一千本 评议员 裕保 评定

交际员 刘占元 接洽

中华民国二十二年八月前 胞弟 赵顺一 批注

妙清姑 果蔡英 刻板

妙筠姑 果文英 刻板

妙禅姑 宋云芳 参订

卫生生理学明指

千峰老人赵避尘 著

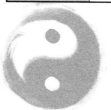

千峰老人赵避尘，道号顺一子，北平昌平县阳坊镇人也。自幼年好玄学，遍访名师数十年，所遇真伪师，不下三十余位。个中苦味，殆已遍尝，求师之难，可谓极矣。然无昔年之苦，焉能今日出头得见道德高尚之人乎？凡求真道者，投一位师不成，非得多师互相印证，不知真伪。余投三十余师，知性命双修者，只五六位耳。无怪乎金仙大道，知之者少也。今将所得于师及自己所曾经验者，尽情宣布，希望依法修炼者，证位仙班或同登寿域，余愿足矣。

千峰老人赵避尘注

千峰养生集萃

自　序

　　中国佛道学秘久，成为一种迷信，故人觅不着，因无处可寻诀法，竟视为有名无实之事。得一二诀者，不敢泄漏，恐受天谴；有得全诀者，更不敢泄漏，尽被天谴所误。独不思我国古时旧有卫生道学，自秦汉时，改名曰神仙学，至今更秘，遂认为一种迷信之事。学者因无处觅，或被盲师信口乱谈，迄今未闻有成道之人。近来各国发明生理学、卫生学、精神哲学等书，俱是讲卫生性命延年真理，而实功法诀毫无。余著精炁神生理学，明言古今秘密诀法，笔之于书，奉请同志加以精细研究甚么是"我之性命"，方能得延年真理，考求精炁神凝聚以成人躯，内炼精化炁，炁化为神，神化为真，而合真卫生延年之真生理学，恐其除此之外，别无长生之理。愿天下人，皆先亲自证验，定必早获其益，精神倍增，身体强壮，可以得人类应有之幸福，上学者成真成圣，其次者却病延年。按东西各国心理生理等书，专主大小脑之神经而言，然尤不知补法之诀，使脑髓充足，为心神作用。盖精炁入于脑髓中心，二目黑白分明，不但精神日益强壮，而且百病不生，余自幼年最好玄学，遍访明师，跋山涉水，辛勤三十余年，受尽风霜之苦，可谓至矣，所得真伪师三十余位，复得闭阳关一诀法，才知人之生死，均由自己，不被造化所规弄，便不属于阎罗拘束。

性命卫生精炁神真理学

千峰老人赵避尘 著

第一章 炼精总论

第一节 论后天五谷之精

门生玄致子扈大中 校正

门生玄仁子孙骏昌 校正

门生玄湘子果仲莲 刻板

坤生玄素姑余素霞 印刷

门生玄宁子张执中 参订

夫自古至今，讲卫生者多矣，然我中国古时，讲大卫生者，成仙成佛秘密心传，至今分门立户，有三千六百旁门，九十六种左道，皆因秘传之过也。惟谓我派，著书名目度人，实则一人无度，有至人低心求之真诀，师言尔当尽心，助师道成之后当传子，不想师寿八九十岁仙游矣，诀法仍是莫传，不知师不传，师实不会性命诀法。今余回想当初，师传二三诀者，不继续传，非是不传，实在不懂性命过关大诀法也。自己性命固不住，而欲传人固性命，天下宁有是理？空作性命等书，显我会全诀，又不明言诀法，竟顾我一人成仙成佛，不传后人，书中载有度尽众生再度己，实际仅为自己一人著书。现今东西各国，得我中国一法一术者，大家共同研究，近世卫生书生理哲学各书，且胜于我国，今我中国大卫生家，倡言儒释道秘诀法，待至大众共同研究出来，真卫生真理，传授我国，使有道德的大伟人，留住有用之身，保护民众，享受文明自由，岂不是我中国民众最快乐之事？现今日本冈田虎二郎、藤田灵斋均研究卫生法，本国有数万人，起而效之，大学讲师，军人学生，老幼妇女，多数亦起而效之，且有学校加入功课者，今又有高丽全秉薰精神哲学书，普传国人，我中国亦有学者，如蔡元培充北京大学校长时，演讲老子孔子卫生之学，又有因是子蒋维乔静坐法，至今颇为发达。英国爱丁堡大学格致科学士、文艺科硕士王廉善君所编生理卫生学。

中国各界明白卫生者固不乏人，而能有保性命之法者，则鲜矣。古时旧有之法，较比各国深奥，至今尤不能明言，恐受天谴。余今不避天谴，明言精气神秘法，宣讲集成一书。与胞兄魁一子遍访明师，计真伪师三十余位，得受口诀，先讲精气神，分作九段，明著于书。盖世人因破身以后，元精日日亏欠，无法补还其精。自身变化，实在不易，变化精者，即每日食的五谷百味，入食管过横膈膜，与胃相连，至贲门到胃中，受胃壁之鼓动，食物混合，而后消化，变为糜粥，进幽门到十二指肠，内有括约筋移动，收缩而闭，缓张而开，名为共同管，上面有吸收津液一小管，又分为两小管名曰经胸管，入静脉以循环周身，口内津液由舌下生，左右有两个小管，左为金井，右为石泉，从舌根上，吞下腹中落在丹田，名为玉液，若是有真精补脑，名为金液，均有炼形之功。其液由舌尖上面，舌尖倒顶住上腭，吞下入于任脉管内，化为阴精，若津液在身者，能润周身，进左心耳，即化为血，出心脏上行大静脉，下行大动脉，血液周流全身，一昼夜可行三千六百余次，其血又进身前任脉管，下行末端处，脐下一寸三分，前七后三，正中空悬一穴管，其血渐隐，精液渐现，变化灰白色，名为阴精，俗名淫水。该精无有精虫，体似水晶，色灰白而粘，若在任脉管，时刻作怪，扰乱心君，男女被他所害者不可胜计。女子因此管发胀，失其贞节不顾丑行，男子因此管发胀，易于丧身殒命。此管一涨，阳物自举，若按丹经子书，此时就是身中活子时，应急速下手，采炼五谷之阴精，化为有精虫之阳精，再炼还精补脑之法。

第二节 炼后天五谷之精

一刻成六候 一周会元机

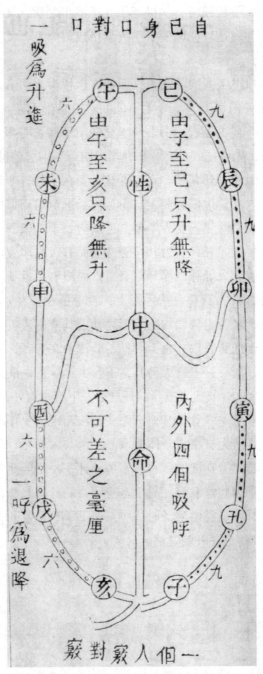

炼后天五谷之精图

炼五谷之精法

处一静室，端坐莫起一念，万虑皆空，存神定意，眼要观鼻，耳不听声，一心内守，调动真阳发生，即是身中正子时。子时者即阳物无念自举也。如有老年者，与有病者，身体软弱，饮食少进，如何身体强壮？身不强壮，真阳不举，内里精炁不生，人身之中无有精炁，如灯无油，有油无炁不生，有炁无油不存，炁足者可以添油，油足者可以接炁，若有阳物不举者，是乃精炁不足之过也。总得先炼五谷之精，化为阳精，才是真功。如静坐时，真阳无念自举，两手捏住龙虎二穴，即左手中指，点住右手心，右手中指，点住左手心，再接任督二脉，舌尖顶住上边唇内齿外，心中为督脉，鼻内之气，向里一吸，曰进，内里真意炁，由子一升，到卯二，至巳三，一定，为进阳火，鼻内之炁，向外一呼曰退，由午一，到酉二，至亥三，一定为退阴符，内里真炁意，由子一，到卯二，至巳三，故鼻之吸气为进，如子至丑为九数，寅至卯一定，为沐浴，卯至辰九数，辰至巳为九数，巳至午皆无数，谓之四九三十六进阳火，四撮六乘，共和二百一十六。鼻之呼气为退，午至未为六数，未至申为六数，申至酉一定为沐浴，酉至戌六数，戌至亥为六数，亥至子皆无数，谓之四六二十四退阴符，四撮六乘，共为一百四十四，二共合为三百六十数，此是进阳火退阴符之数，实在真功，就是一吸一升，一呼一降，为周天三百六十数，转一回即是一小周天，如此转九回一定，复转九回，转至四个九回，此为确定之数，不可稍有差失，如有错误，则梦寐昏迷，必有走失真阳之患，因而心不虔诚，意不专一之故耳。如欲避免走失，非炼真阳之精，使其还精补脑，不足以延年益寿。炼五谷之精变成有精虫之精，设如炼一周或二三周天，阳物急缩回也，阴精收回者，系入玉炉内，即身中真炁穴也，正在黄庭之下，关元之上，所谓窍中窍，即指此炁穴，上通天谷，下通阳关，前通任脉，后通督脉，横通代脉，上通心，后通肾，直前通脐，散之则润于周身，为百脉之总根，故谓之先天真炁穴，即是妇女之子宫，受胎之所，男女发生，均在于此，照法锻炼之，五谷饮食之阴精，而皆化为有精虫之阳精，然后再炼真阳之精。

第三节　论真阳之精

世人之身自幼至十六岁，真阳之精满足，智识渐开而遂破身，若在元体时期，得受过大关真口诀，准能成真，今不但破身，而且还有亏欠，即以亏欠，仍是亏欠不少，以此亏欠之身，焉得延年益寿之理。会炼真阳之精，就能以还亏欠之精，将其亏欠之精还足，始可谓延年益寿。昔日舜帝寿一百十岁，篯铿即老彭，寿八百八十岁，以后加修，成为正果。有宝掌和尚在世，一千七百一十二岁，后遇达摩，传以过关诀法，得为正果。迦叶寿七百岁后遇释迦佛成为二祖。我中国大卫生家，颇不乏人，得此真阳还精补脑之法，定能长久住世。盖我国人，全皆欢喜顺出者多，不解卫生真理，因之旦旦而伐之，致将脑髓耗空，而又莫不欲长生不老，不肯求其所以不死之法，故终不免与死，付之无可为何而已，人之性命存在与否，全以脑髓为主，脑髓虚空，身体无有强健。自父母以及儿孙，皆受早婚之过也，青年时期，即宜求学，一经早婚，不思上进之心，其害脑体一也；富贵之人，妻外还有妾，不知节欲，其害脑体二也；妻妾之外，还养外宅，其害脑体三也；外宅之外，还去寻花惜柳，其害脑体四也；娼妓之外，还有伶童手淫，种种不堪设想之事，其害脑五也。日夜受此五害所耗，保命立身之根本，遭兹重创，百病乘虚而入，则身体由此软弱，饮食之量渐减，口胃不开，津液不能化为阴精，虚火上升而淫欲思想不舍昼夜在脑盘旋，不加检点。孟子曰焘以能动丈夫志，大丈夫若是欲火发动，心意不定，日夜受此荼毒，而不想其有用之身，置于无常之地，岂不甚可惜哉？然若至此时脑髓枯竭殆尽，始求应以何法挽救，能可幸免，曰非用还精补脑之法，方可补足脑体，则身体日臻强壮，自有无限快愉，存乎其中。兹将脑髓各部作用说明，后再细讲补法。人之脑髓全体，可分三个重要部分，首曰大脑次曰小脑三曰脑蒂。大脑在前，居于头盖之下，约为全脑髓，小脑在大脑后部之下，脑蒂在连接脊髓之中间，三者各有种种作用，且其功用，亦各不同，今更分别论之，绘图于后。

脑体图

考吾人之思想及知觉，实寄于大脑中心，若大脑受伤（系科学家将大脑有病或受伤之人，考验而得）或他种动物大脑毁伤后，试验而知，则虽不死

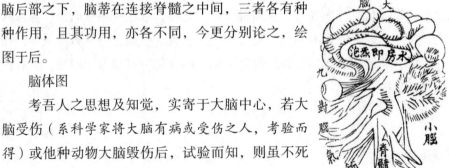

亡，然失其种种知觉，呈露愚痴之状。

次考小脑之功用，与大脑异，盖小脑之功用，在节制多种运动时之筋肉，使其得宜，以成有秩序之运动……故吾人小脑若受损伤（他种动物亦然）则虽仍能随意指挥，各筋肉之运动，然此人不能直立，或其行走，及其繁复之动作，盖此种动作，必需多种筋肉之同时运动也。

注：学者当思动物之小脑，若受损伤，并不觉有病苦，盖吾人一切之知识，在大脑而不在小脑，小脑既无知识，故自觉不痛苦也。

复考脑蒂损伤，则心及肺，不能竟其功用，不久人即死亡，故脑蒂实较大脑小脑，尤为紧要，盖（大）脑损伤，人不过失其知觉，及随意筋之运动，并不立致死亡，小脑损伤，则人亦不过不能节制筋肉之运动，亦并不立致死亡也。按以上所说，脑蒂之关于人之生命，有如此之重要，则吾国人，应如何珍摄之，如何保养之，前页有此五害，而今当以何法救法，非得还精补脑之法术不可。

第四节　炼真阳之精

按此炼真阳之精，由于吾人平日亏耗真精，身体愈亏，虚火愈升，阳物自举，若是无有色心之举，名曰身中活子时，大卫生家注意，即是真春之时，若按释教摩诃般若波罗蜜多心经曰时，就在此时下手，调动真精发动，钟离先师曰"勒阳关"是也，心意不可有邪念，勒动真精发生之时，即精炁由内肾发出，盖精炁行至生死窍，一路皆是元炁。若过生死窍，必出阳关，变为精气，内有精虫能生育小孩，卫生家注意，此内里之精炁，行至生死窍，用中指点住生死窍，不使精炁撞出一点来，精炁来多少度，便收回多少度，中指点住生死窍，竭力按稳，不可放开，立用后天吸呼之气，自鼻内起，目光上视，舌接任督二脉，庶使精炁循环不已在精炁之路，最好身体歪斜卧之，任督二脉无有隔碍，此是上走真炁之路，下边用中指点住生死窍，下边任督两脉连接，此是下走真炁之路。两脉接通，全身前三田后三关八脉九窍百脉皆通，再加上内里暗藏四个吸呼往来，内用口鼻，才是真道。橐籥者坎离之体，水火之用，橐者离火也，籥者坎水也，橐离火内一发，则送精真炁出，惟向外一呼，而橐之真意炁，遂由上往下一发至籥，籥为坎水也，见火往上一腾，即将送精那点真炁，用力猛吸，立上脑髓，此为橐籥。两个真炁吸呼，阖辟者内外呼吸也，阖是吸机，吸收身内送精真炁，一吸由子至卯渐到午酉，是为任督二脉转法轮也；辟是呼机，外目起伏也，一呼眼由子至卯复至午酉，由右向左转，是为进阳法轮也。此为阖辟两个转法轮，吸呼前橐籥阖辟，故谓之内外吸呼四个往来，总得六候后天鼻内吸呼，乃为定位卦爻。六候即鼻内一吸，由生死窍起子一，到夹脊为卯二，再升到顶为午三，复由顶心中起为午一，到心下绛宫为酉二，再降至生死窍为子三，此为六候定位，丹经云前三三、后三三、收拾起、一处担，即指此也。巽风者，先天后天二气也，务要注意，先天送精真炁一动，后天鼻内吸气，自生死窍，一吸至夹脊，稍停，即升至顶，先天真炁吸收脑中，后天鼻内气一呼，自头顶顺下至绛宫，稍停，再降至生死窍，此为巽风，亦为四个呼吸。因精气由督脉被吸气催逼上升于顶，仍由顶顺任脉下降于生死窍，此为添油还精补脑之真法。脑体为人身总发源之处，常得此精炁补脑，则身体受益之处多矣。吾人能分明洞晓此时，周身苏麻，痒生毛窍，快乐难当，以真意主宰其心，一意勇猛精进，已放之心既收回，不使心君散乱，精来一度，收回一度，精来十度，收回十度，精炁发完，仍不可撒手，以其精关未固，深恐漏泄之虞，起来静坐，再吸呼提转三回，便可撒手。此是还精补脑下手之法。

门人玄湘子问曰：师今明言还精补脑之法，忒正明显，无异面授，弟子阅丹经子书，近世卫生生理哲学皆云：人精若出之时不可断其出路，如果以法禁止外泄，则与人身有害。

千峰老人顺一子赵避尘答曰：此是还精补脑下手添油之法诀，自古至今，仙佛无不口口亲传，虽曰不明传，而丹经道书全载口诀，殆未能罄载于书，非遇大德之人，始可口传心授，所以真道不能明传。今余明传还精补脑功法，泄漏这一窍，许多世上好人，获得此法，延年益寿有方，斯有保护民众能力。三教大道，谁敢全泄？正中玄关祖窍，真阴真阳，通身前后六关，八脉九窍，真火真候，止火之景，七日采大槃（服食过关，见慧不用，用不神之神，四个呼吸不用口鼻，采内槃出胎面壁，等等细微大法），我亦不敢泄漏。今所泄漏采外槃小法，还精补脑，修道下手初法，显出我中国三教大圣人，当初所留书籍，并不虚言，有真实保命之功，佛仙未尝妄传，必得耳提面命口口亲传，不作文字，单传至今。由于不敢泄漏，故此有人言道者，智者闻之，笑而不信，愚者又不及。再四筹思补救之法，故将还精补脑小法，宣露明白，庶使智者愚者一见，即了然于心，分明古时实有断淫之法，可以长生。现今大卫生家，研究我国古时确有真正大卫生法，却教受天谴迷信迷住，莫敢出头研究真正卫生之理，其不惜哉？近来我国医学，外国解剖学家，及卫生各书，至今仍未知，有此生死一窍，因解剖后，若无真炁撞动，依然不能发现出来，人死断气，断的窍内这点真炁，而人既死之后，窍内无真炁存在，气管不发生真炁，解剖学家以其难寻，故不知之，先天真一之炁，皆从此得。迄今四五千年，要发明真卫生之法，故特明著于书，奉请吾国真卫生家，共同研究，以备传留于后。

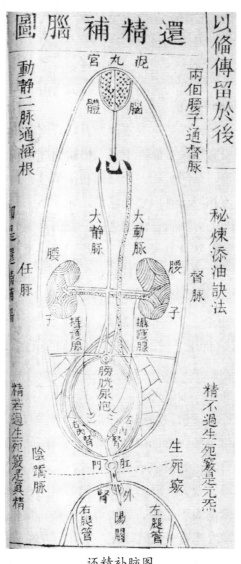

还精补脑图

门人杨子功问曰：师今将还精补脑功法，明著于书，世人全知，皆能延年益寿，世界将来大有人满之患，此法只可传授君子，使其延年却病，多增我国人种，如传凶恶小人，不但有害民众，还是遗害无穷。

顺一子答曰：不然，若有凶恶狡诈小人，岂有向道者哉？天自拨转，虽听道亦不入耳。设有其人，苟能洗心改过，则善莫大焉，行善积德，而道门恢恢，何所不容乎？丹经云学道如牛毛，成道似麟角，可知成道之难，而非大贤大孝之君子，不能成道证真。知之非艰，行之维难，知行合一之人，殊不多得，又何患人满世界哉？且人之幼壮老死，天之定理，然世界有仁贤者，有益于人世者，谁肯不度，令其享受大年，护佑民众，而民焉有不乐哉？

第五节　论真阳舍利之精

前页还精补脑炼足，炼到童身之体，方是真阳舍利之精。如有童子得此真诀，炼采大槃服食过关，温养十月，出胎仙可成矣。今由身破后，而补至身足，六脉皆停，马阴藏相，即是阳物不举，非是精亏不举，与老年者有病者不举，大不相同，真阳之精炼足，此为阳关已闭之不举，六景现前。何为六景现前？光射两目，虚室生白，淫根自断，耳后生风，吸呼自断，龙吟虎啸于顶，自知舍利子要足，正当止火采槃。止火者，是不行吸呼也。将身补足金光三现，非是一日之功，炼成真阳舍利之精足。若等至金光四至，其槃老矣。金光三现，正是采大槃之时。未得真师口诀，大槃不易得，此是性命之学，不可假作聪明。此之谓"无字骨髓真诀法"也。若是轻师慢法，重财货正于骨髓，轻道德如同毫毛，人有生死，物有毁坏，未闻有不死之人，纵有神仙吾莫之见，此等侪辈，只可任其与草木同朽，虽圣人在旁，亦莫可为之何，若逢贤明之士，深达洞晓，如不低心求教，足迹遍天下，亦一无所得。故委曲求全，必得大槃之诀。玉皇心印经曰：上槃三品，神与气精，恍恍惚惚，杳杳冥冥，此言精气神足，合一之大槃在恍惚杳冥中得之。总得六根振动，吸升呼降，发于通身，时至两肾煎汤，丹田火炽，眼有金光，耳后生风，脑后鹫鸣，身涌鼻搐，皆是槃苗之景。吾著于此，奉请大卫生家，曾否遇过明师，莫得大诀，不明我的著法，得真诀者，准知内理有采大槃口诀。为何不明著于书？必访同心侣伴，方敢登此长生大路，跳出生死关头。古云人身难得，中国难生，至人难遇，大道难闻。既得人身，生于中华，幸遇至人，提醒卫生性命大道，无论富贵贫贱，老幼贤愚，须当尽心学习。纵人能活百岁，只有三万六千日，不觉而至。学此不仅延年，尤能却病，长久住世，混俗和光，随缘度日，听天安命，总以积德为本，克己忍辱为要，永享在世快乐。速访至人，以求其口诀。

第六节　炼真阳舍利之精

赵避尘曰：炼七日采大檠、服食过关之法，若无财侣法器，不能用此大功。如财侣法器双全，方可用此大功。法曰处一静室，明暗得宜，饮食洁净，备用法器。但必须道侣誓为同心，方敢入室坐功。初用时，先得六

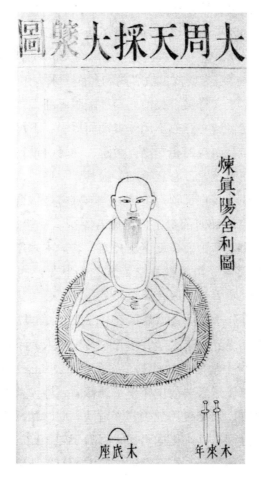

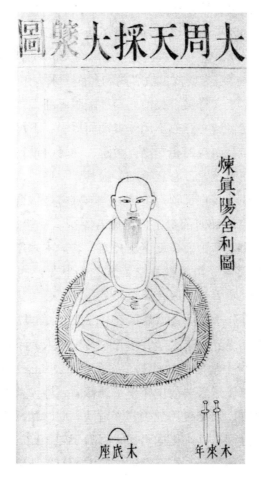圖檠大採天周大

炼真阳舍利图

座底木　　年来木

大周天采大檠图

根振动，少顷心神意定，而三品合一，久之恍然之间，顿觉身在云端，恍恍惚惚，杳杳冥冥之时，无有口诀者，六根不振动，而六景亦不能现。六景者两肾汤煎，丹田火炽，眼有金光，耳后生风，脑后鹫鸣，身涌鼻搐，皆是药生之景。至三四日后，真定未定之时，全身融合苏麻，快乐不能自禁。先从两肘空起，渐至通身快乐难当，痒生毫窍，无法制止。侣用木座，顶住生死窍，六根再振动，吸升呼降，督脉有升无降，任脉有降无升，真阳舍利之精足，而大周天转动，炁满任督自开，真宝出窍，下有谷道阳关，今有木底座顶住生死窍，则真宝不能撞出谷道阳关，遂往上冲心脐肾，应急含眼光，凝耳韵，身根不动，向上不能通，真宝无处可走，督脉自开，任脉自闭，真宝只可直冲督脉尾闾关。斯时道侣轻撮谷道，用阖吸辟呼，催逼真宝，进尾闾关，即是尾底骨，中间神经脉，通于脊髓。此时心意不动，单等真宝自动，善引过尾底骨，进尾闾关，心意真炁随揉而过，此关实不易过。昔我胞兄，魁一子六昼夜才过尾闾关，幸有师弟刘子华作道侣，揉撮而行，现今在广济寺受戒，法名昌和和尚。采大药，只要过去尾闾关，祖德不小。真宝又至夹脊关，关前三窍，随阻不通，若用意导引，终难过关。真宝遇阻不动，当心意亦不动，宝动而后引，不可引而后动，忽又自动冲关，即随其动，而有两相知之，微意，轻轻引过夹脊双关。又至玉枕关，关前三窍，随阻不通，心意不动，随其自动冲关，两相知之，轻轻引上，自然度过玉枕关，直贯顶门之中心，与脑蒂之仁合一，即是性命合一之处，真性命同宫。又向前引下，至此若无师真口诀，不能下也。口诀：自转动真性命，由脑蒂中心，而下于鼻窍，若无木来年关锁，性命真宝则出鼻窍，而前功废矣。由上鹊桥玄膺穴，降下至口内，其甜如蜜，吞下十二重楼，即是气嗓管，如服食降至心下一寸二分为绛宫，稍停再降至下丹田，脐下一寸三分，真炁穴，温养于中，此为采大药大周天，真舍利子，降至下丹田。如年老者，采大药转法轮时与中年人大不相同，因年老者通身如爆豆一般，身中骨髓痛如针刺，实在难言。虽在痛时，心意不可动，如心意一动，便落于后天。故中年下手速修者，即无此疼痛。因此劝人早下手，保养精气神，及至过关免去许多危险。此时精气神、身心意，聚在真炁穴内，再逆运河车，入上中丹田，温养于中，养的炁足胎圆，百脉俱停，食性已结，智能生慧，自有六通之验。子卯午酉转分明，胎炁还是由此生，十月慧胎照寂灵，忽于定中纷纷出，此是阳神要天行，出胎口诀要师传，口传心授六字言。出阳神是由祖窍出天门也。神一出即收回，以防外魔来试。再明白乳哺，以神还虚，三年可得阳神老成，亦得九年面壁，炼神还虚，即一天仙也。此段论炼真阳舍利之精以后，先讲大概。自前至此，指五谷百味化为津液，津液润于周身，进左心耳，化为红血，红血润于周身，入任脉管内，渐化为阴精，色白而粘，阴精又行到外肾，化为阳精，再升到内肾，是为阳精，阳精内有精虫。七返九转精虫化为舍利子，舍利子由阳火、阴符，炼为胎炁，胎炁用口传真法出顶，是为这个○，复用三昧真火炼之，化为阳神，就是先天之我，是为真我。如专顾后天之我，乃是幻身，如炼真我，尚未登峰造极，已能保其后天之我，可以延年益寿，长久住世，名为人仙，仍是有生死，而先天之我，则无生死。各大卫生家，盍不及早出头研究，为社会人类造幸福呢？

第二章　炼气总论

第一节　论后天吸呼之气

吾人吸呼在母腹时，母一吸胎儿一吸，母一呼胎儿一呼。此乃先天吸呼。及离母腹，团的一声，两个黑眼球分开，因在母腹时，黑眼珠合并，即是斗眼，乃是性命合一。离母腹后，性命分开，即由口鼻吸呼后天之气，气入腹内，则性归于心，发于二目，命归于肾，发于淫（根），相距八寸四分，自生至死，终不能合并一处。真大卫生家，能将性命合和，归到一处，久住人间。因不知真卫生之法，性命不能合一，而未能反作父母未生前，每日竟将性命分开，是人道也。性者心也发于二目，每日寻找酒色财气，而心为形役，则性有来有去。命者肾也，发于淫根，每日被妻妾外家娼妓歌伶手淫所害，恩枷情锁，将命耗空殆尽，则命有生有死。真性向上耗，真命向下耗，以有限之形躯，受无涯凿丧，而又欲延生，夫岂可得？又将中间保性命之腺一断，财色势力全无，呜呼哀哉，神离形躯，而人死矣。盖人在母腹，赖先天气养性命，离母腹后，藉后天吸呼气养性命，口鼻之气，即后天吸呼气也。中外卫生等书记载，全是后天吸呼气，吸者要吸收空中氧气，呼者呼出内里炭气，饮食有节，衣服清洁，居室常流通空气，以此强健身体，焉得不强？然则吾人衣食住三者，全要洁净，多受空气，实在真好。如果金钱不甚充裕，若讲此种卫生，恐难办到。设如住宅门前有秽土臭沟，房左又有中厕，房右洗皮子作坊，住宅后面非常宽阔，专为堆积大粪。我与卫生家研究，我的住宅不佳，于卫生有害。真卫生家答曰：阁下以臭味难闻，就是于卫生有害，然则洗皮做工的人，粪厂的众人，及在臭沟旁的人，身体极其强壮，反比阁下身体强壮十倍，其理安在？真卫生曰：洗皮工人，粪厂众人，因其内里真气足，染成习惯，微生虫吸内即死，内里养气浑足，故不易感受病症。若然外国洋人，每遇夏季，尽往山中庙内避暑，大讲卫生，身体宜强健，此是真卫生否？答曰此是有钱之人，小讲卫生，亦有益处，不能在世几百年。然而真卫生，究由何处起始，应先由后天吸呼气起首，才能将身体，炼的强壮，饮食多进，则能化五谷之精，助我精气神足，满面红光岂不乐哉？

第二节　炼后天吸呼之气

一吸兩手托天勢

第二節 煉後天吸呼圖一

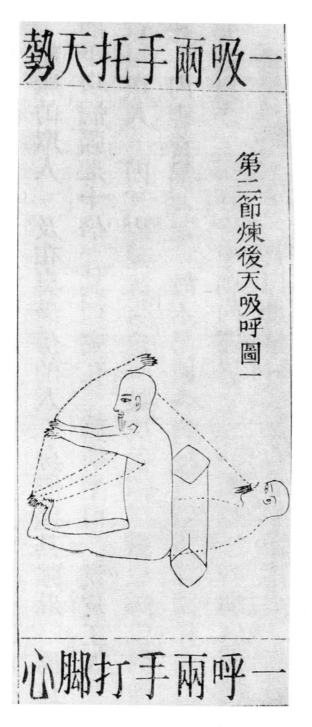

一呼兩手打腳心

炼后天吸呼图

此后天吸呼，由鼻孔出入，不可用口吸呼，因鼻内有避尘毛，当由鼻吸呼，适合卫生之法。锻炼身体，最宜临睡时、起床时，端坐床上，两腿直伸，两脚尖并齐，胸部微向前俯，下部宜镇定，一要头颈正直，二要耳不闻声，三要眼视两足尖之中心，四要闭口舌顶上腭，五要心意不可思想他事，由鼻内一吸，吸至炁穴，即是丹田，双手掌过顶，托天势，眼向上看，身体向后一躺，气散于周身。鼻内一呼气，身坐起，呼出内里炁穴内浊气，双手掌向前伸，正打脚心，眼要向脚尖中心看。如此七回，不可用力，务宜随自己真意。吸进空中氧气，呼出身内炭气，久之便觉筋肉发达，血液流通，自然身强。

呼哈炭氣

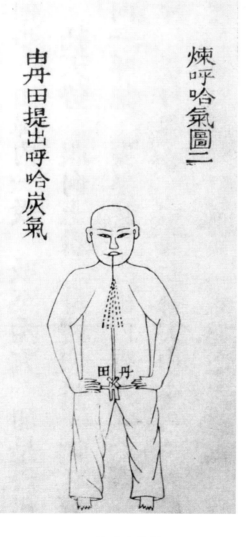

煉呼哈氣圖二

由丹田提出呼哈炭氣

丹田

炼呼哈气图

每日清晨早起，寻觅清洁地方，以其有多量氧气，面向东南站定，目光上视，两脚站平，宽与肩齐，不可参差，两手下垂，肘微屈掌背朝上，掌心朝下，十指尖朝跨，手尖耸上一挺，使掌心内筋向下一押，如此数回，再开口微微夕哈出炭气七口，再微夕呼出炭酸气七口，口鼻不可使劲。将身内炭气呼出，再行走百十步，此呼哈吸养之内气，与人性命，有密切关系，呼哈出炭气，吸收空中氧气，与吾身体构造，由小脑通知周身，消化排泄，骨骼筋骨皮肤，全凭氧气运用，此功炼完，内里缺少氧气，再按第三图，吸收空中氧气以补之。

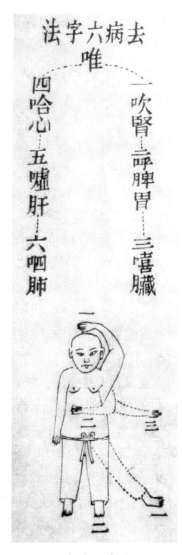

去病六字法

　　吾人之吸呼，由母腹团的一声，后天吸呼，由口鼻吸进。实与人之性命，大有密切关系。有吸呼则生，无吸呼则死。吾人身体构造，由小脑通知周身，全在吸呼运用。吸喝进空中氧气，养我身体强健，壮我筋骨皮肉，面上气色纯正；呼省出我腹内炭气，诸般杂病不能侵，人身无病，饮食多进，焉有不寿？炼后天吸呼者，前页呼哈之气炼完，内中亏欠氧气，随即补之。面向东南，两足分开，气要平和，不可心急，闭口鼻内一吸右手掌向上过顶，单手托天势，右脚向外一大丁字步，站定，目向上视，鼻内向里一吸气，吸到小腹下一定，鼻内一呼，即将脚归并图二，右手放下归图二，由胃前二，右单手掌，向外一甩，至图三鼻内呼气，由丹田向外一呼出，一定，目随右手掌走看，如图一吸一呼，如此七回。再左边单手，照右边行吸呼气同样之法，行七回，此为左右吸呼气法。炼完，口内自有津液，存在舌根后，润润吞下，入于前任脉管内，化为阴精，此为炼后天吸呼之气法，与卫生大有裨益。

第三节　论内外吸呼之气

吾人内外吸呼之气息，先天之炁，后天之气，二气有大分别。先天炁由父母之身旧有也，父母精血中一点真炁，落在子宫，因此有真炁精，才得成胎，此真阳精，乃有形之物，真阳炁是无形之物，真阳之精，内里有精虫。无有真阳之炁，精虫不能生动。大卫生家，研究真理，人之性命，就在此真阳炁内。好比鸡子，若无雄鸡真炁，决不成小鸡。若果验看鸡卵内真炁，将鸡卵煮熟，剖开皮内里有圆圈空，正在鸡卵顶上，无有鸡清，乃是雄鸡之真炁，若无此炁，小鸡不能生动。此先天祖炁，乃由父身旧有，若按有形言，就是送精那点真炁。人死断炁，断的这点真炁，真炁一断，吸呼立无。此真炁即先天真阳之炁，故名曰先天炁。后天气者，系由母腹降生，空气由口鼻进内，与后天性命接连。要将性命合在一处，返回父母未生前之吸呼，母一吸子一吸，母一呼子一呼，此是父母未生前之吸呼。今按卫生研究，即是心肾相交水火既济之理，坎离交媾之功。乾坤子午交媾者，采外蘂也，亦即还精补脑之诀；坎离水火交媾者，采内蘂也。心肾相交采外蘂后升前降，有形无相；采内蘂左旋右转，有相无形。采此内外之蘂有大分别，不可一概而论。

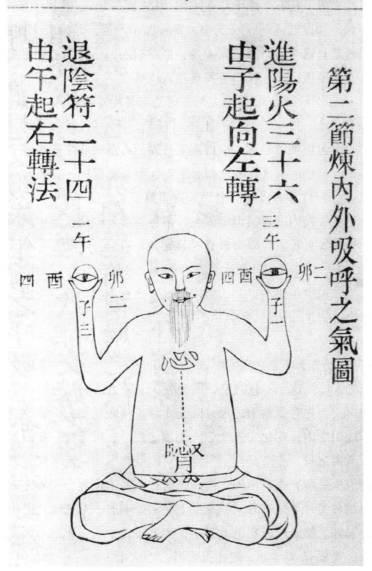

進陽退陰腎心相交

由午起右轉法
退陰符二十四　一午　四酉

由子起向左轉
進陽火三十六　三午　四酉

第二節煉內外吸呼之氣圖

進陽退陰心肾相交

前页炼真阳舍利之精，即是还精补脑，此是采外絮，采一回外絮，当炼一次进阳火、退阴符。进阳火者，眼由子起左转至卯到午落酉，此转一回，如此四个九回，是为三十六进阳火。转一个九，眼要一定中，身内若是精足，两只眼归并，立见这个○。若是精不足，无有这个○，身体仍是不足之征，当再补精。退阴符者开关两只眼定住，由午起，右转至卯到子落酉，此为转一回，如此转六回，一定中，要转四个六回，是为二十四退阴符。进阳退阴若是有这个○，即是先天炁，那点祖炁，已将脑髓补足之证，名为性灵真炁，由祖窍前，收归于我真炁穴内藏命之中心，二炁和合，名为凝神入炁穴。此是长胎入定住息之所。外边口鼻吸呼微之出入，不可闭气，则内里真息一上一下，真意息一上不可过心，下不可过肾，如上要过心，真炁冲动心上包络油神经脉，准得疯病。外面口鼻吸呼之气少一分，内里真息炁多一分。如此久之，外面口鼻吸呼无有，不是闭气，无有气，乃是内里真息十分，故外面吸呼气全无，内里真息微之上下冲动，不知何时，真吸呼入于真炁穴内，忽然大定得矣。精神哲学云胎从伏炁中结，炁从有胎中息，知神炁可长生。故又云真玄真牝，自吸自呼，非口非鼻，无去无来，无出无入，返本还源，斯为真息。丹经云，服气不伏炁，伏炁不服气，服气不长生，长生须伏炁。此即炼内外吸呼之息炁也。真卫生家，若炼此功，准能长生在世，寿活大年，永享世界之福矣。

第五节 论先天不息之息

千峰老人曰：这个不息之息，即使先天真一之炁，父母未生前那点真炁。未交之前，先有此真阳之炁。既交之后，精血相抱先天真一之炁，撞入母腹，纯阴之内，变化为这个⊙，儒谓之仁，亦曰无极；释曰珠，又谓之圆明；道谓之丹，亦曰灵光。三教定名，虽有不同，皆指先天真一之炁而言。真卫生家研究这个⊙炁，而新定名曰祖炁，该炁为百炁之祖，性命之根，上结灵关，下结气海，周身上下，无处不通，五气朝元之中心，八脉九窍之总处。然而此窍在吾人身中，何处藏之？噫，非是不敢说，留与真卫生家，见面秘谈可也。知此祖窍者，内藏祖炁，方可为真卫生侣伴，不知者仍是伪伴也。然此祖窍，内藏祖炁，果在何处？今虽不言亦知，就在身上，天之下，地之上，日之西，月之东，玄关之后，谷神之前，正居当中，伏藏元神祖炁，故为万法都门之中心。不息之息，即先天祖炁，皆由于后天精炁神所产，故人之性命，全赖后天精炁神产出真炁，有之则生，无之则死。应以何法可能将真炁炼足，方云保住性命？总得炼先天不息之炁，即可矣。

第六节　炼先天不息之息

吾人心定则言寡，言寡则养气，气足真炁升，炁升则虚而切实，元炁养足，而命可保。应何以法养之？每日静坐，先由鼻内一吸气，内里真息，由尾底骨一升至头顶，鼻内一呼气，由腹内向下一降，内里真息，由尾底骨，又升至头顶。如此由尾底骨至头顶为督脉，由头顶至生死窍为任脉。如此久炼，鼻内后天吸呼无气，不出不入，内里真息一上一下，自呼自吸，自升自降，此时要

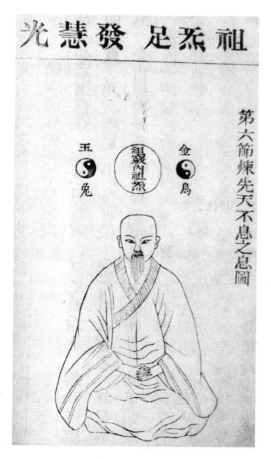

祖炁足　发慧光

垂帘明心，守住祖窍，手脚和合扣连环，闭口藏舌，舌顶上腭，四门谨闭，守正中，吾人脑中有仁，左右有二小管，左曰太极右曰冲灵，上通天谷，下通涌泉穴，内息之真意炁，后升前降，久之太极冲灵，两小管内真意炁，下降至炁海，不可过肾，上腾不过心。二炁相接，以养元神。元神者谷神也，谷神养足即丹也，再炼成丹。然后炼阳神出现，阳神者聚则成形，散则成气，窃无涯之元炁，续有限之形躯，形观其窍，神妙在中，无意而忘，息常驻于中宫，名曰绛宫，心下一寸二分，端拱明心，慧光纷飞，心如死灰，毫无思虑，此时虽然不行大功，胎息圣火自来，万不可闭目移念，如有念虑，阴神出胎，居于正中，无念无想，是养胎息也。回忆吾师盼蟾子言，有火无候勿添油，忘机忘时有妙玄，若忘原是忘禅定，忘到纯阳盈月现，不可以忘睡昏沉。此我师之言尽矣。定中有一轮明月，悬于当空，此功用久，自有一轮红日，生于月中，此为日月合并，急当用法收藏于中。而定静之中，息炁寂灭，忽然间天花乱坠，急用出胎口诀，至此炼不息之炁之法，可谓至矣尽矣。真卫生请出来，余将此诀法全泄，在生理学上，定多增加几页光荣历史。

第三章 炼神总论

第一节 论后天身体之神

吾人身体之神在二目，人初结胎时，在母腹中，天一生水先生黑睛，瞳人属肾，地二生火而有两眦属心，天三生木，而有黑珠属肝，地四生金，而有白珠属肺，天五生土，而有上下胞胎属脾。以此可知，五脏精华，皆聚于二目，故二目为人身体灵神也，真阳藏于二目。大卫生注意，公共出头研究真卫生真理，全身精气神，皆在二目，吾人身体属阴，就是这点阳耳，这点真阳，吾人全副精神皆以此而炼。生理学云：人之二目，由父母初得胎时，先生二目，至七日用显微镜看，内有黑睛。生理学云：泪管在上部，为平葡萄状，内有排泄泄泪管十四条，此是润眼珠之泪管。又鼻空中下口，为鼻泪管，下通五脏，大有作用，详于后页。此后天之神，就有眼珠，吾人自降生以后，二目神室清洁，黑睛真黑，白珠青白，神光炯之不昧，待至破身之后，眼内之神无光，白珠浑黄不清，黑睛昏花，满身神

气，渐渐消散。和法将神光炼回，炼的白珠青白，黑睛有神，状如童子之
目一样，兹列图于后。

第二节　炼后天身体之神

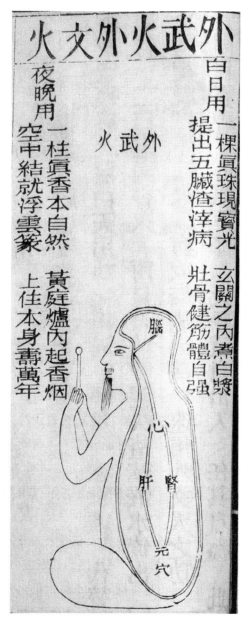

外武火外文火图

按此炼后天身体之神，即是精神之神，首先炼卫生却病延年之功，身体无病，方为真正卫生学家。白日炼外武火者取一玻璃假珠子，如小樱桃大，装置小笔管上，炼时参禅坐定，心气下沉，再双托定珠笔，珠光正在二目中心，两目直看珠光，久视不可闭眼。少顷五脏内里之病，由泪管提出，名曰渣滓，病既化为液水流出，其液水味鼻而咸酸，流至口中涩咸难闻，平时因伤心而哭出之泪无味。以法将病液提出，当时身体立觉轻爽，精神增长，则身体自然强壮，故曰：

一颗真珠现宝光，玄关之内煮白浆

提出五脏渣滓病，壮骨健筋体自强

若夜晚炼时，照白天用功法相同，惟用一炷香头代替珠管，二目定视香火，两目合并，视久渣滓液水流出，此为夜晚炼外武火，病液既流出后，速用外文火之功，宜闭目养神，心气下降，吸呼随意出入，任其自然，此为外文火，外武火。外武火炼三成，外文火当炼七成。日日苦炼，将眼神之神，炼的光灼灼，则神光出现，白眼珠青白，黑眼珠黑光明亮，仿佛怀抱幼童之目，若是久炼，能化五谷饮食之精，而助阳精增长，百病不生，故功课经曰：

一炷真香本自然，黄庭炉内起香烟

空中结就浮云篆，上炷本身寿高年

第三节　论先后天精神之神

吾人先天之神，在脑蒂中心，总得与精合并归一，才是性命真神，真神即真性也。吾人后天之神在二目，非得进阳火退阴符，不能现出先天真神。此真神名曰玄关，就是这个〇。丹经云玄关一窍无定位，黄庭一路皆玄关，玄关内是我保命真神也。自后天之神炼足，才能养我先天不死之神。不死之神养足，即是真阳之神，真阳之神炼足，可以出胎，性命由我，不由阎罗。真卫生家，炼先、后二天之神，先由后天，发而皆中节便是人性之神，返回含而未发便是先天之性神，有无心得来，方为真神。将先天真神，炼的光灼灼，最先出白光，后见金机飞电，神室生白，由白光忽然间，皓月当空，即是我的真神出现，非得精气神三品全足，突有这个神光。玉皇心印经云：上聚三品，神与气精，恍恍惚惚，杳杳冥冥。此为蘖苗发生，大卫生家总得由后天之神，返回先天之神，才能保住性命，万不可自作聪明，妄参末议，指东说西，由丹经杂书，记闻之学，假充有道，实则未遇真师，终久性命大事难保，直到垂危之际，始悟性命耽误，再向理论，不料传汝之师，早经羽化仙游，无处问津。由下手炼起，自己知道真伪，在真处着手，真卫生家，何不细心访求？

第四节　炼先后天精神之神

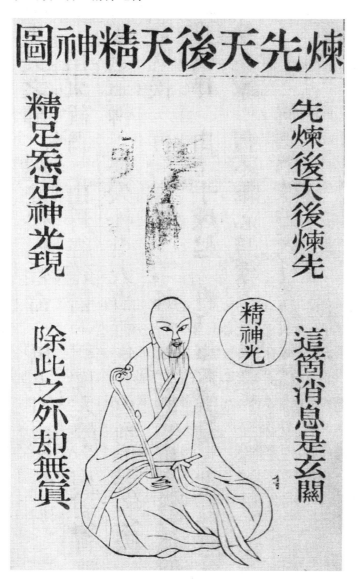

炼先天后天精神图

吾人要炼精神之神，每日净口端坐，眼观鼻，鼻观心，心莫起一念，万虑皆空，存神定意，耳不听声，一心内守，调息绵绵，渐渐呼出，似有似无，自然心火下降，肾水上升，舌尖倒顶上腭天池穴，舌下生出津液，吞下味甜如蜜，腹响如雷，恍惚之间，心空意定，先由两腿两肘空起，斯时无他无我之时，不知身在何处，忽然元炁自动，阳物勃举，此即是先天真炁发动，真炁顺出者，为精能生人，逆回者为炁能长生，正在生死窍分别耳。真精逆回补脑，与真神和合归一，真神真精，合而归一，名曰真性发现，真神是真性之帅，神定性定，急用二目炼神行炁之法，由子一左转，卯二，午三，酉四，两眼转一圈，如此左转九回，归中眼定看内里之光，定久光无，再转九回，如此四个九回，为进阳火，又有午一，向右转，卯二，子三，酉四，两眼转一圈，如此右转六回归中，两眼合并看光，恍惚内里有个光，此光站不住，速如电光快，转四个六回，为退阴符，此为一周天，炼神合炁之法。采槃之后，精炁与神合一之时，故云炼先天后天精神之神。

第五节　论先天不神之神

此不神之神，由精气神和合归并而成，为这个○，即先天真一之炁。故言道者，无的可说，强名曰道，实理是一阳未出洞，万物发生时，由古至今，若不了然先天真一之妙，真可谓之旁门。所以知一者万事毕，一就是这个○，亦即是不神之神。神炁足可以养命，高丽全君精神哲学云，保精以养气，保气以养神，所以精气神，为修真上槃金丹，哲理之要素也。丹经云：精养灵根气养神，此真之外却无真，古今遗下延年槃，须觅明师正己身。孟子曰：吾善养浩然之气，其为气也，至大至刚，以直养而无害，则塞于天地之间。此养神气，非但有功于儒门，而亦为卫生之要诀也。西哲柏拉图云：世界之大精神，同化晏合而同属，不减无疑也。吾人若炼先天不神之神，非得后天精气足满，始能炼此先天不神之神。

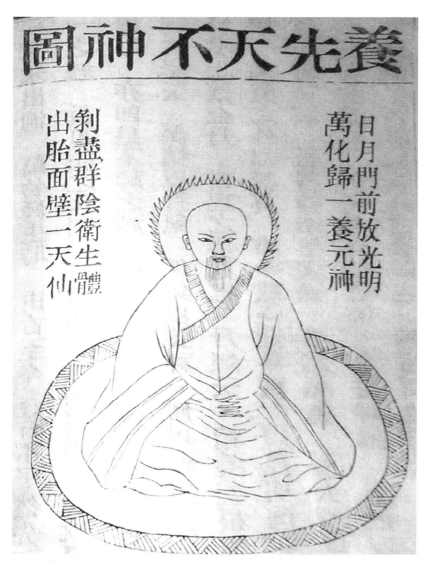

养先天不神图

第六节　炼先天不神之神

　　而人之性命最要者，精气神也，无之即无主也，任尔千门万户，舍此精气神外，断定不是真道，不明真卫生之理。若能精化气，炁化为神，神足可以出胎，非天仙而何？吾人脑髓之仁，藏元神之府也；心下一寸二分为绛宫，藏元炁之府也；脐下一寸三分，肾前脐后，前七后三，正中为真炁穴，藏元精之府也。元精元炁元神，合在一处，谓之不神之神，就是这个〇。炼不神静坐，将肾中精炁提上中宫，温养于内，将脑中神炁，与精炁合归一处，当时六景出现，目有金光，耳有龙吟虎啸之声，六脉不动，吸呼不出入，马阴藏相，虚室生白。此六景出现，神通广大，白雪纷纷满室，意转六字真言，庙门开，不神之阳神，从祖窍上天谷而出顶门也。真卫生家，不得真师出胎，决不能出。胎一出速收回，宁而待之七日再出，此阳神与我一样，此即是先天不神之神出现，方可称为真卫生留身之实功。若按东西各国，生理学内云，专注重大小脑神经而言之，脑体足满，为心神作用。吾人之大小脑，延髓相连结，脊髓两侧，有神经三十二对，分布于周身，恰如珠网，此为神经系统，为精神活动之中央机关也。此不过取其最要者而已，各卫生等书遍是后天精气神作用，仅可小长生，实不能大长生也。燕平赵氏避尘道号顺一子，奉请诸大卫生家，共同研究卫生真理，此书所论精炁神生理学，精不是交媾之精，炁不是吸呼之气，神亦非是思虑之神，三者均系仙佛古时运炼之功，如能久用，强健脑神，益吾身体，苟无精炁神充满，又安能有一日之生存乎？

中华民国九年起至
中华民国十八年旧历七月十六日燕平赵避尘著

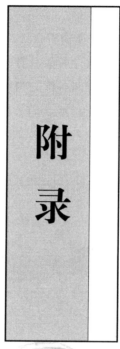

附录

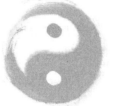

名词浅释

八卦——对应自然界的八种物质和状态，分先天八卦和后天八卦两种。先天八卦即乾兑离震巽坎艮坤，后天八卦即乾坎艮震巽离坤兑。八卦又称经卦，八卦两两相重而得六十四卦称之为别卦。八卦在人体中有特殊的对应关系，如《易传·说卦》曰："乾为首，坤为腹，震为足，巽为股，坎为耳，离为目，艮为手，兑为口。"丹经中取八卦之象，来说明内丹功程中的特殊方法。

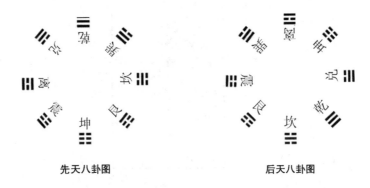

先天八卦图　　　　　　　　　　　后天八卦图

鼎炉——原为外丹术语，内丹喻指为炼药之处。按道家传统说法，炼丹首须安炉立鼎，如此方能行炼丹之功。鼎，又谓玉鼎，在大脑中心，内藏一胞为先天真性所居之处，即元神室也。其两边各有一管，联于眼珠，下通于心，故曰：性者心也，发于二目。实际鼎原无鼎，真炁发时与性合一而得名。金炉，又名真炁穴。前对脐轮后对肾，上有黄庭下关元，前有幽阙后命门，是存神养炁之所，又叫丹田。炉原无炉，炁发则有此名。炼神还虚大周天中，鼎炉又有不同涵义。

河图洛书——《易》曰："河出图，洛出书，圣人则之。"一般认为，河图为先天之对待，洛书为后天之流行。河图顺生，洛书逆克，共行造化之权。

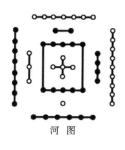

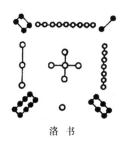

河　图　　　　　　　　　　　洛　书

汞铅——本为自然界两种物质，丹道中以汞借指元神和真意，以铅借指元精和真炁。汞为离中阴，铅为坎中阳；铅性沉重，其气坚刚，借指人神之真情，以其外暗内明，御患伏邪，而有象于铅；汞性轻浮，其气阴柔，躁而易失，借指人身之灵性，以其虚灵莫测，而有象于汞。

后三关——即尾闾、夹脊和玉枕。尾闾在脊梁骨最下尾椎处，为后三关中的第一关。夹脊在大椎往下第七脊骨节，又名夹脊双关，内通心，为后三关中的第二关。玉枕在风府上枕骨处，内通大脑，为后三关中的第三关。丹道修持中，以羊车、鹿车及牛车通后三关。

火候——道家丹道理论认为，火是火，候是候，火候是火候。火有十八般名称，各有次第节序，其功用亦皆不同。实际上火即是药，药即是火，也可以说真意即火，故有药生即火生之说。候是从天之气候引申而来的概念，五日一候，一月三十日，故为六候。炼丹要先起火，候有六候，火候是丹道行持用火之法。

活子时——丹道修炼中身中一阳初动之时，因阳动无定时，故称活子时。在卦为复卦，在时为冬至。一阳初动为炁动，而非精动，当用收炁降龙法，采取小药。

魂魄——三魂七魄，以日藏魂而月藏魄，日月交易而性命由立。在人则肝藏魂而肺藏魄，丹家以日魂为元神，为炼药之火，为东升之木；以月魄为元气，为炼丹之药，为西降之金。

九宫——即洛书，一到九九个数字排列在九个格子中，纵、横、斜三种方式三数之和都是十五，纵横十五在其中。其排列方法，即"戴九履一，左三右七，二四为肩，六八为足"。

坎离——指性命、心肾、天地。坎中实，在体为肾，藏精，为命；离中虚，在体为心，藏气，为性。

两仪——即阴阳，是由太极最先生出的两种物质实体。《易·系辞》曰："易有太极，是生两仪。"两仪即两相匹配，指阴阳互相对立，构成一对基本矛盾。

六通——即天眼通、天耳通、宿命通、他心通、神境通、漏尽通，是道家丹道修炼过程中出现的特殊功能。

龙虎——即青龙白虎，丹道中以龙为汞、为神、为性，以虎为铅、为炁、为情。神即性，炁即命，龙虎交，既是性情合一，也是汞铅相投。

沐浴——丹道中，以子午卯酉为沐浴之时。子时一阳始生，午时一阴始生，卯酉之时阴阳参半而平和。沐浴，即呼吸不出不入的状态。

炁与气——炁是道家专用字，表示先天无火之炁，是后天生命之动力，是心脏六脉跳动之炁，眼虽看不见，而手能摸得着，道家养生学说以后天返先天故统用此炁。气是米谷之气，口鼻呼吸之气，是后天之气。先天炁为祖炁，又称元炁和道炁，丹道修持下手炼精化炁为先天之炁，而非后天之气。

前三田——即上田、中田和下田，为炼丹种丹之田舍。上田神舍，中田炁府，下田精区。一般认为，上丹田即祖窍，中丹田为黄庭，下丹田为炁穴。

鹊桥——源于牛郎织女传说，指人体任督上下两处交会之处，上则称上鹊桥，下则称下鹊桥。《仙佛合宗》曰："尾闾、谷道，一实一虚，故名下鹊桥。尾闾关，上夹脊三窍，至玉枕三窍，与夫鼻上印堂，皆髓实填塞，呼吸不通；鼻下二窍，虚而且通，乃呼吸往来之径路，印堂、鼻窍，一实一虚，故名上鹊桥。"

三花聚顶——三花指精花、炁花和神花。三花聚于目前，皓月当空，为特殊之景，又谓玄关。

三才——即天地人，在丹道中又对应精炁神。

四象——由两仪分出，太阴、太阳、少阴、少阳，以对应春夏秋冬四季，在人体中可对应不同之经脉。道家又借指左（东）青龙、右（西）白虎、前（南）朱雀、后（北）玄武，故要使四象会合中宫，是吕祖所谓龟蛇共穴、龙虎同宫之说。

四禅——禅宗所归纳的禅定四重境界，即初禅念住，二禅息住，三禅脉住，四禅灭尽。与道家的四手功夫，其实是两种不同的语言表述方式。

十二消息卦——六十四卦中的十二卦，即乾、姤、遯、否、观、剥、坤、复、临、泰、大壮、夬，以阴阳爻变化来对应阴阳消息升降，外则对应一年十二月，以复卦对应子月（农历十一月），姤卦对应午月（农历五月）。丹道中以十二消息卦则对应一身十二种状态。

十二重楼——道家丹道专用词，喻指喉下之十二节气管，又称"十二层楼""十二玉楼"。

太极——《易·系辞》曰："易有太极，是生两仪，两仪生四象，四象生八卦。"丹道中，太极指北极，为玄牝之门、众妙之门。

屯蒙——本为《易经》中六十四卦之两卦，道家内丹借指进火、退符的火候。《参同契》曰："朔旦屯值事，至暮蒙当受。"

橐龠（阖辟）——本指风箱，用于冶炼鼓风之用，无底之囊为橐，有孔之窍为龠。道家借用指天地阴阳两气之回旋，内丹中指先天呼吸之法。《道德经》曰："天地之间，其犹橐龠乎？虚而不屈，动而愈出。"丹道中，先天炁发，橐龠方显。《性命法诀明指》曰："橐龠者，内里消息也。下手采药时，先天真炁系由橐处所发，而龠为收真炁之地，心肾相交之处。若精炁不动，不为橐龠。""橐龠乃内里之消息，无精炁时，渺茫难寻所在。待真炁机发动，而橐龠之消息现矣。橐在上而龠在下，相距八寸四分，上性下命之处。当吸进后天气之际，则先天炁升，所谓外气从外而降，先天炁从内出而升，谓之阖。斯时百脉俱开，下之命与上之性相合矣，是谓橐。当呼气之际，鼻吸之气呼，则先天之炁降，所谓外面之气呼而升，则内里真炁降，谓之辟。百脉俱开，上之性与下之命相合矣，是谓之龠。"

文武火——道家内丹修持专用术语。文火即呼吸之气微轻导引，任其自然无为，绵绵若存之势。武火即呼吸之气急重吹逼，以息摄炁之法。文火行沐浴温养之功，武火行采取烹炼之功。

五行——指金、木、水、火、土，语出《尚书·洪范》："五行：一曰水，二曰火，三曰木，四曰金，五曰土。"五行有生克两种关系：相生则水生木，木生火，火生土，土生金，金生水，构成一个封闭的循环体系；相克则水克火，火克金，金克木，木克土，土克水，也构成一个封闭的循环体系。在人身是心、肝、脾、胃、肾，五行山下是炁穴。古人云："昔日遇师亲口诀，只教凝神入炁穴。"

消息——阴阳消息，本指阴阳之气的斡旋，以应造化之机。丹道中指内炼过程中的进火与退符，进火为阳息，退符为阴消。进火与退符皆遵自然节律，以卦象表示其度数。

性命——通俗说来，性即心理，命即生理。道家理论认为，人出生之后，性命分开，性在天边，命沉海底，实际上就是心为藏性之府，肾为藏命之府。内丹中以炁为命，以神为性，性命则指神炁。

虚室生白——道家内丹功的术语，也是炼丹丹成的讯息、景象，即暗室中的一些东西清晰可见。

玄关——道家专用术语，意即玄妙之关窍，为后天逆返先天之径路。在内丹中指先天真一之炁发动之处、先天性光显现之处，为特殊之景。

玄牝——玄为阳，牝为阴，玄牝为立丹基、凝圣胎之处。《道德经》曰："谷神不死，是谓玄牝。玄牝之门，是谓天地根。"丹道以祖窍为玄牝之门，为人身天地之正中，藏元始祖炁之窍也。

药——道家所说之药，与世俗医家所说完全不同，其写法也非常独特（藥）。世俗医家所说之药，乃草木金石所成，用以调治人体之疾病；而道家所论之药，乃人体中精微先天真炁所凝成，可以祛病强身，从机制上解决后顾之忧。《玉皇心印妙经》曰："上药三品，神与气精。"而内丹修炼中又将药分成三种：炼精化气为外药，化气完成生内药，载药上行过大关，则称大药。鼎炉、火候、药物为内丹学三要件。

一阳来复——在卦为地雷复，在二十四节气为冬至，在道家炼功为活子时。

元神与识神——元神指先天之性，又称元性。元神为先天以来一点灵光，无私无欲，自从道化虚无而来。识神指后天之性，主宰后天知识，牵于七情六欲，为一己之私所困，为名利之心所惑。道家修炼，皆指元神而弃识神。元神为无为之种，识神为有为之因。

元精与交感精——元精是无欲状态下产生的先天精，交感精则为欲念感动下产生的后天精。元精可以炼丹，可逆化为炁，可以育仙；而交感之精为浊精，男女交媾所生，可以生人。

婴儿姹女——婴儿即坎，姹女即离。《修真太极混元指玄图》曰："心液曰姹女，肾气曰婴儿。"

周天——原为天文概念，丹道借指修炼的几个阶段，以及精气神在体内的运行路径。丹道中周天有大周天、小周天和卯酉周天三种，大周天无时、无数、无度、无节，小周天有时、有数、有度、有节，卯酉周天另有别论。

生僻字注音

崙：kē，竹枝因风摇曳而相摩擦。方言，量词，株；棵。

倧：zōng，传说中的上古神人名。

逩：bèn，同"奔"。

砻：lòng，洞穴。

斁1：dù，<动>败坏。
斁2：yì，<动>厌弃；厌倦。

愩1：gōng，心乱；烦乱。恐惧。
愩2：gòng，自高。
愩3：hǒng，心神恍惚。

睥睨：pì nì，眼睛斜着看，形容高傲的样子。窥伺。

筓1：dā，竹相击。
筓2：xiá，古同"筪"，竹名。
筓3：nà，古同"笝"，系船的竹索。

褆1：tí，安享。福。
褆2：zhǐ，古通"祇"，恰好。

膰1：fán，古代祭祀用的熟肉。致送祭肉。

膰2：pán，大腹。

茮1：jiāo，古同"椒"，花椒。

戄1：jué，古同"觉"。
戄2：jiào，古同"觉"。

譌：é，同"讹"、"訛"，＜名＞本义：谣言。差错。

揗：xún，古同"循"。抚摩。顺；顺从。

諟1：shì，"諟正"同"是正"，订正。
諟2：dì，古同"谛"，审谛。

麹：jú，麹粉。

玃：jué，古书上说的一种大猴子。古同"攫"。

庠：xiáng，＜名＞本义：古代地方学校。特指乡学。＜动＞教养；教导。

愒1：xì，恨。
愒2：xié，心不平。

矼1：gāng，（石）桥。
矼2：qiāng，坚实。被坚硬的东西碰伤。
矼3：kōng，诚实。

睉1：cuó，眼睛小。
睉2：zhuò，目恶。

骳 1：bèi，<动>骪高（wěi bèi）。胫曲。引申为屈曲。

骳 2：mó，古同"膜"。

駚：yǎng，跳跃前扑。

砅：lì，踏着石头过水。

筀：guì，古书上说的一种竹。

滃 1：wēng，<名>滃江，水名。在广东。<动>浓染。

滃 2：wěng，<形>云气腾涌的样子；青烟弥漫的样子。大水沸涌的样子。浓。

霂：mù，"霡霂"，小雨。

溟涬：míng xìng，天地未形成时的自然之气，指宇宙混茫状态。水盛貌。尊崇貌。

殢：tì，困扰；纠缠。滞留。沉溺于。

衠：zhūn，<形>纯；真。又如：衠是（纯粹是；简直是；真是）。副词：尽，老是。

胏 1：zǐ，剩余的食物。干肉；亦特指连骨的干肉。

胏 2：fèi，古同"肺"。

梸 1：lì，弹奏琵琶等时拨动弦的东西。

梸 2：liè，南烛树，落叶小乔木，叶卵形，革质，蒴果近球形。枝叶和果实均可入药，有毒。古同"捩"，转动。

鋑 1：juān，古同"镌"。

鋑 2：jiān，锥。

鋑 3：cuān，刀。

钘：xíng，＜名＞古代的一种酒器，似钟而有长颈。通"铏"。古盛羹器皿。山名，现今河北井陉。

眐：zhēng，眐眐，独行的样子。

慴：shè，同"慑"。

恢 1：tán，火烧。

恢 2，dàn，淡泊。恨。

悥 1：古同"意"。

悥 2：古同"念"。

菉：lù，古通"绿"。

躭：dān，同"耽"。

笕：jiǎn，＜名＞引水的长竹管，安在檐下或田间。

淕：qiú，水源。

炁：qì，道家专指先天虚无之气。

泮：同"判"。

熯 1：hàn，干燥，热；烧，烘烤。

熯 2：rǎn，恭敬。

晅：xuān，同"烜"。日光。光明。晒干。

軏：yuè，古代车辕与横木相连接的销钉。

溰：yì，溰水，今中国河南省清溰河的古称。

煒：wēi，古代一种可移动的火炉。明。姓。

畣：dá，同"答"。

瀿：pán，指水回旋。

熺：xī，燃烧，热。光耀。

睻：xuān，大眼睛。

焨：fèng，焚烧。

艌1：niàn，用桐油和石灰填补船缝。
艌2：qiàn，古同"纤"，拉船的绳索。

畎：quǎn，同"畎"。古田制，一亩的三分之一。

枭1：zǎo，古同"噪"。
枭1：qiāo，古同"锹"。

驖：diān，同"颠"。

藥：yào，道家专指身中之药。

轊：chōng，冲。

尛：qīng，同"倾"。

囸1：huò，象声词，拉船纤时的呼号声。
囸2：duō，同"咄"，表示用力之声。

睔：jū，存。

覾：shǎng，信。

亼：jí，同"亼"、"集"。

呇：gào，同"告"。

坐：zuò，同"坐"。

叻：lì，象声词。

宊：chōng，忡。

覜1：zhì，同"眰"，视。
覜2：dí，同"覿"，见；相见。以礼相见。显示，现出。
覜3：chì，目光。

趫：diān，跑。

殈：qī，死亡，弃。盈。

滐：bèn，水名。

窂：lòng，同"硦"，洞穴。

黦：yù，道家指精气凝结。

鑪：lú，同"炉"。

䀥：yuè，目玩。

忪：chōng，心动不安状。

鞱：tāo，函。

眣：shà，眨眼睛。

箼：shěn，一种竹。

俅：qiú，怨恨。

澋：hóng，水风。

膪：yín，脊骨两边的肉。

寫：mǎ，穴名。

鎣：yíng，冶金。

佮：xí，合。

醐：hàn，清酒。

瘀1：chú，瘢，疤痕。皮肤上的斑点。缺点或过失。
瘀2：zhù，痴瘀：不进不达貌。肿。

窕：kǒng，洞窟。

騪：sōu，马名。同"搜"。

獖：zé，儇狡轻迅。

附：性命法诀全图

图书在版编目（CIP）数据

千峰养生集萃：全三册/董沛文主编. --北京：华夏出版社有限公司，2021.1

ISBN 978-7-5080-9897-5

Ⅰ. ①千… Ⅱ. ①董… Ⅲ. ①养生(中医) Ⅳ. ①R212

中国版本图书馆 CIP 数据核字（2019）第 297671 号

千峰养生集萃 （全三册）

———————————————————————————————

主　　编　董沛文
编　　著　席春生
责任编辑　阿　修　梅　子
责任印制　顾瑞清
封面设计　李媛格　任建华　齐旭龙

出版发行　华夏出版社有限公司
经　　销　新华书店
印　　刷　三河市少明印务有限公司
装　　订　三河市少明印务有限公司
版　　次　2021 年 1 月北京第 1 版
　　　　　2021 年 1 月北京第 1 次印刷
开　　本　720×1030　1/16 开
印　　张　57
字　　数　877 千字
定　　价　218.00 元（全三册）

———————————————————————————————

华夏出版社有限公司　地址：北京市东直门外香河园北里 4 号　邮编：100028
网址：www.hxph.com.cn　电话：（010）64663331（转）
若发现本版图书有印装质量问题，请与我社营销中心联系调换。